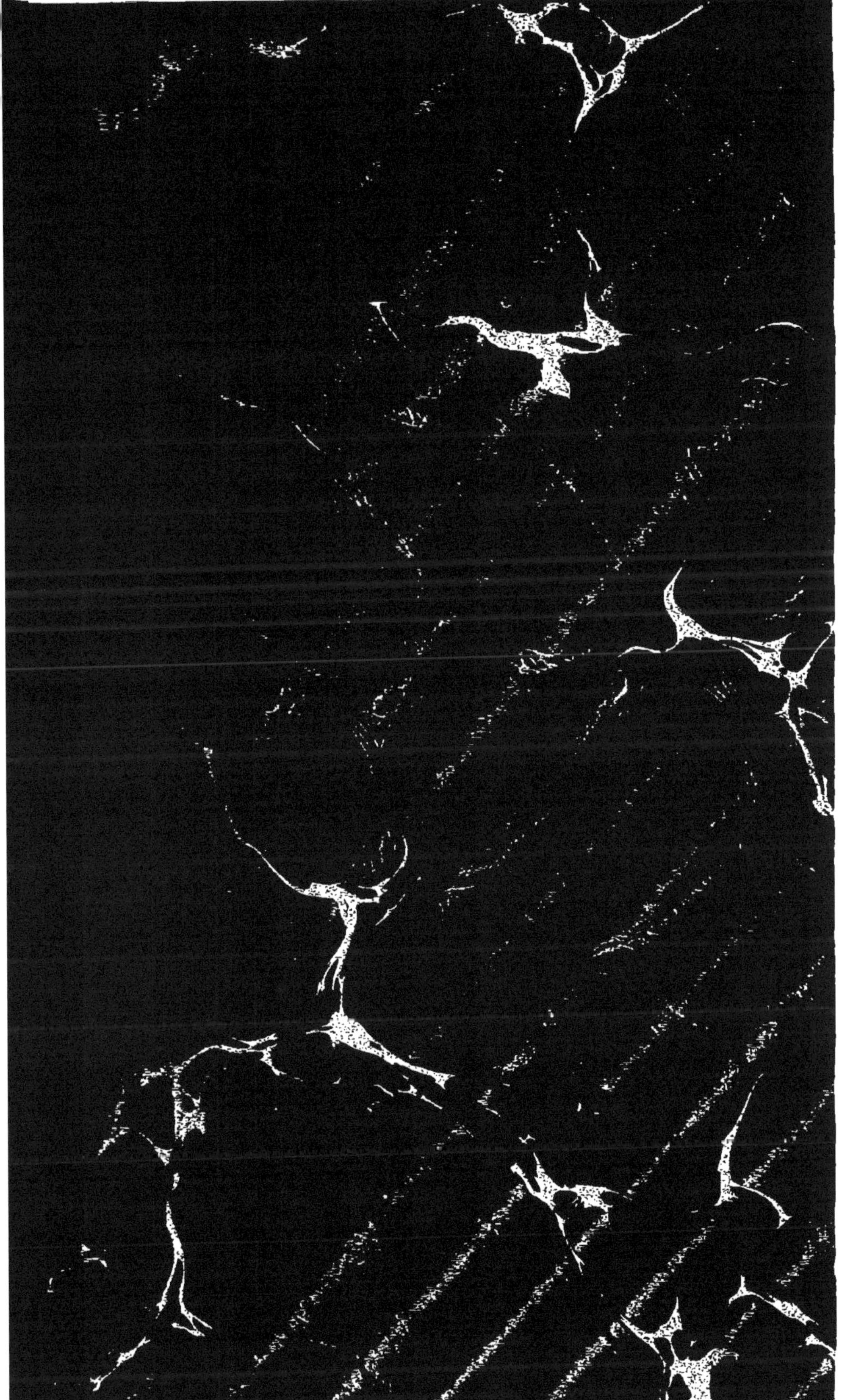

PRÉCIS
D'HISTOLOGIE

PAR

H. FREY

PROFESSEUR A L'UNIVERSITÉ DE ZURICH

DEUXIÈME ÉDITION REVUE ET AUGMENTÉE

PUBLIÉE SUR LA TROISIÈME ÉDITION ALLEMANDE

Par le Dr L. GAUTIER

AVEC 227 GRAVURES DANS LE TEXTE

PARIS

LIBRAIRIE F. SAVY

77, BOULEVARD SAINT-GERMAIN, 77

—

1886

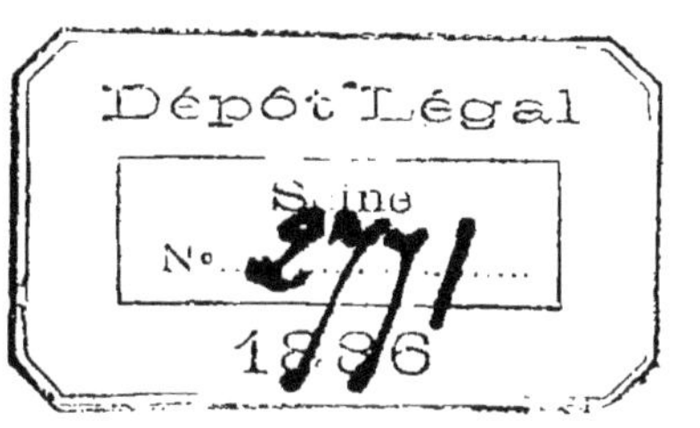

PRÉCIS

D'HISTOLOGIE

MÊME LIBRAIRIE

15826. — Imprimerie A. Lahure, 9, rue de Fleurus, à Paris.

PRÉCIS

D'HISTOLOGIE

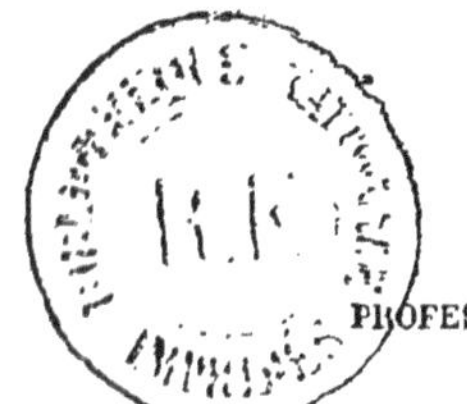

PAR

H. FREY

PROFESSEUR A L'UNIVERSITÉ DE ZURICH

DEUXIÈME ÉDITION REVUE ET AUGMENTÉE

PUBLIÉE SUR LA TROISIÈME ÉDITION ALLEMANDE

Par le Dr L. GAUTIER

AVEC 227 GRAVURES DANS LE TEXTE

PARIS

LIBRAIRIE F. SAVY

77, BOULEVARD SAINT-GERMAIN, 77

1886

PRÉFACE

DE LA PREMIÈRE ÉDITION FRANÇAISE

L'Histologie est devenue une partie importante des études médicales. La grande richesse des matériaux qui s'accumulent chaque jour a forcé d'étendre considérablement les traités d'histologie.

Un résumé concis des notions les plus essentielles suffit à l'étudiant et au praticien.

Tel est le but de ce *Précis d'Histologie*.

PRÉFACE

DE LA DEUXIÈME ÉDITION FRANÇAISE

La première édition du *Précis d'Histologie* de M. le professeur Frey a été rapidement épuisée. Ce bienveillant accueil nous a décidé à publier cette nouvelle édition, qui est la traduction aussi fidèle et aussi exacte que possible de la troisième édition allemande, revue et augmentée des travaux les plus récents.

Nous espérons que cette deuxième édition française de l'œuvre du savant professeur de Zurich sera accueillie de la part du public médical avec la même faveur que la première.

Avril 1886.

Dr L. GAUTIER.

TABLE DES MATIÈRES

PRÉCIS
D'HISTOLOGIE

CHAPITRE PREMIER

GÉNÉRALITÉS : PROTOPLASMA, CELLULES, LEURS DÉRIVÉS

Un profond abîme sépare les corps inorganisés des corps organisés, la substance inanimée de l'être vivant. Quel contraste entre le cristal de roche, d'une part, et l'animal et la plante, de l'autre !

Mais cet abîme ne peut-il être franchi ? Pas dans l'état actuel de la science. Peut-être est-il réservé aux générations futures de combler cette lacune, grâce à une connaissance plus intime de la nature, et de saisir l'unité qui relie entre eux les éléments épars du monde matériel.

Sous quelle forme les êtres organisés se présentent-ils à leur origine ?

Nous trouvons dans nos eaux de nombreux amas très petits d'une gelée transparente, qui renferme des granulations d'une ténuité extrême, et auxquels on a donné le nom de *protamibes* (fig. 1). Et cette masse vit. Elle passe progressivement d'une forme à une autre ; elle est animée d'un mouvement lent mais continu. Ce sont les *organismes* ou les *êtres* les plus simples ; ils se *multiplient* par *segmentation*.

Un de nos savants les plus distingués, *Hœckel*, a donné à ces êtres inférieurs le nom de *cytodes*.

La masse qui constitue ce protamibe est une combinaison de carbone et d'azote gonflée par l'eau, d'une structure chimique des plus compliquées. Elle appartient au groupe

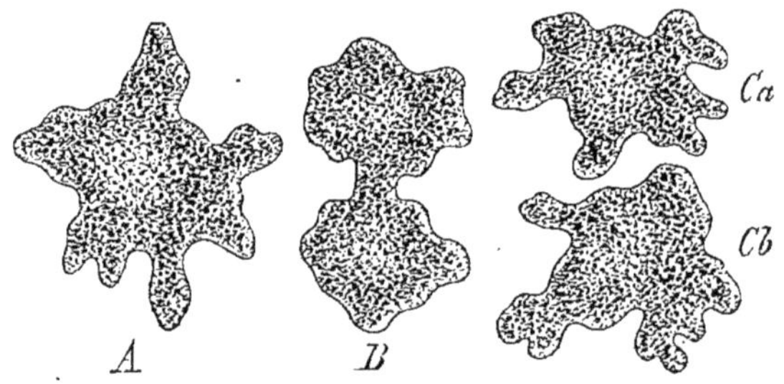

Fig. 1. — A, Protamibe avant la segmentation ; B, commencement de la segmentation ; *Cab*, segmentation complète.

des substances albuminoïdes, et porte le nom de *protoplasma*. La mort, un faible abaissement de température, la coagulent. Elle renferme des granulations de nature albuminoïde, graisseuse, et même minérale.

A côté de ces cytodes, nous rencontrons dans l'eau des organismes analogues, tels que l'*amibe* (fig. 2). Dans l'intérieur de ce protoplasma si mobile, et au milieu de vacuoles (*b*) et de petits corps étrangers qui y ont pénétré (*c*), on remarque un élément arrondi, le *noyau* ou *nucléus* (*a*), qui renferme de petits corpuscules désignés sous le nom de *nucléoles*. L'élément dans son ensemble représente une *cellule simple et sans enveloppe*. Quel est le rôle du noyau par rapport à l'amibe? Nous l'ignorons encore.

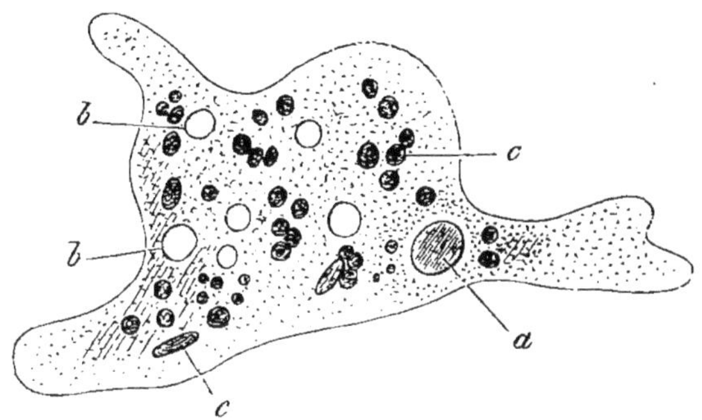

Fig. 2. — Amibe. *a*, noyau ; *b*, vacuoles ; *c*, corpuscules étrangers servant à la nutrition.

Passons maintenant de ces êtres inférieurs à la forme la plus élevée de la série animale, et considérons le corps de l'homme. Dès l'enfance de la médecine, on a appelé *organes* les parties constituantes du corps qui correspondent aux différentes pièces d'une machine. On avait reconnu depuis longtemps déjà que certaines de ces parties, telles que les os, les cartilages, les muscles, les nerfs, se retrouvent, à peine modifiées, dans les régions les plus diverses de l'organisme, et qu'elles sont composées de parties plus petites que, par analogie, on a appelées *tissus*. Le nom s'est conservé, et la branche de l'anatomie qui s'en occupe constitue l'*Étude des tissus* ou l'*Histologie*.

On divise très facilement ces tissus au moyen du scalpel et des ciseaux, et l'on peut ainsi obtenir successivement des fragments de plus en plus petits. Mais il arrive un moment où, même avec les instruments les plus fins, toute dissection devient impossible. C'est là la dernière limite de la division mécanique ; c'est là que commence l'analyse microscopique. Cette analyse si délicate permet de voir encore des milliers d'éléments dans la petite parcelle de tissu obtenue au moyen des instruments les plus ingénieux.

Ces éléments sont les *cellules* ou les *produits* qui en dérivent.

C'est donc ce même élément, constituant à lui seul le corps d'un amibe, qui compose nos tissus, non cependant sans perdre un peu de son indépendance. La cellule est entrée au service d'une autre puissance; elle doit se soumettre, se prêter à la vie en commun; mais elle n'en représente pas moins une unité vivante qui ne cesse, jusqu'à sa mort, de remplir son rôle au profit de l'ensemble.

Il est curieux de voir ces petits éléments vivants revêtir toujours la forme de cellules dans le corps des animaux supérieurs.

Nous avons dit que les cellules de l'organisme humain étaient fort petites. Leur diamètre, en effet, varie de 0,076, 0,0375, 0,0228 à 0,0057^{mm}. C'est pourquoi un millimètre cube de notre corps contient une quantité innombrable de cellules. On a calculé qu'un millimètre cube de sang peut renfermer cinq millions de globules rouges, qui ne mesurent, il est vrai, que 0,0077^{mm}. Le sang de quelques mammifères en renferme encore plus.

Les cellules présentent cependant entre elles de notables différences, en rapport avec le développement du corps. Dans les premiers temps de la vie embryonnaire, tous les éléments se ressemblent.

La forme fondamentale de la cellule est plus ou moins celle d'une sphère, ainsi qu'on peut le voir sur la figure 3.

L'élément qui donne naissance au corps entier d'un animal supérieur, l'ovule (fig. 4), n'est lui-même qu'une petite cellule ronde.

De cette première forme il est facile d'en faire dériver

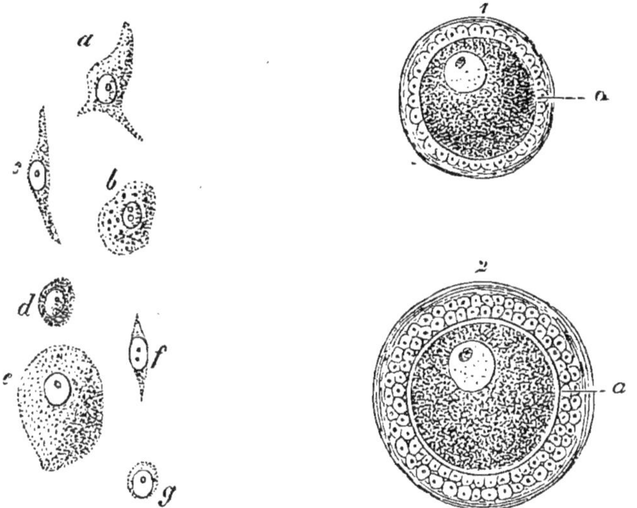

Fig. 3. — Différentes cellules avec noyau et protoplasma.

Fig. 4. — Ovules de lapin.

deux autres, résultant de la compression et de l'adaptation

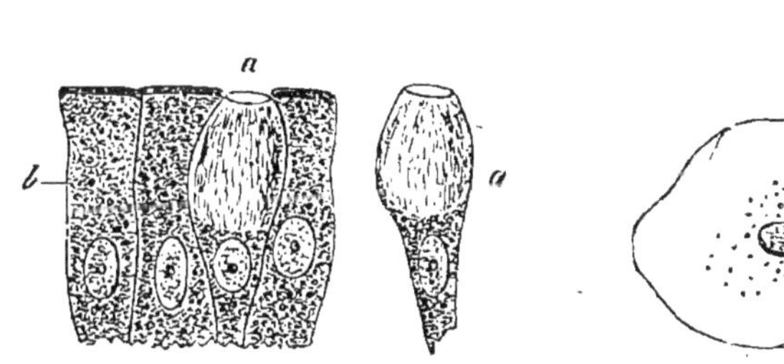

Fig. 5. — Cellules cylindriques de l'intestin grêle chez l'homme.

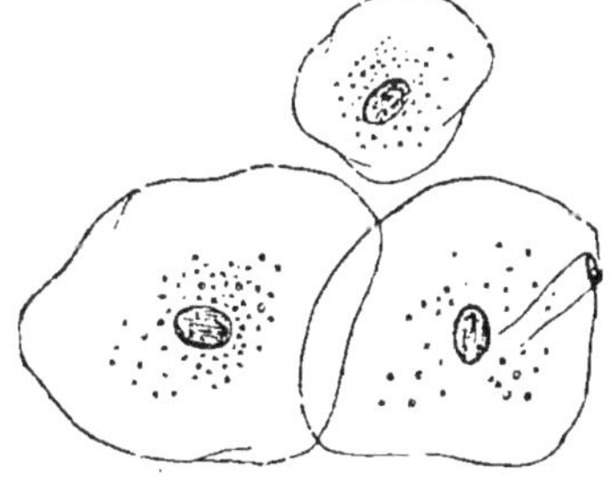

Fig. 6. — Cellules épithéliales de la cavité buccale de l'homme.

des éléments, la cellule *cylindrique* (fig. 5, *b*) et la cellule *plate* (fig. 6), dont la réunion constitue des lamelles.

Parfois, le corps cellulaire se prolonge à ses deux extrémités, et nous avons alors la cellule fusiforme (fig. 3, *c*, *f*); ou bien encore ses prolongements se multiplient et se ramifient pour produire une cellule d'un aspect particulier, la *cellule étoilée* (fig. 7). La masse du protoplasma et les dimensions de la cellule sont sujettes à de très grandes variations (fig. 3).

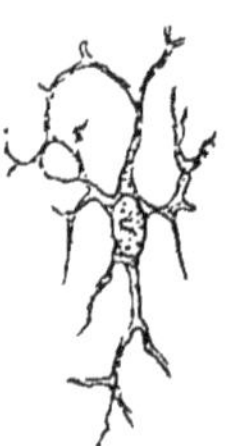

Fig. 7. — Cellule étoilée d'un ganglion lymphatique.

Le protoplasma, qui existe primitivement dans toute cellule, peut ensuite être remplacé par d'autres éléments. C'est ainsi que dans les cellules de la figure 6, il est remplacé par une substance plus dure et moins riche en eau, la *substance cornée* ou *kératine*. D'autres cellules s'infiltrent de granulations obscures, noires et très rebelles aux agents chimiques (fig. 8); ces molécules foncées portent le nom de *mélanine*. Un des éléments les plus répandus dans les différentes régions du corps est la cellule lymphatique ou globule blanc. Elle existe aussi dans le sang (fig. 9, *d*), et peut se transformer en un élément discoïde (*a*, *b*, *c*); dans ces conditions, elle contient de l'*hémoglobine*, substance rouge, homogène, de constitution chimique extrêmement complexe. Enfin, d'autres cellules se chargent de matières grasses, en quantité souvent considérable.

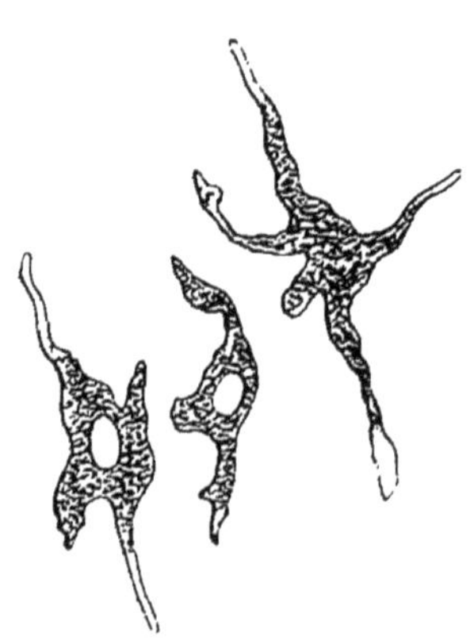

Fig. 8. — Tissu conjonctif pigmenté (cellules étoilées de l'œil d'un mammifère)

Passons maintenant au *noyau* ou *nucléus*, dont le diamètre varie de 0,007 à 0,005^{mm}. C'est primitivement une vésicule (fig. 3 et 4), c'est-à-dire un élément revêtu d'une fine enveloppe dans laquelle on observe un, deux et même plusieurs nucléoles (*Auerbach*). On a encore signalé récemment dans le nucléus un réseau de fibres fines; ce réseau fibreux, appliqué sur le ou les nucléoles, a été appelé *squelette nucléaire* (fig. 10, 1 et 2), tandis que, à la substance intermédiaire homogène, mais dont la consistance peut varier, on a donné le nom, assez mal choisi, de *suc nucléaire*.

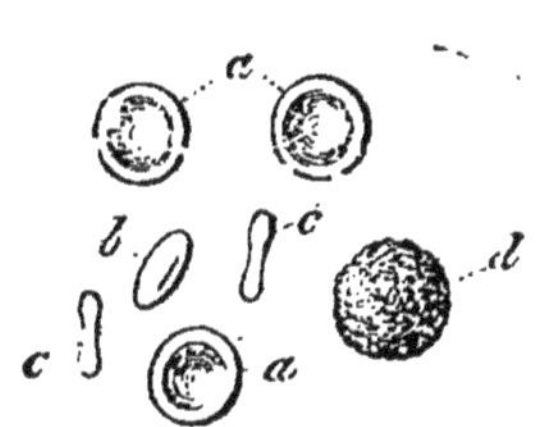

Fig. 9. — Cellules discoïdes du sang de l'homme *aa*; *b*, vues de côté ; *c*, vues de profil ; *d*, cellule lymphoïde.

Cette disposition existerait fréquemment, mais pas toujours.

Le protoplasma du *corps de la cellule* possède-t-il une structure analogue? Cela est admis par plusieurs histologistes, d'autres le nient. Si l'on veut parler d'une structure réticulée *typique*, nous sommes de l'avis de ces derniers; toutefois nous devons dire que l'on peut rencontrer des stries d'une ténuité extrême et de légères traces de formation fibrillaire. Mais nos instruments d'optique ne nous permettent pas d'aller plus loin.

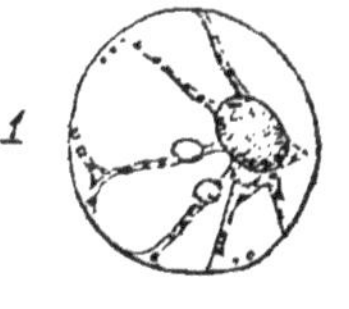

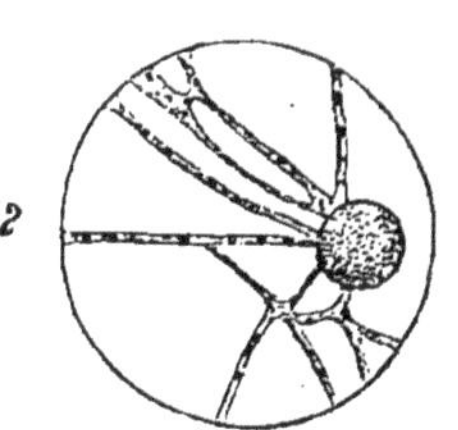

Fig. 10. — Noyau de l'ovule (vésicule germinative) de la souris (1), de l'oursin (2), avec le *squelette nucléaire* et le *suc nucléaire*.

Le noyau, duquel nous devons encore nous occuper, peut perdre son caractère vésiculeux et présenter une autre structure. Souvent, à une époque avancée de son évolution, il devient plus homogène, plus consistant (fig. 6), ou granuleux. Si la cellule s'allonge d'une façon notable, le noyau de son côté prend une forme allongée.

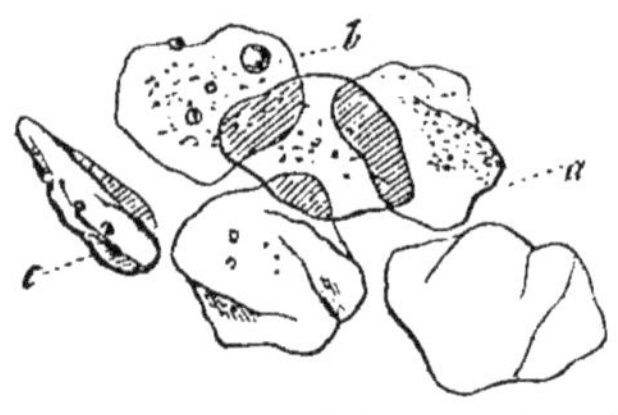

Fig. 11. — Cellules épidermiques dépourvues de noyaux.

Ordinairement le noyau persiste dans la cellule. Cependant quelques-unes le perdent en vieillissant. Les cellules ainsi *dépourvues de noyaux* forment les couches les plus externes de l'épiderme qui couvre la peau (fig. 11). D'autres cellules (fig. 12), au contraire, contiennent deux noyaux. Nous nous en occuperons plus tard. On observe dans la moelle des os (ainsi que dans de nombreux produits pathologiques) des éléments singuliers, de forme irrégulière et souvent de dimensions considérables. On les désigne sous le nom de *myéloplaxes* ou de *cellules géantes* (fig. 13). Les plus grandes peuvent renfermer de nombreux noyaux, sur la formation desquels nous reviendrons ultérieurement.

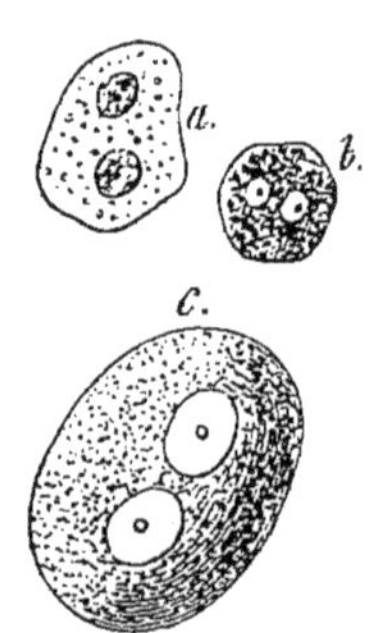

Fig. 12.— Cellules à deux noyaux, *a*, du foie ; *b*, de la choroïde de l'œil ; *c*, d'un ganglion.

Par l'étude du protoplasma et du noyau, nous avons appris à connaître les parties essentielles qui constituent à elles seules la cellule jeune, qui ne nous montre rien de plus.

Plus tard, il peut survenir d'autres modifications. La surface de la cellule se durcit, ou bien il se forme autour d'elle, et aux dépens des parties voisines, une enveloppe plus résistante. Nous avons ainsi une *membrane cellulaire*, si l'enveloppe est très mince, ou une *capsule*, si elle possède une certaine épaisseur.

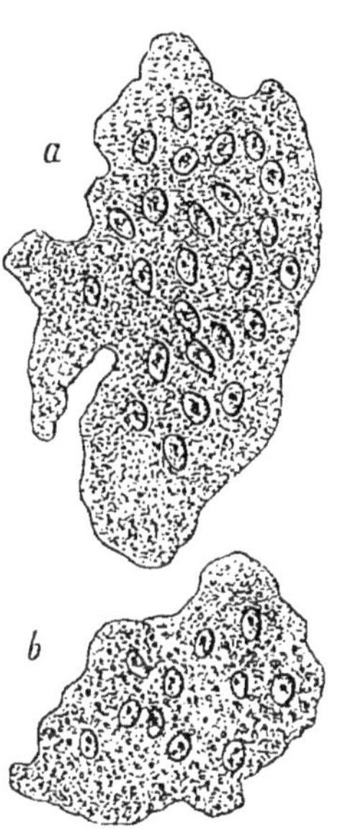

Fig. 13. — Cellules géantes du nouveau-né, pourvues d'un nombre considérable de noyaux.

Mais ces modifications peuvent faire défaut ; aussi l'interprétation de la cellule est-elle bien différente pour nous de ce qu'elle était pour nos devanciers. *Schwann*, le fondateur de l'histologie moderne, avait à tort considéré la membrane cellulaire comme partie constituante de toute cellule, de sorte que chaque élément devait posséder deux enveloppes concentriques, l'une pour le noyau et l'autre pour le corps cellulaire. L'expression encore fréquemment employée de *contenu cellulaire* date de cette époque.

Il est bien difficile de préciser le point d'origine de la membrane cellulaire. Étant donnée la variabilité si grande du protoplasma, on comprendra aisément que la surface d'une cellule puisse se durcir ou s'épaissir au contact des substances qui l'entourent. Le nom de membrane cellulaire doit être réservé aux enveloppes qu'on peut isoler et soumettre ainsi directement à l'examen histologique. Une ligne de démarcation même très nette, observée sur une cellule morte, et par conséquent plus ou moins altérée, ne nous permet même pas d'affirmer l'existence d'une membrane. Nous verrons dans la suite qu'il est très facile d'isoler l'enveloppe d'une cellule adipeuse, par exemple. Dans la figure 14, nous voyons les faces latérales des éléments cylindriques *a* pourvues d'une enveloppe dont on peut démontrer l'existence. Il n'en est pas de même pour la partie supérieure. La membrane cellulaire manque dans ce point; le protoplasma est recouvert par une sorte de disque épais, parcouru par de très fins canalicules à direction longitudinale. L'ovule des mammifères (fig. 4, 2), arrivé à un certain développement, possède une membrane enveloppante, tandis que l'ovule primordial (1) en est complètement dépourvu. Dans le tissu cartilagineux on rencontre aussi des capsules cellulaires, sur lesquelles nous reviendrons à propos du cartilage.

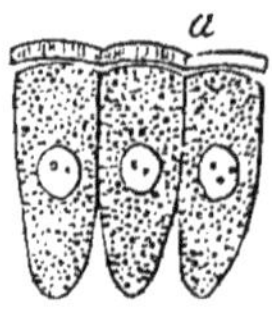

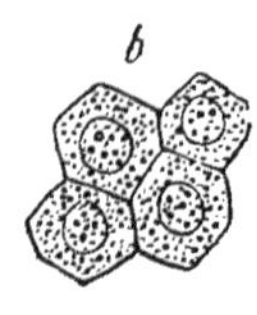

Fig. 14. — Épithélium cylindrique de l'intestin grêle du lapin. *a*, cellules vues de côté, avec leur plateau légèrement soulevé et traversé par des canalicules; *b*, cellules vues de face : les orifices des canalicules y apparaissent sous forme d'un pointillé.

Étudions maintenant la *vie* de la cellule. Nous avons déjà constaté qu'elle possède une vie propre, quoique limitée et soumise aux besoins de l'ensemble de l'organisme.

La preuve de cette vitalité nous est fournie par les phénomènes d'origine essentiellement vitale présentés par le protamibe : variations incessantes et pouvoir rétractile du protoplasma. De nombreux éléments du corps humain, les cellules lymphatiques, par exemple (fig. 9, *d*), offrent des phénomènes semblables, et sont également doués de mouvements amiboïdes.

En provoquant artificiellement, chez une grenouille, l'inflammation du globe oculaire, on voit bientôt se produire, dans la chambre antérieure, un liquide louche au lieu du liquide transparent que l'on observe à l'état normal. Ce liquide doit son opacité à la présence de cellules lymphatiques, que l'on appelle dans ce cas *globules de pus*. En examinant avec précaution ces *globules de pus* au microscope, on observe chez eux ces mêmes transformations protoplasmiques dont nous avons déjà parlé et qui sont à nos yeux une manifestation de la vie. Une seule et même cellule peut revêtir toutes les formes de la figure 15, *a-k*t et bien d'autres encore, jusqu'à ce que la mort, faisant cesser tout mouvement, lui rende enfin sa forme sphérique (*l*). On ne connaissait autrefois ces éléments qu'à l'état cadavérique.

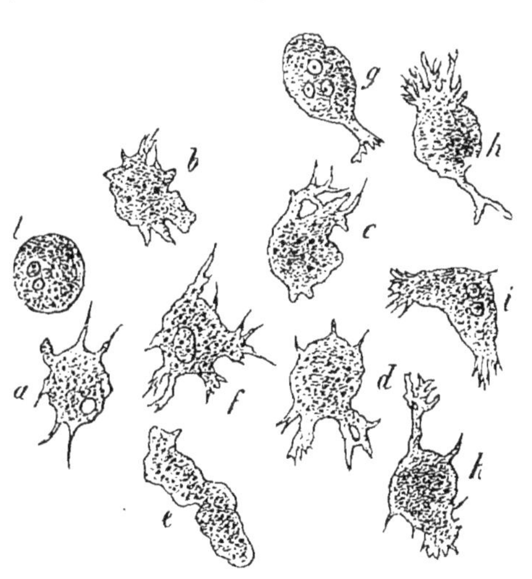

Fig. 15. — Cellules du pus de l'œil enflammé d'une grenouille. — *a-k*, changements de forme des cellules vivantes ; *l*, cellule morte.

D'autres phénomènes, encore plus curieux, dépendent de ces propriétés du protoplasma.

Ajoutons à ce liquide du globe oculaire des matières

colorantes inertes, à l'état de division extrême, de l'indigo ou du carmin, par exemple, nous verrons le protoplasma se mouvoir d'une façon incessante, et absorber peu à peu, l'une après l'autre, les granulations colorées (*b*). Des éléments plus grands encore peuvent ainsi y pénétrer. Des débris de globules rouges du sang, ou ces globules eux-mêmes, s'introduisent de cette façon dans les cellules lymphatiques de la rate. C'est ainsi que nous avons vu l'amibe (fig. 2) s'assimiler les petits corpuscules destinés à sa nutrition. La pénétration de ces substances peut avoir lieu par tous les points de la surface, dont la nature est uniforme.

Grâce à ses transformations actives, la cellule lymphatique peut, comme l'amibe, ramper sur le terrain qui la supporte et progresser ainsi, quoique très lentement. On peut vérifier ce fait dans le liquide louche qui contient des globules de pus. — En étudiant la cornée transparente d'un œil sain de grenouille, on peut voir des cellules lymphatiques traverser manifestement les canaux que l'on rencontre dans cet organe et parcourir petit à petit tout le champ du microscope.

On a assez bien exprimé l'ensemble de ces phénomènes par ces mots : « Les cellules se nourrissent et se meuvent ». On a donné à ces cellules le nom de *cellules migratrices*, et par opposition on a appelé *cellules fixes* les cellules des tissus qui ne changent pas de place.

Passons à l'étude d'un autre phénomène curieux que nous dévoile la connaissance du corps humain.

Les cellules amiboïdes peuvent affecter d'autres formes.

Les surfaces du corps sont munies d'un revêtement cellulaire que l'on appelle épiderme ou épithélium.

Ce tissu prend une part active à l'inflammation catarrhale des muqueuses. On voit alors des cellules lymphatiques pénétrer de la couche profonde jusque dans l'intérieur des éléments épithéliaux (fig. 16, *b-g*). On avait observé autrefois ces singulières cellules avant de connaître la vitalité du protoplasma; ne pouvant, à cette époque, expli-

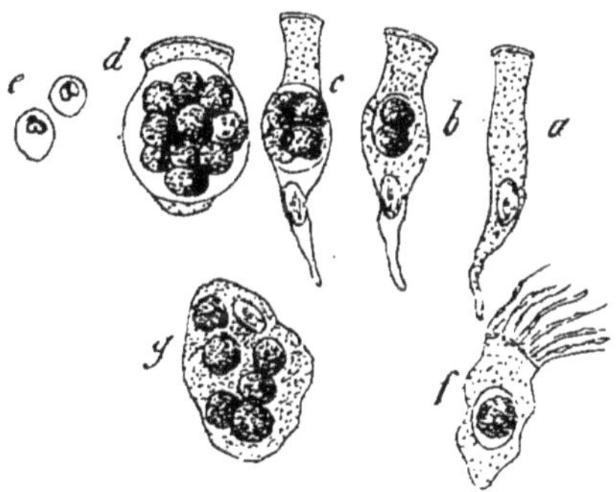

Fig. 16. — Globules de pus contenus dans l'intérieur des cellules épithéliales du corps de l'homme et des mammifères. *a*, cellule cylindrique simple des canaux biliaires de l'homme ; *b*, la même cellule contenant deux globules de pus ; *c*, *d*, autres cellules du même genre, renfermant la première quatre, la seconde un plus grand nombre de ces globules ; *e*, globules de pus isolés; *f*, cellule à cils vibratiles des voies respiratoires renfermant un globule de pus ; *g*, cellule épithéliale pavimenteuse de la vessie de l'homme remplie de nombreux globules.

quer le processus réel de ce phénomène, on supposa que les cellules lymphatiques provenaient de l'intérieur des cellules épithéliales.

Depuis fort longtemps déjà on connaît une variété d'épithélium qui présente les phénomènes vitaux les plus évidents. C'est la cellule *à cils vibratiles* (fig. 16, *f*). La surface libre du corps de la cellule est pourvue de cils très fins et très déliés agités d'un mouvement rapide de va-et-vient. La vitesse de ces vibrations est telle que l'œil ne peut l'apprécier. Elles se ralentissent quand la cellule meurt; on peut alors arriver à les compter. Nous savons aujourd'hui que ces cils sont des filaments de protoplasma, et que leurs mouvements dépendent de la vie de l'élément lui-même. La rapidité des mouvements exécutés par ces petits cils et la lenteur de ceux que nous observons dans le protoplasma ordinaire constituent, il est vrai, une différence encore inexpliquée[1].

Outre le mouvement, il faut aussi étudier la *sensibilité*. On peut affirmer que les cellules sont douées de cette dernière propriété.

Sous l'influence d'une excitation électrique faible, les éléments d'aspect si variable, représentés dans la figure 15, reviennent brusquement à la forme sphérique, et reprennent au bout de peu de temps leurs mouvements amiboïdes.

Tous les organismes, même les plus élémentaires, sont le siège de *phénomènes de nutrition et de dénutrition*, c'est-à-dire qu'ils expulsent de leur sein les particules altérées et inutiles, et absorbent de nouveaux matériaux qu'ils s'assimilent. Dans la jeunesse, l'absorption prédomine; l'organisme augmente en volume, il croît.

Tout cela se voit également pour les cellules. L'observation de ces phénomènes vitaux est entravée, il est vrai,

[1] Nous n'avons pu, jusqu'à présent du moins, constater d'une manière positive d'autres phénomènes que l'on suppose devoir se produire à l'intérieur de la cellule.

par la petitesse de ces éléments et le voile qui recouvre leur existence. On peut démontrer d'une façon certaine le développement des cellules, par l'étude du tissu adipeux, du tissu cartilagineux, ainsi que de l'ovule. Le travail d'absorption dont elles sont le siège, et la réaction chimique qu'elles exercent sur les tissus ambiants, s'observent ici très facilement. La mélanine, dont nous avons parlé plus haut, n'existe pas dans le sang. C'est la cellule qui la produit (fig. 8). Les sels biliaires et la matière colorante de la bile sont des produits de l'activité de la cellule hépatique vivante, car les premiers, du moins, font absolument défaut dans le sang, et ces deux substances existent dans la bile dont elles deviennent parties constituantes. Il serait facile de multiplier les exemples de ce genre. Mais ces deux observations suffiront pour démontrer le double mouvement auquel sont soumis les matériaux qui entrent dans la composition de notre organisme.

Le monde organique tout entier est fatalement soumis à la loi de la destruction. Depuis l'infusoire, dont l'existence ne compte que quelques heures, jusqu'au chêne séculaire, partout la durée de la vie est limitée, et l'homme, ce composé de cellules le plus élevé que l'on connaisse, ne dépasse guère l'âge de soixante-dix à quatre-vingts ans.

Les cellules qui forment notre corps vivent-elles autant que lui, ou bien sont-elles soumises à un renouvellement continuel?

Dans l'état actuel de nos connaissances, il est impossible de résoudre complètement le problème. D'une façon générale, on peut cependant dire que le corps vit *long-*

temps, quand il se trouve dans des conditions favorables, tandis que l'existence des cellules paraît être de courte durée.

Nous rappellerons quelques faits à l'appui de cette opinion. Nous savons déjà que la surface extérieure du corps est revêtue de couches de cellules. Les couches superficielles sont formées de cellules vieilles, qui s'enlèvent en quantité innombrable au frottement seul de nos vêtements. Un homme qui chaque jour entretient la propreté de son corps en se servant d'une éponge et d'une serviette en enlève des quantités encore plus grandes.

Tout le monde connaît les phénomènes nombreux dont la cavité buccale est le siège. Là encore les divers frottements détachent chaque jour des milliers de cellules, et il en est de même dans tout le tube digestif.

Pour chercher à nous rendre compte de la durée d'une espèce de cellules donnée, étudions un ongle humain. Cet appendice cutané, composé de cellules, se développe aux dépens d'un repli de la peau. Ce repli renferme dans sa profondeur la partie la plus jeune de l'ongle. Son bord supérieur, que nous coupons de temps en temps, représente la partie la plus ancienne. *Berthold* (de Göttingue) a démontré qu'une cellule unguéale vit, en été, quatre mois, et en hiver, cinq mois. L'homme qui meurt à quatre-vingts ans a donc changé d'ongles deux cents fois environ. Et cependant l'ongle paraît bien inerte et bien peu doué de vie.

La plupart des cellules de notre organisme ont une existence encore bien plus courte que celle de la cellule unguéale. Tout porte à croire, en effet, que le globule du sang vit moins longtemps que l'élément de l'ongle; mais, nous le répétons, ces faits ne peuvent pas aujourd'hui se démontrer expérimentalement.

Dans la plupart des cas, nous ne savons pas d'une façon plus précise comment *meurent* les cellules.

Nous savons cependant que les cellules de la surface du corps et de plusieurs muqueuses se dessèchent vers la fin de leur existence; les adhérences qui les unissent entre elles se détruisent; elles se desquament, en un mot. Les globules rouges du sang disparaissent en se dissolvant dans le plasma sanguin. D'autres sont retenus dans le tissu si compliqué de la rate, et meurent également; car le globule sanguin ne peut vivre que dans le torrent circulatoire; le repos le voue à une mort certaine.

D'autres cellules finissent par s'infiltrer de granulations calcaires. Elles se momifient, et dans cet état peuvent demeurer longtemps dans notre corps. Le plus souvent cependant elles finissent par se détruire.

Un genre de mort très fréquent pour les cellules animales, aussi bien à l'état normal qu'à l'état pathologique, c'est la dégénérescence graisseuse; elle est constituée par la substitution, au protoplasma, de granulations graisseuses qui ne tardent pas à amener la destruction de la cellule (fig. 17).

L'homme perd ainsi tous les jours une certaine quantité des éléments qui le constituent; voyons maintenant comment il répare ces pertes.

Nous touchons ici à l'un des points les plus intéressants de l'histologie. *Schwann* disait : « Le cristal est pour le monde inorganique ce qu'est la cellule dans le domaine de la vie. » Le cristal se forme dans les eaux mères; de même se développent, dans des liquides appropriés, les éléments de la cellule, nucléoles, noyau, membrane d'enveloppe et contenu cellulaire. La cellule naîtrait ainsi par génération spontanée.

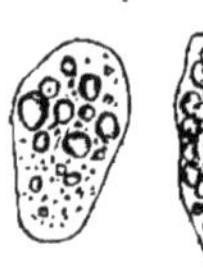
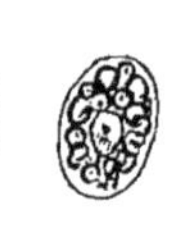

Fig. 17. — Cellules d'un follicule de Graaf de l'ovaire en dégénérescence graisseuse.

Cette opinion si ingénieuse, mais à coup sûr erronée, régna dans la science pendant de longues années.

C'est à *Remak* et à *Virchow*, le premier pour l'embryologie, le second pour la pathologie, que nous devons le renversement de l'idée fausse de *Schwann*.

Le règne organique représente une série continue du protamibe jusqu'à l'homme, et, sans hésiter un seul instant, nous nous rattachons à cette opinion.

Le vieil adage « Omne vivum ex ovo » est remplacé par cet autre : « Omnis cellula e cellula. » *La cellule procède d'une cellule; il n'y a point de production spontanée de cellules dans le sens de* Schwann.

Nous ne connaissons avec certitude qu'un seul mode de multiplication des cellules qui forment notre corps.

Le protamibe, la cytode sans noyau de *Hœckel* (fig. 1), se divisent par *étranglement* en deux êtres. Chaque partie ainsi séparée exagère sa nutrition pour former un nouveau protamibe. Tel est aussi le mode de reproduction des cellules à noyau du corps humain. Le noyau et le protoplasma se *segmentent;* un élément donne naissance à deux éléments nouveaux, et ainsi de suite. La figure 18 représente ce processus de multiplication dans les globules sanguins de l'embryon.

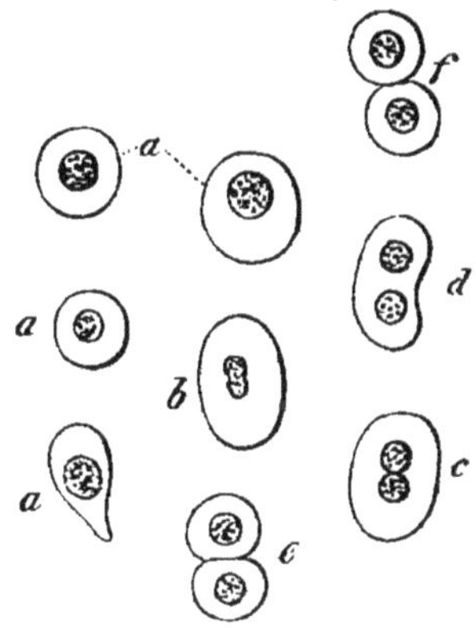

Fig. 18. — Globules sanguins de jeunes embryons de cerfs. *a*, cellules pour la plupart sphéroïdales, *b-f*, processus de segmentation de ces cellules.

Le protoplasma cellulaire s'entoure d'une menbrane; on observe alors un contraste frappant entre le degré d'activité des diverses parties de l'élément (fig. 19). La capsule ne paraît subir aucun changement; la cellule, au contraire, conserve sa vitalité première. On a qualifié autrefois ce processus de multiplication, que l'on observe aussi dans l'ovale fécondé des mammifères, du terme impropre de *formation endogène*, en admettant des *cellules mères* et des *cellules filles*. La cellule mère n'était autre que la capsule de la cellule.

Ce processus de segmentation de la cellule humaine est-il lent ou rapide? Nous devons admettre cette dernière hypothèse, et chez les animaux à sang chaud, il est plus rapide que chez les vertébrés à sang froid. Beaucoup de faits semblent indiquer qu'une demi-heure à plusieurs heures suffisent. Chez les animaux inférieurs, la marche du phénomène est encore plus rapide.

Nous avons déjà dit précédemment (page 2) qu'une masse de protoplasma sans noyau, le protamibe, peut se multiplier par segmentation. Mais comme les éléments qui constituent notre corps sont des cellules à noyaux, nous pouvons nous demander quel est, du noyau ou du protoplasme de la cellule, celui qui joue le rôle principal. Aujourd'hui nous pouvons dire que c'est le noyau.

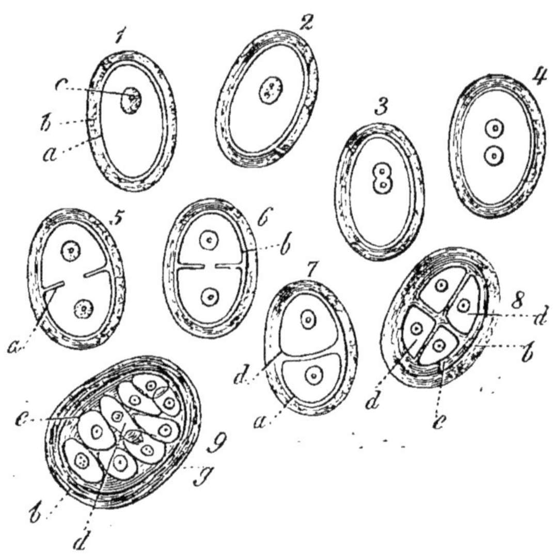

Fig. 19. — Cellules du cartilage, renfermées dans des capsules et en voie de segmentation. *a*, corps de la cellule ; *b*, capsule ; *c*, noyau ; *d*, cellules endogènes ; *e*, capsule secondaire.

Des particularités étonnantes de la vie de la cellule se sont dévoilées dans ces derniers temps, mais il existe encore actuellement de nombreux — nous pouvons même dire de très nombreux — points obscurs; l'objet, à cause de son importance, exige que nous entrions ici dans des détails assez longs. Les images que nous offrent nos figures 18 et 19 peuvent bien servir encore pour une première orientation, mais elles ne suffisent plus à la science actuelle.

Nous avons déjà dit précédemment (fig. 10) que le noyau n'est pas un produit homogène, mais qu'il se compose du squelette nucléaire et d'une substance homogène, le suc nucléaire.

Il est possible que certaines cellules subissent ce processus de segmentation immédiate, tel que le représente la figure 18, d'après les anciennes observations, qui toutefois ne sont plus tout à fait exactes. Il pourrait alors être question d'une *segmentation directe du noyau*, avec une division subséquente du corps de la cellule. Mais il est certain que ce processus n'existe pas. Le processus le plus fréquent est la *segmentation indirecte du noyau*. *Flemming* et *Strasburger*, le premier sur les animaux, le second sur les végétaux[1], ont étudié avec une grande exactitude ce processus remarquable (la *karyokinèse*, ou, suivant une nouvelle dénomination de *Flemming*, la *mitose*), mais à cause des difficultés extraordinaires que présente cette étude, il reste encore plusieurs points obscurs.

Examinons tout d'abord notre figure 20, *a-l*.

a montre le noyau *au repos*. Nous voyons bientôt que le noyau, qui se prépare à la segmentation, a subi une modification : les fibres de son squelette se sont entremêlées, et il a pris la forme d'un *peloton* (*b*), qui passe ensuite à celle d'une *couronne* (*c*). Des modifications ultérieures du squelette nucléaire conduisant à la forme *étoilée* commençante (*d*), qui devient complète (*e*), par suite de l'isolement des fibres radiales, de la séparation de leurs points d'union périphériques et de leur division longitudinale. Plus tard, l'étoile se partage suivant son plan équatorial

[1] *Manuel technique d'anatomie végétale*. Paris, 1886.

et nous obtenons ainsi une autre forme (*f*). Le plan équa-

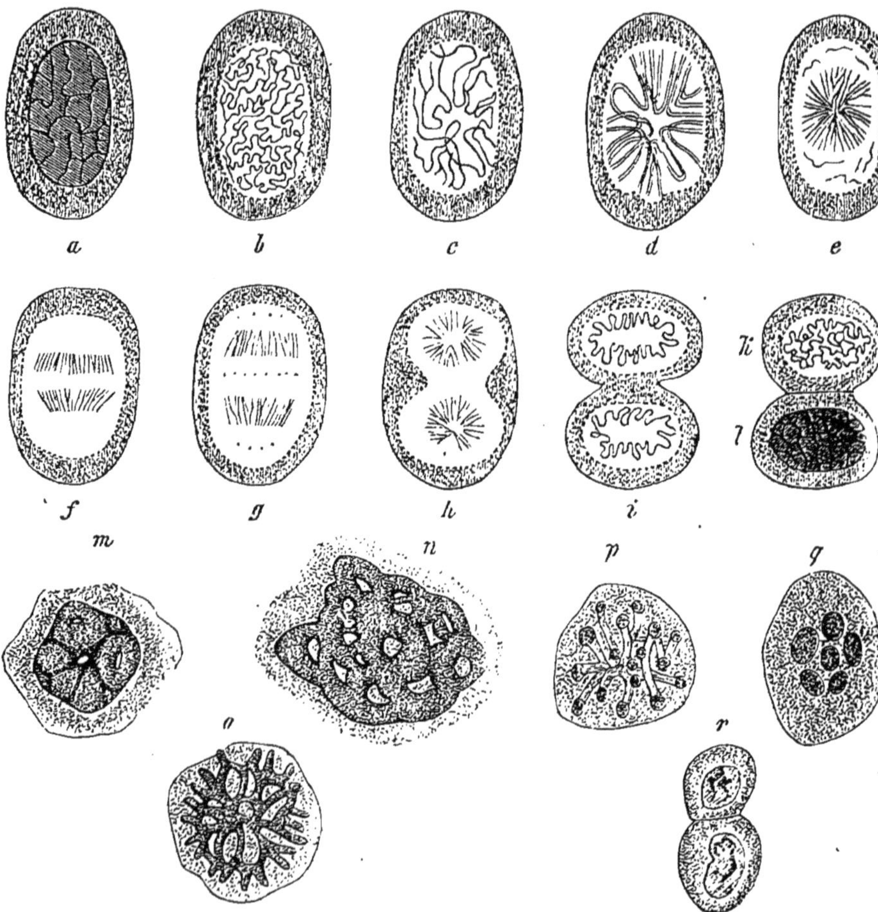

Fig. 20. — *a-l*, segmentation indirecte du noyau (d'Arnold) d'après le schéma de Flemming. Voir le texte pour l'explication. *m-r*, fragmentation indirecte d'Arnold. *m*, petites cellules géantes de la moelle des os du lapin ; *n*, grandes cellules géantes avec noyaux réticulés et rubanés ; *o*. cellules lymphoïdes de sang leucémique dont la formation du noyau est plus avancée ; *p*, id. dont le noyau commence à se diviser en noyaux secondaires ; *q*, noyaux séparés ; *r*, sillonnement du corps de la cellule de la moelle des os du lapin.

torial sans fibres apparaît avec plus de netteté (*g*). Aux dépens des deux masses fibrillaires en forme de *demi-*

tonne de la figure précédente se développe l'image de *deux étoiles isolées*, en même temps que le noyau s'étrangle (*h*). L'étranglement progresse, et le squelette fibreux prend la forme d'une couronne dans les deux dérivés du noyau (*i*). Enfin, on voit (en *k*) l'un des noyaux dérivés prendre de nouveau la forme d'un peloton. La scène se termine par l'apparition du noyau en repos de la cellule fille (*l*).

Arnold a encore observé dans ces derniers temps, aussi bien à l'état normal qu'à l'état pathologique, un autre processus de multiplication, dont l'explication exacte n'est pas sans offrir certaines difficultés. Au schéma de *Flemming*, qui vient d'être décrit, il a donné le nom de *segmentation*, et il distingue le processus reconnu par lui en l'appelant *fragmentation*.

Les figures de *Flemming* et l'étranglement régulier, dont nous avons parlé, ne sont donc pas applicables à ce cas. « Les noyaux, dit *Arnold*, se partagent, en s'étranglant en des points quelconques, en deux ou plusieurs fragments égaux, mais aussi fréquemment inégaux, qui ne sont pas limités par des surfaces régulières. » Il distingue une *fragmentation directe*, « sans augmentation et changement de position de la substance nucléaire chromatique » (comme dans la segmentation directe) et une *fragmentation indirecte* « avec augmentation et changement de position de la substance nucléaire chromatique. » Les images *m* à *r* nous présentent les différentes variétés du dernier processus.

Nous avons déjà parlé précédemment (fig. 13) des cellules géantes, que l'on peut rencontrer aussi bien à l'état normal qu'à l'état pathologique. Une partie de ces cellules nous offre un bel exemple de cette fragmentation indirecte du noyau. Nous disons une partie, car il en est d'autres qui prennent naissance par la fusion de masses de protoplasme avec noyau, mais sans enveloppe, et un reste se compose de produits ayant la forme apparente de sections transversales et obliques de canalicules dont le revêtement pariétal et le contenu sont altérés.

Le sang, la lymphe, le chyle, le pus, qui tiennent en suspension, dans un liquide, un nombre immense de globules, ont été considérés par la plupart des auteurs comme des tissus. On pourrait cependant, il me semble, ne pas admettre cette opinion.

D'autres tissus, tels que l'épithélium ou l'épiderme (fig. 21), sont formés d'éléments cellulaires étroitement unis les uns aux autres par une espèce de ciment. Disposée en couches d'une excessive minceur, cette matière unissante porte le nom de substance intercellulaire.

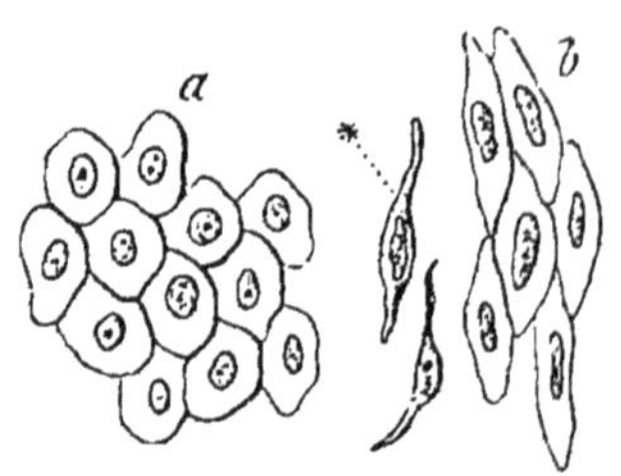

Fig. 21. — Cellules épithéliales plates, simples, provenant : *a*, d'une membrane séreuse ; *b*, des vaisseaux.

Si l'on plonge pendant quelques instants une parcelle de ces tissus dans une solution faible de nitrate d'argent, et qu'on l'expose ensuite à la lumière, la substance intercellulaire prend une coloration noire. Cette méthode est d'un usage fréquent de nos jours ; grâce à elle on a reconnu, depuis plusieurs années déjà, que les capillaires sanguins les plus fins sont constitués par des plaques cellulaires allongées qui, par leur réunion, forment de véritables tubes (fig. 22).

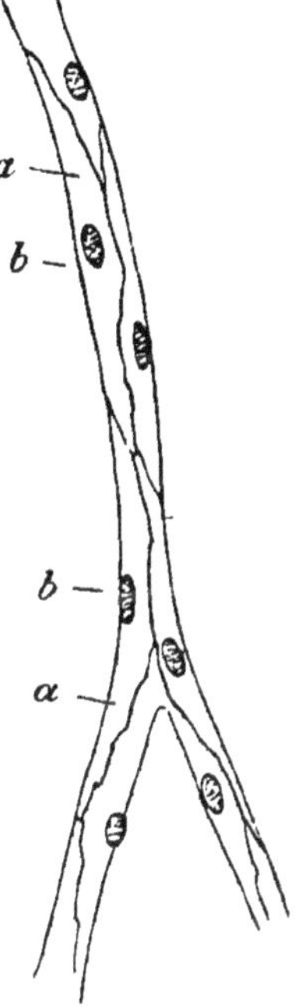

Fig. 22. — Vaisseaux capillaires du mésentère du cochon d'Inde traités par le nitrate d'argent. *a*, cellules vasculaires; *b*, noyaux.

Les cellules étoilées (fig. 23) peuvent s'anastomoser par leurs prolongements et former ainsi un réseau élégant. Les mailles de ce réseau se remplissent de substance muqueuse amorphe, ou de nombreuses cellules lymphatiques. Dans le premier cas, nous avons une autre sorte de substance intercellulaire, qui acquiert dans certains tissus une grande importance; dans le cartilage, par exemple (fig. 24).

La substance intermédiaire, primitivement amorphe, conserve souvent cette structure; dans d'autres cas, elle devient fibrillaire. Fréquemment (fig. 25), les fibrilles forment par leur entre-croisement une sorte de feutrage ou de réseau. Ces fibres, appelées *fibres élastiques* (*c*), sont très rebelles à l'action des réactifs. Mais, nous le répétons, la fibre élastique résulte de la transformation secondaire d'une substance primitivement amorphe.

De tous les tissus qui entrent dans la composition du corps humain, le plus répandu est, sans aucun doute, le tissu conjonctif (fig. 26). Une parcelle de ce tissu, recueillie sur un embryon, présente, outre des cellules (*a*), des faisceaux de fibrilles très fines, ou fibres du tissu conjonctif (*b*) ; leur origine est tout à fait semblable à celle des fibres élastiques, que nous avons rencontrées dans le cartilage et qui font aussi partie des éléments du tissu

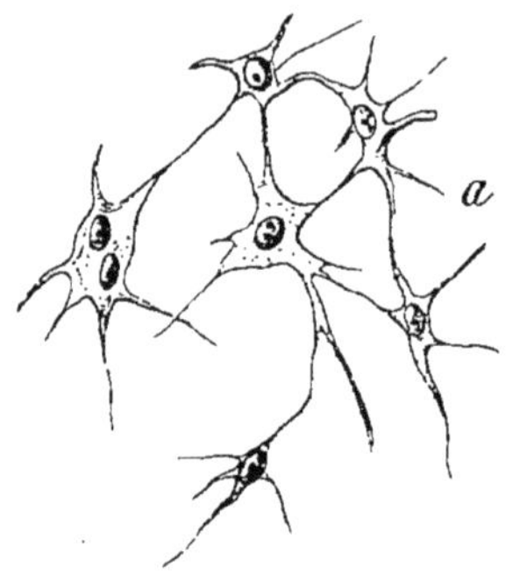

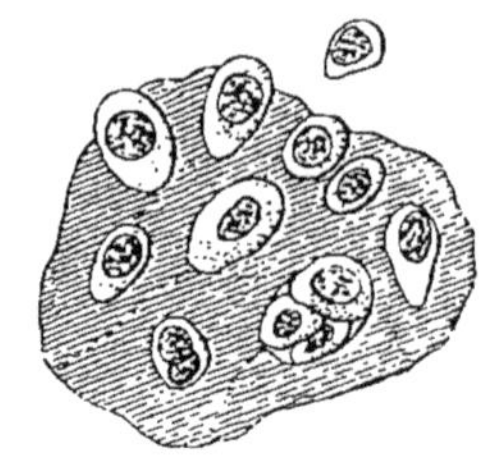

Fig. 24. — Cartilage embryonnaire transitoire de cochon d'Inde.

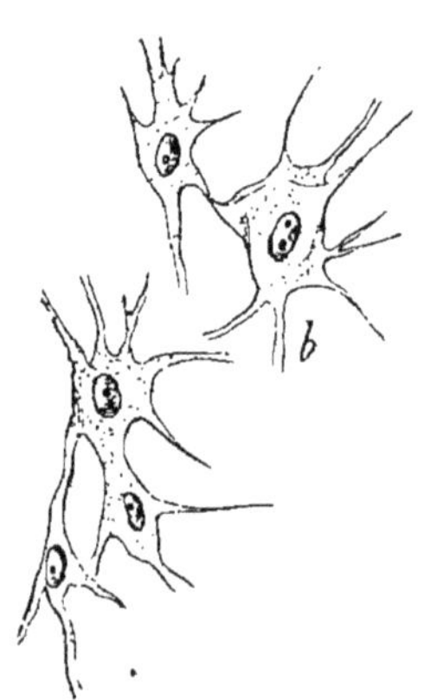

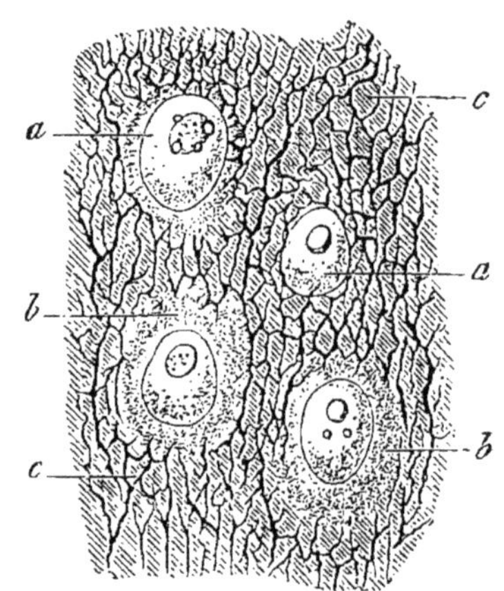

Fig. 23. — Cellules du bulbe dentaire d'un embryon humain de quatre mois.

Fig. 25. — Cartilage réticulé de l'homme (conque de l'oreille). *a*, cellules ; *b*, zone homogène ; *c*, réseau fibreux élastique.

conjonctif. La substance fondamentale du tissu conjonctif, quelle que soit sa forme, paraît être un produit de l'activité fonctionnelle des cellules. A une certaine période du développement tout est réduit au protoplasma cellulaire.

On s'est demandé si la substance fondamentale était le produit d'une véritable sécrétion de la cellule, ou d'une transformation de sa paroi. Il est probable que ces deux processus agissent concurremment, mais il nous paraît inutile d'insister sur ce point. Des cellules ou des groupes de cellules peuvent cependant, dans certains cas, s'entourer de substances qui leur sont étrangères. L'ovule des mammifères (fig. 4) en est un exemple ; il est pourvu d'une membrane élaborée par les petites cellules qui le tapissent (*a*).

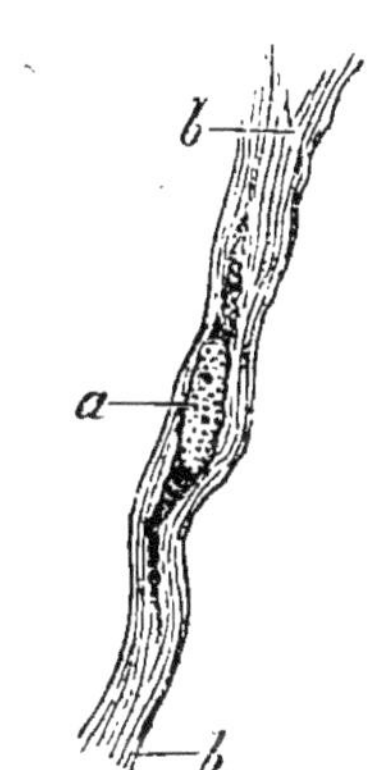

Fig. 26. — Portion de tendon d'un embryon de porc. *a*, cellule ; *b*, faisceau du tissu conjonctif.

La capsule des cellules de cartilage présente le même aspect que les membranes de l'œuf, quoique leur origine soit entièrement différente ; et nous verrons, dans la suite, que la capsule de cartilage est formée par les cellules cartilagineuses elles-mêmes.

Les glandes (fig. 27) ne sont qu'une agglomération de cellules sécrétantes contenues dans une gaine transparente, connue sous le nom de *membrane propre*. Cette membrane est une dépendance du tissu conjonctif ambiant et non un produit des cellules, comme on l'avait admis autrefois. Ordinairement amorphe, elle peut cependant renfermer des cellules plates étoilées qui prennent l'aspect de stries.

La fibre musculaire striée de la vie de relation offre l'exemple d'une transformation cellulaire encore plus complexe.

Cet élément, de forme cylindrique, et parfois d'une longueur considérable, est constitué par une substance contractile; il présente une double striation, longitudinale et transversale. La couche externe renferme de nombreux noyaux entourés de protoplasma; une gaine transparente l'enveloppe entièrement. Tout cet ensemble provient d'une seule et même cellule (fig. 28), qui fait saillie à la surface de la fibre (*a*). La plus grande partie du protoplasma, dont on ne voit que quelques débris autour des noyaux, se transforme en substance striée (*c*); la membrane d'enveloppe est formée par du tissu conjonctif.

Les exemples précédents suffisent pour faire comprendre com-

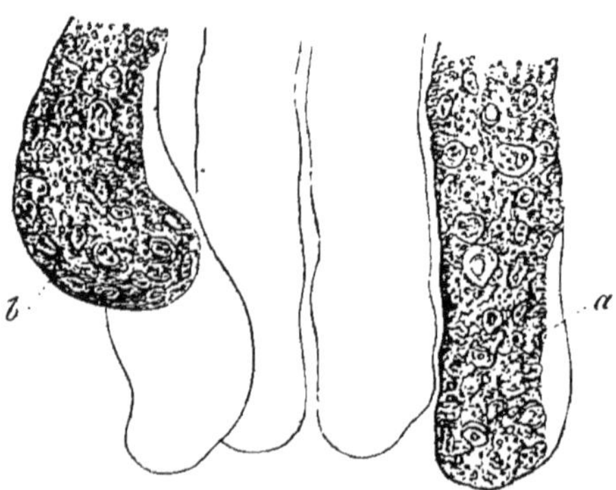

Fig. 27. — Glandes tubulées du gros intestin du cochon d'Inde. *a*, glande avec sa *membrane propre*; *b*, tube dont le contenu s'échappe par une déchirure.

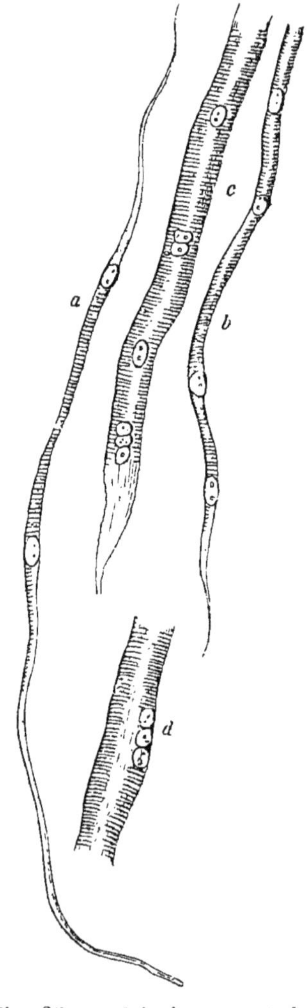

Fig. 28. — Développement de la fibre musculaire striée (embryon du mouton).

ment des cellules primitivement semblables peuvent, par

des transformations successives, donner naissance aux éléments les plus variés.

Nous voyons dès lors toute l'importance du rôle de la cellule dans la structure de tous les organes.

CHAPITRE II

CLASSIFICATION DES TISSUS. SANG. LYMPHE. CHYLE.

On a proposé plusieurs classifications des tissus, mais cet essai présente de grandes difficultés. Un groupement scientifique ne peut être basé que sur la marche du développement des différents éléments histologiques, qui est malheureusement loin d'être entièrement connue. On pourrait malgré cela prendre pour base de la classification la distinction bien établie qui existe entre les trois feuillets du blastoderme, l'ectoderme, le mésoderme et l'entoderme, aux dépens desquels se forme l'embryon ; mais ce mode de groupement, qui est le seul scientifique, présente aussi de sérieuses difficultés.

Nous préférons employer une classification presque *artificielle*, qui, bien que défectueuse, offre du moins l'avantage d'être plus claire et plus facile.

Nous diviserons les tissus en :

A. *Tissus à cellules simples flottant dans un milieu liquide :* 1, sang ; 2, lymphe et chyle.

B. *Tissus dont les cellules simples sont réunies par une substance amorphe, solide et peu abondante :* 3, épithélium et endothélium ; 4, ongles ; 5, cheveux.

C. *Tissus dont les cellules simples ou modifiées sont entourées d'une substance fondamentale, solide, tantôt homogène, tantôt fibrillaire (groupe des différents tissus conjonctifs)* : 6, cartilage; 7, tissu muqueux ou réticulé; 8, tissu adipeux; 9, tissu conjonctif proprement dit; 10, tissu osseux; 11, ivoire.

D. *Tissus constitués par des cellules transformées et ordinairement isolées au milieu d'une matière amorphe peu abondante* : 12, émail; 13, tissu cristallinien; 14, tissu musculaire.

E. *Tissus composés* : 15, vaisseaux; 16, glandes; 17, système nerveux.

C'est dans cet ordre que nous allons étudier les tissus.

Commençons par le *sang*. La science contemporaine, à près de cent années d'intervalle, est venue confirmer ces paroles de Gœthe : « Le sang est un suc tout particulier. »

En portant sous le microscope une gouttelette de sang, on voit disparaître la coloration rouge uniforme que ce liquide présentait à l'œil nu; on voit nager, dans un liquide incolore, d'innombrables cellules jaunâtres. Le liquide porte le nom de *plasma*, les cellules, celui de *globules rouges* (fig. 9, *a*, *b*, *c*). Au milieu de ces éléments colorés, on observe, avec un peu d'attention, des éléments incolores peu nombreux. Ce sont les cellules lymphatiques du sang, les *globules blancs* (*d*). A ces deux éléments s'en ajoute encore un troisième, les *lamelles sanguines* (*Bizzozero*).

Les globules rouges du sang ne mesurent, chez l'homme, que 0,0088 à 0,0054^{mm}. Leurs dimensions sont si petites, leur nombre si considérable, qu'un millimètre cube de sang peut en contenir jusqu'à cinq millions.

Leur forme est circulaire (fig. 9). Leur bord, plus foncé, est jaunâtre ; la partie moyenne, plus claire, est presque incolore. Ils ont la forme d'un disque biconvexe, et peuvent également se présenter de profil sur la plaque du microscope.

Le globule sanguin est un élément d'une structure très

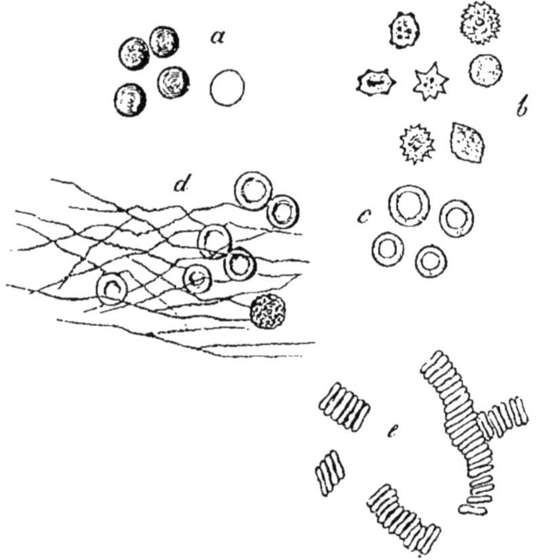

Fig. 29. — Globules rouges du sang de l'homme : *a*, traités par l'eau ; *b*, dans le plasma soumis à l'évaporation ; *c*, desséchés ; *d*, après coagulation ; *e*, empilés les uns sur les autres.

délicate et facilement altérable. L'évaporation du sang lui donne un aspect dentelé (fig. 29, *b*). Rapidement desséché, il affecte la forme représentée en *c*.

L'addition d'eau le rend sphérique et le décolore par la dissolution de sa matière colorante, substance extrêmement complexe, l'*hémoglobine*. Le même phénomène s'observe sur du sang préalablement congelé. Le reste incolore de la cellule est désigné sous le nom de *stroma*.

On a fait agir sur les globules sanguins de nombreux réactifs : les uns les gonflent, les autres les ratatinent; aucun agent n'a pu faire apparaître de noyau. Le globule rouge du sang de l'homme est donc une cellule sans noyau.

L'expérience suivante démontre, il nous semble, que les globules rouges sont dépourvus de membrane d'enveloppe. Si l'on chauffe à 52° du sang pris sur un animal vivant, on voit d'abord les globules se créneler; bientôt après apparaissent des étranglements, qui amènent la séparation d'une petite partie de l'élément. D'autres fois, la division n'est pas complète et la parcelle divisée adhère encore par un mince pédicule au reste de la cellule. On observe ainsi les formes les plus singulières. Il est évident, pour nous, qu'une pareille division ne peut avoir lieu que dans un élément dépourvu de membrane d'enveloppe.

Les cellules qui composent le corps ne varient pas en général de forme, chez les différents vertébrés ; mais il n'en est pas ainsi des globules du sang. Ces différences toutefois ne sont pas considérables chez les mammifères. La forme ne change guère, le diamètre seul varie. Un petit nombre de ruminants, le chameau, l'alpaga et le lama, ont des globules sanguins de forme ovale (fig. 30, 2).

Les globules du sang sont elliptiques chez les oiseaux (3), les amphibies (4-6) et la plupart des poissons. Mais au centre de leurs deux faces se trouve un renflement. Leur diamètre varie d'une façon curieuse. Chez les oiseaux ils mesurent de 0,0184 à 0,0150^{mm}; chez les amphibies pourvus d'écailles, de 0,0182 à 0,0150^{mm}; chez les poissons osseux (7), de 0,0182 à 0,0114^{mm}. Les globules sanguins atteignent des dimensions parfois considérables chez les raies et les squales (ils ont de 0,0285 à 0,0226^{mm}),

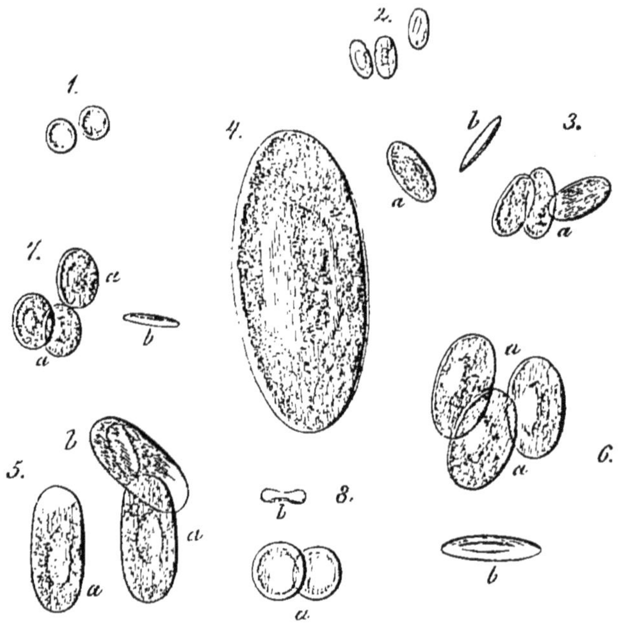

30. — Globules rouges du sang : 1, de l'homme ; 2, du chameau : 3, du pigeon ; 4, du protée ; 5, de la salamandre d'eau ; 6, de la grenouille ; 7, du cobitis ; 8, de l'ammocète. En *a*, vus de face ; en *b*, vus de profil (d'après Wagner).

ainsi que chez les batraciens; la grenouille (6) et le crapaud ont des globules de 0,0226^{mm}, les tritons (5) de 0,0325^{mm}; les proportions sont encore plus considérables pour la salamandre terrestre. Enfin, ils mesurent jusqu'à 0,057^{mm} chez le protée. Les cyclostomes, quoique appartenant au groupe des poissons inférieurs, possèdent des globules circulaires, biconcaves, de 0,0113^{mm} de diamètre (8).

Les globules du sang de tous ces animaux, traités par les réactifs, se comportent de la même façon que ceux de l'homme et des mammifères. Mais la présence d'un noyau les différencie complètement. Dans la cellule en voie de destruction on l'observe déjà très nettement. Beaucoup de réactifs, l'eau, l'acide acétique très dilué, font apparaître ce noyau sous forme d'un corps granuleux, au milieu de la cellule maintenant décolorée (fig. 31, *a*, *b*).

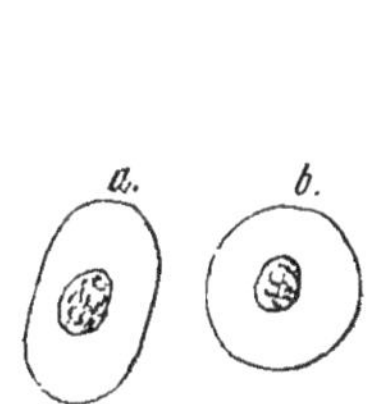

Fig. 31. — Deux globules du sang de la grenouille avec leurs noyaux granuleux, après l'action de l'eau.

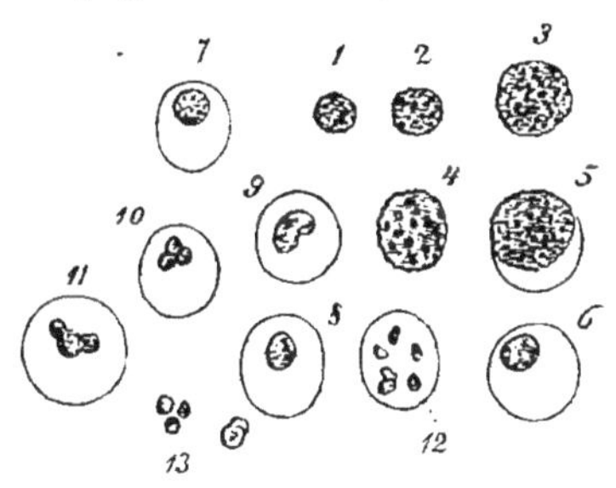

Fig. 32. — Globules blancs du sang de l'homme : 1 à 3, globules non altérés ; 4, chargés de granulations graisseuses : 5, après action de l'eau ; 6 à 11, apparition des noyaux ; 12, noyau divisé en six parcelles après emploi de l'acide acétique ; 13, noyaux libres.

Le second élément figuré du sang, la *cellule lymphatique*, se présente sous un aspect bien plus constant. Sa forme est toujours sphérique ; son diamètre, chez l'homme (fig. 9, *d* ; fig. 32, 1-4), est quelquefois de $0{,}005^{mm}$, mais le plus souvent de 0,0077 à $0{,}012^{mm}$, de sorte que la dimension de cet élément dépasse celle des globules rouges. Il en est de même chez les mammifères. Dans les autres classes de vertébrés, au contraire, la cellule lymphatique est en général plus petite que l'élément coloré.

Les cellules lymphatiques possèdent un protoplasma

finement granuleux. Quelques-unes contiennent, en outre, des granulations graisseuses (4). Sous l'influence de l'eau, le noyau commence à se dessiner (fig. 31, 5). On observe ensuite des formes semblables à celles qui sont représentées en 6, 7 et 8. D'autres cellules laissent apercevoir un noyau réniforme (9) ou trilobé (10, 11). A la suite de ces altérations artificielles, le noyau peut enfin se résoudre en une série de petits corpuscules (12).

Les cellules lymphatiques sont facilement adhérentes; elles ont un certain degré de viscosité. Leur poids spécifique est moindre que celui des globules rouges. Pendant la vie, elles présentent les mouvements amiboïdes que nous avons déjà décrits, mouvements qui se manifestent au plus haut degré dans le plasma dilué (*Thoma*). Ces cellules ont aussi la propriété de subvenir à leur nutrition.

Pour 1000 globules rouges du sang, on trouve, chez l'homme, de 1 à 3 globules blancs. Le nombre des globules blancs augmente après un repas copieux, après une hémorrhagie, c'est-à-dire dans des conditions nécessitant un surcroît d'activité des organes hématopoiétiques. On observe dans la rate un fait curieux. Le sang qui pénètre dans cet organe présente la proportion normale de 1 à 3 globules lymphatiques pour 1000; dans le sang de la veine splénique, au contraire, on en compte de 5 à 15 et au delà. Chez les vertébrés inférieurs, le nombre des globules blancs est beaucoup plus considérable; chez la grenouille, le rapport des cellules lymphatiques et des globules rouges est comme 1 : 4 ou 10.

Le troisième élément, les *lamelles sanguines de Bizzo-*

zero, avait déjà été vu autrefois à l'état décomposé et altéré (*Schultze*); mais, comme il est éminemment décomposable, quelques instants suffisent pour le faire changer complètement d'aspect, il n'est pas facile à reconnaître. Ce sont des éléments visqueux, très pâles, incolores, arrondis, discoïdes ou lenticulaires, et dont les dimensions n'atteignent que la moitié ou le tiers seulement de celles des globules rouges. Leur origine est encore obscure.

On les observe dans le sang vivant des mammifères (fig. 33, 1, *a*). Dans le sang sorti des vaisseaux, ils prennent très rapidement un aspect moléculaire (2) et finissent, en se fondant ensemble, par former les amas granuleux (3) du sang, déjà observés autrefois. Ils doivent jouer un grand rôle dans la coagulation du sang et ils forment le principal élément du thrombus.

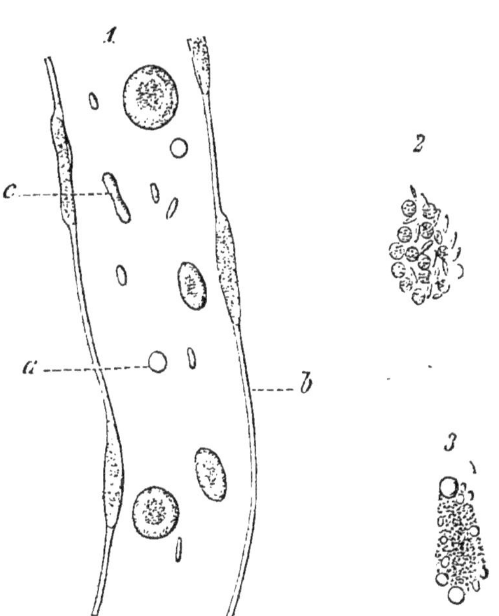

Fig. 33. — Lamelles sanguines. 1, artère mésentérique du cochon d'Inde traversé par un courant de sang peu abondant; *a*, lamelles sanguines; *b*, globules rouges; 2, lamelles sanguines d'un thrombus; 3, amas granuleux de sang humain sorti des vaisseaux.

La membrane interdigitale de la grenouille, ainsi que la queue du têtard, se prêtent fort bien à l'étude des phénomènes de la circulation. Il est curieux, en effet, de voir (fig. 34) les glodules rouges passer rapidement sous les yeux, poussés les uns contre les autres, tandis que les cellules lymphatiques, plus visqueuses, ne progressent que lentement et restent parfois fixées un certain temps à la paroi du vaisseau.

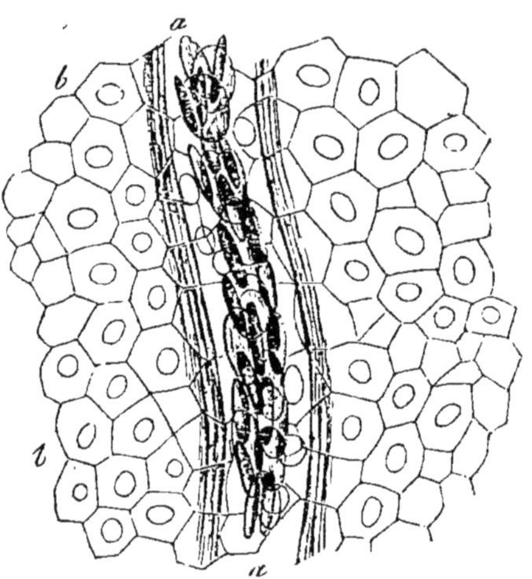

Fig. 34. — Courant sanguin dans la membrane interdigitale de la grenouille. *a*, vaisseau ; *b*, cellules épithéliales de la membrane.

Ces cellules lymphatiques proviennent de la lymphe et du chyle, c'est-à-dire des ganglions lymphatiques, de la rate et de la moelle des os. Le courant sanguin les entraîne de ces deux derniers organes, et dans ceux-ci les courants sanguins les plus ténus circulent entre des parois mal closes, incomplètes, ou passent à travers le tissu adjacent dans des lacunes dépourvues de parois propres.

Dans les veines, les cellules lymphatiques se transforment en partie en globules rouges, et remplacent ainsi au fur et à mesure ceux qui se détruisent. Nous ne savons pas encore quel est le nombre de cellules lymphatiques qui subissent cette transformation ; il faudrait, pour cela, connaître plus exactement la durée de la vie des globules rouges.

Nous pouvons indiquer, jusqu'à un certain point, comment se fait cette métamorphose. La cellule lymphatique perd sa forme sphérique, et prend le caractère spécifique des globules rouges; son protoplasma est alors remplacé par une masse colorée, homogène. En outre, chez l'homme et les mammifères, le noyau disparaît. Nous n'admettons pas la formation de globules rouges aux dépens des lamelles sanguines (hémoblastes de *Hayem*).

On connaît déjà diverses formes intermédiaires de ces éléments figurés du sang. C'est surtout dans le sang de la rate, dans le liquide du canal thoracique et dans la moelle des os qu'on les a observées.

La couleur rouge clair du sang artériel est due à la combinaison de l'oxygène avec l'hémoglobine. La couleur foncée du sang veineux résulte de la réduction de cette substance. Les changements de forme des globules peuvent aussi, s'ils sont étendus, altérer la coloration du sang. Leur gonflement donne au liquide sanguin une teinte foncée, qui passe au clair lorsque ces éléments viennent à se plisser, à se ratatiner.

Une gouttelette de sang abandonnée à elle-même se *coagule*. La figure 29, *d* montre la séparation de la *fibrine* sous forme de filaments. Du reste, les particularités du processus sont encore très obscures. Il n'aurait pas son point de départ dans les éléments figurés (*Laker*).

Si, par le battage, on coagule la fibrine, les globules se précipitent, les rouges rapidement, les blancs plus lentement. En outre, les globules rouges s'empilent les uns sur les autres (*e*).

Nous allons maintenant étudier la *formation du sang chez l'embryon*. Le blastoderme, aux dépens duquel se développe le corps humain, se compose de trois couches de cellules superposées, le feuillet *externe* ou *ectoderme* le feuillet *moyen* ou *mésoderme* et le feuillet *interne* ou *viscéral* (*Remak*) ou *entoderme*. Le cœur, les vaisseaux et le sang proviennent du feuillet moyen.

Le sang apparaît de bonne heure chez l'embryon; il est formé d'abord de cellules incolores, composées de protoplasma entourant un noyau vésiculeux. Le protoplasma finement granuleux ne tarde pas à être remplacé par la substance jaune homogène. Ce sont des globules sanguins à noyaux et colorés (fig. 18, *a*), de 0,0056 à 0,0016mm.

A cette époque ces éléments se multiplient aussi par segmentation indirecte (*a-f*). Plus tard, ce mode de développement cesse, et les cellules, en perdant leurs noyaux, se rapprochent progressivement de la forme spécifique.

Passons maintenant à la *lymphe* et au *chyle*.

La partie liquide du sang vivant, le plasma, transsude continuellement à travers les minces parois des capillaires pour se répandre dans les tissus ambiants et leur porter les matériaux de leur nutrition, variables suivant les organes. A ce liquide viennent encore se joindre les divers produits de la dénutrition des tissus. Mais ces derniers sont différents.

Les liquides, de composition chimique si variable, dans lesquels baignent les éléments, s'accumulent dans les lacunes et les cavités du corps, d'où partent des réseaux vasculaires. Ceux-ci finissent par se réunir et former de gros troncs qui se jettent enfin dans le torrent circulatoire.

On appelle ces vaisseaux des *lymphatiques* et l'on donne à ce liquide le nom de *lymphe*.

Les parois de l'intestin grêle sont pourvues d'un riche réseau lymphatique. Vers la fin de la digestion, ce réseau est envahi par un liquide blanc, opaque, contenant des matières albuminoïdes et de la graisse en très-grande quantité; c'est le *chyle*. Les canaux qui le conduisent constituent le *système chylifère*.

La *lymphe* est un liquide incolore et transparent. Celle que l'on rencontre dans les canaux les plus fins peut ne pas contenir de cellules; mais dans les vaisseaux d'un plus gros calibre, surtout à la sortie d'un ganglion lymphatique ou de tissus analogues, la lymphe est riche en éléments cellulaires. Elle en contient toutefois infiniment moins que le sang. Ces éléments sont des cellules lymphatiques semblables à celles du sang (fig. 31). Nous n'avons donc point à les décrire ici.

La lymphe ne nous offre rien de plus. Le chyle, au contraire, doit sa couleur trouble et blanchâtre à la présence de molécules extrêmement divisées, et animées de mouvements browniens, que l'on peut observer à l'aide d'un fort grossissement. Ce mouvement brownien n'a, du reste, rien de caractéristique, et on peut l'observer pour toute substance très divisée, suspendue dans l'eau, telles que des granulations graisseuses, de petits cristaux, des grains de carmin, etc. Les granulations de la lymphe sont formées de particules de graisse entourées d'une mince membrane albumineuse.

Accidentellement on peut trouver dans la lymphe et le

chyle des corpuscules rouges du sang, quelquefois même sous l'une de leurs formes intermédiaires, comme j'ai eu l'occasion de l'observer dans le canal thoracique du lapin.

Il se peut cependant que des globules rouges, sortis des vaisseaux sanguins sous l'influence d'une pression considérable, gagnent les canaux lymphatiques. Il n'est pas douteux, non plus, que les globules blancs du sang, sortis des vaisseaux par leur propre impulsion, ne pénètrent souvent dans les lymphatiques, pour rentrer de nouveau, par cette voie, dans le torrent circulatoire.

CHAPITRE III

ÉPIDERME, ÉPITHÉLIUM ET ENDOTHÉLIUM

Le nom d'*épithélium* sert à désigner les couches de cellules, étroitement fixées les unes aux autres par une faible quantité de substance unissante (p. 24), qui revêtent le tégument externe et toutes les cavités du corps.

Les trois feuillets du blastoderme (p. 30) prennent par à la formation de ce tissu. L'ectoderme fournit le revêtement du derme cutané, l'*épiderme* proprement dit. Le feuillet interne forme l'épithélium de l'appareil digestif et de ses annexes. Le rôle de la couche moyenne n'est pas moins important ; dans son épaisseur se creusent une foule de conduits, les vaisseaux sanguins et les cavités séreuses, depuis les cavités articulaires jusqu'aux innombrables lacunes microscopiques. Toutes ces cavités se tapissent d'une couche de cellules épithéliales, qui portent le nom spécial d'*endothélium*. L'idée qui a présidé au choix de ce terme est juste; mais il n'est pas encore possible d'établir une ligne de démarcation bien nette entre l'endothélium et l'épithélium proprement dit.

L'*épithélium* est constitué tantôt par une couche simple de cellules, tantôt par la superposition de plusieurs de ces couches. On a ainsi l'épithélium simple et l'épithélium stratifié. Ce dernier naît du feuillet corné; le premier, des feuillets moyen et interne.

La cellule épithéliale varie dans sa forme. Plusieurs espèces d'épithélium ne possèdent que des cellules minces, aplaties en forme d'écailles (fig. 6 et 21). C'est l'*épithélium pavimenteux*. Dans d'autres espèces, la cellule est haute et étroite; on a alors l'épithélium cylindrique (fig. 5 et 14). Enfin, la surface de la cellule cylindrique peut être pourvue de cils doués de mouvement (fig. 35); elle constitue alors l'*épithélium à cils vibratiles*.

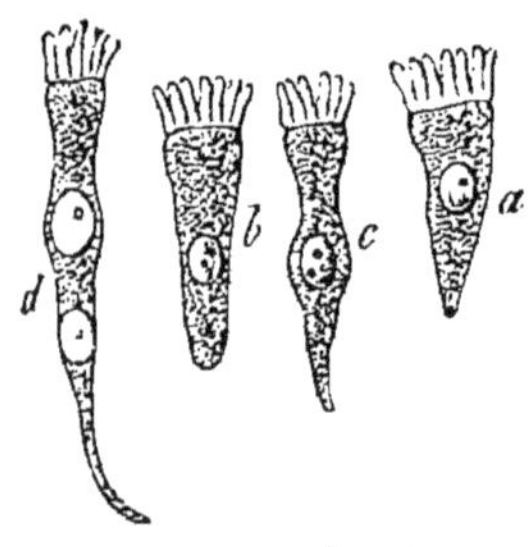

Fig. 35. — Épithélium à cils vibratiles.

L'épithélium pavimenteux le plus simple, sans stratification, appartient, par la plupart de ses variétés, sinon par toutes, à l'endothélium. Il tapisse les surfaces des cavités séreuses, la paroi postérieure de la cornée, les capsules synoviales articulaires, et, de plus, les cavités du cœur et la surface interne des vaisseaux.

Les cellules qui le constituent sont de très minces lamelles, tantôt larges et courtes (fig. 21, *a*), comme dans les séreuses, tantôt plus étroites et allongées (*b*), comme à la surface interne des artères. L'endothélium des veines a une forme intermédiaire aux deux précédentes.

Un vaisseau sanguin d'un certain calibre présente une structure très compliquée. En examinant des branches de plus en plus fines, cette trame si enchevêtrée finit par disparaître couche par couche, et le vaisseau n'est plus représenté finalement que par le revêtement endothélial interne. De grandes cellules à bords irréguliers et repliés sur eux-mêmes, suivant le calibre du vaisseau, forment, par leur union intime, les parois des capillaires (fig. 22). C'est là aussi la disposition des vaisseaux lymphatiques. Toutefois, dans les conduits lymphatiques les plus ténus, que l'on rencontre dans le corps entier en nombre si considérable, les cellules endothéliales se trouvent, par leur face externe, si intimement adhérentes aux tissus ambiants, que l'on pourrait les considérer comme des lacunes.

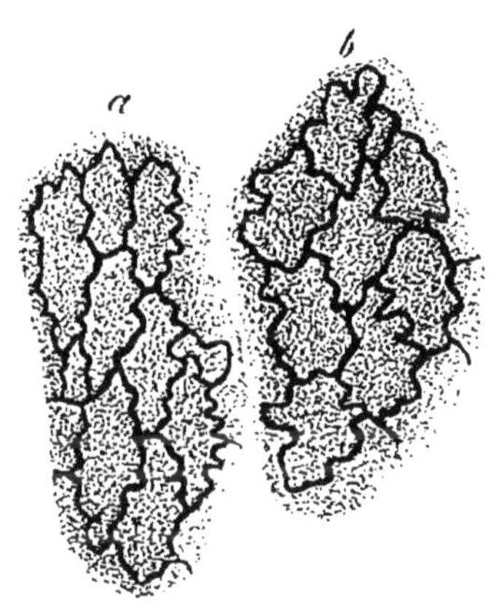

Fig. 36. — Cellules d'endothélium, après traitement par l'azotate d'argent.

Les extrémités terminales des voies respiratoires, vésicules pulmonaires ou alvéoles, sont revêtues d'une couche simple de cellules pavimenteuses, qui n'ont rien de commun avec l'endothélium.

Nous passons provisoirement sous silence d'autres faits, pour arriver à une intéressante variété d'épithélium qui tapisse la face externe de la rétine. Ces éléments, de forme polyédrique, sont désignés depuis longtemps sous le nom de cellules pigmentaires (fig. 37). Ils sont ordinairement hexagonaux, mesurent de 0,0135 à 0,0204^{mm} de diamètre, et forment sur la surface de la rétine une élégante mosaïque. Les granulations pigmentaires contenues dans la cellule varient d'un instant à l'autre, au point de masquer quelquefois le noyau qui, dans d'autres cas, se dessine d'une façon très nette. A la partie périphérique des cellules, on n'observe plus ces granulations de mélanine, qui paraissent être de petits cristaux (*Frisch*). Vue de profil, la cellule perd sa forme aplatie; elle possède une certaine hauteur, qui peut même égaler en dimensions le diamètre transversal. Chez les vertébrés inférieurs, on voit partir du corps de la cellule une série de prolongements effilés et très déliés, contenant encore des granulations pigmentaires qui forment une espèce de gaine autour des bâtonnets et des cônes, éléments terminaux de la rétine. Il n'en est plus de même chez les mammifères. Cependant ici les cellules pigmentaires s'étendent encore au delà de la limite de la portion nerveuse proprement dite de la rétine ou *ora serrata*. Elles sont aussi plus petites, plus riches en pigment, disposées en couches plus minces, et recouvrent les procès ciliaires et la face postérieure de l'iris.

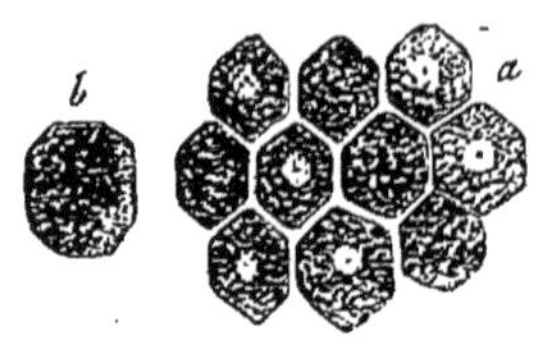

Fig. 37. — Épithélium pigmenté de la rétine du mouton. *a*, cellules hexagonales ordinaires; *b*, cellule octogone plus grande.

L'œil de certains mammifères (celui des carnassiers et des ruminants) présente dans son intérieur une zone claire, brillante, le tapis; cet aspect est dû à l'absence de pigment dans l'épithélium de la rétine; la même disposition existe chez les albinos; chez le lapin blanc, par exemple, ces cellules sont représentées par un épithélium pavimenteux.

Un grand nombre de muqueuses sont revêtues d'épithélium pavimenteux stratifié, en couches souvent épaisses. Cette disposition est celle de la conjonctive oculaire, du pourtour de l'orifice nasal et de l'anus, des cavités buccale et palatine, de l'œsophage, des voies urinaires et du vagin.

Les couches superficielles de la conjonctive (fig. 38, *a*) présentent de grandes cellules aplaties. Dans les couches

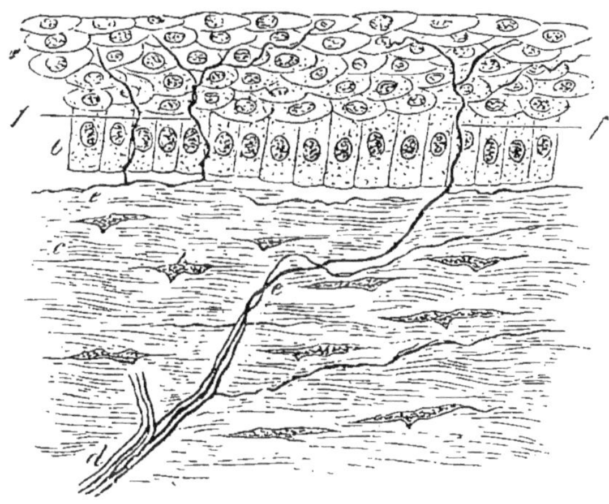

Fig. 38. — Coupe verticale de la cornée du lapin, traitée par le chlorure d'or. *a*, cellules épithéliales anciennes; *b*, cellules jeunes de la face antérieure; *c*, tissu cornéen; *d*, filet nerveux; *e*, fibres nerveuses extrêmement fines ou fibrilles primitives; *f*, leur expansion et leur terminaison dans l'épithélium.

moyennes, ces éléments deviennent plus petits, plus élevés, plus arrondis, et prennent enfin la forme cylindrique dans la partie la plus profonde (*b*).

Quand un revêtement épithélial s'épaissit, c'est aux dépens de ses couches moyenne et superficielle.

Toutes les cellules épithéliales possèdent un noyau. Les plus profondes sont plus molles; les plus superficielles (fig. 6) deviennent plus dures, plus résistantes; elles s'imprègnent de matière cornée ou kératine, dérivée des substances albuminoïdes. Ces cellules *cornées*, soumises à l'action de solutions alcalines faibles, se gonflent et prennent la forme sphérique.

Sur une coupe perpendiculaire à la surface (fig. 38), les cellules cornées paraissent avoir des formes assez régulières. Mais si on les fait macérer dans un liquide capable de dissoudre la substance intercellulaire, elles se présentent sous un tout autre aspect. Les cellules de l'épithélium pavimenteux stratifié revêtent donc les formes les plus variées. Elles s'anastomosent entre elles par des expansions membraneuses ou effilées. La face convexe d'une cellule s'adosse à la face concave d'une autre ; leur surface est rugueuse, quelquefois dentelée (*Lott*, *Langerhans*). Ces faits ont été observés pour la première fois sur l'épithélium de la vessie. Si l'épaisseur des couches épithéliales augmente, les cellules des couches inférieure et moyenne s'envoient des prolongements réciproques, s'engrenant les uns dans les autres (fig. 39). Ces *cellules dentelées* (*Schultze*) se soudent intimement entre elles. Vers la surface, cette adhérence diminue et facilite la chute des éléments.

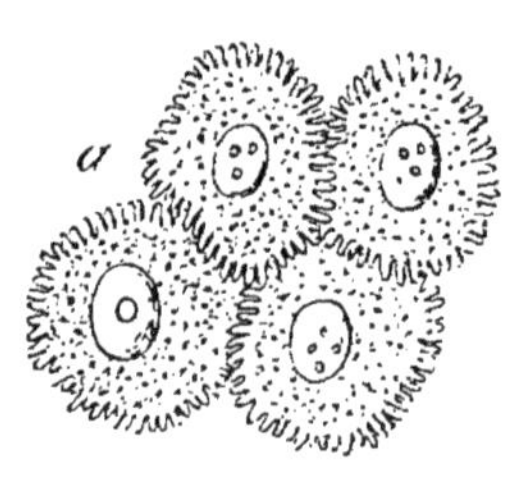

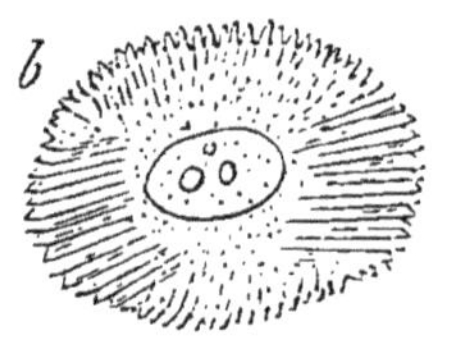

Fig. 39. — Cellules dentelées : *a*, des couches inférieures de l'épiderme de l'homme ; *b*, cellule provenant d'une tumeur papillaire de la langue.

Le revêtement du derme, du chorion de l'homme, forme à lui seul la majeure partie de l'épithélium pavimenteux Il est connu depuis longtemps sous le nom d'*épiderme*.

Le derme présente des papilles de formes diverses, dont quelques-unes contiennent des corpuscules du tact. L'épiderme en le recouvrant lui donne un aspect lisse. Les couches profondes sont donc destinées à combler les vides qui existent entre les papilles. Les papilles sont formées d'éléments jeunes, plus nombreux au niveau des corpuscules du tact qu'au sommet des papilles, offrant tous les caractères d'un épithélium muqueux stratifié. On donne à l'ensemble de ce système le nom de *corps muqueux de Malpighi*, de *réseau de Malpighi*. Au-dessus se trouvent, sans transition aucune, les couches de vieilles cellules cornées qui portent spécialement le nom d'épiderme. L'épaisseur de la couche cornée est excessivement variable; elle peut avoir jusqu'à 3^{mm}; le nombre des couches varie par suite beaucoup. Nous retrouvons ici les mêmes lamelles qu'à la surface des muqueuses. Mais la cellule épidermique, au contact de l'air atmosphérique, acquiert un plus grand degré de sécheresse et de dureté. Les cellules qui composent les lamelles épidermiques exposées à la desquamation ne contiennent plus le noyau qu'elles possédaient dans leur jeune âge. Ces éléments mesurent de 0.022 à $0{,}045^{mm}$ (ceux de la cavité buccale, de 0,0425 à $0{,}075^{mm}$).

Occupons-nous maintenant de la coloration de la peau humaine. Si l'on recouvre un drap rouge d'une plaque de verre blanchâtre, il en résulte pour l'œil un ton couleur de chair, d'autant plus clair que la plaque de verre est plus épaisse. C'est par un mécanisme semblable que se produit la coloration de la peau dans la race blanche.

Pendant la vie, le derme possède une teinte rouge qu'il doit à sa grande richesse vasculaire, tandis que l'épiderme est blanchâtre et à peu près transparent. Il en résulte que la couleur de la peau est en rapport avec l'épaisseur de la couche épidermique : lorsqu'elle est mince, les tissus sont très colorés (lèvres, joues); si, au contraire, elle est épaisse, les tissus sont beaucoup plus pâles (face plantaire du pied ou palmaire de la main).

Dans toutes les races à peau foncée, chez les nègres, les noyaux des cellules de la couche épidermique profonde ont une coloration brunâtre. Le corps de la cellule est lui-même un peu plus foncé et contient des granulations pigmentaires. Dans les races blanches, certaines parties du corps (mamelon, aréole mammaire) possèdent une structure analogue et lui doivent leur coloration. La présence de la matière colorante masque ici la couleur du derme.

Tous les épithéliums stratifiés ont, comme nous l'avons vu, une existence très limitée. A chaque instant, sous l'influence du frottement ou de la pression, des millions de cellules superficielles se détachent. La réparation de tous ces déchets se fait au moyen des couches profondes et par voie de segmentation. Dans ces mêmes couches on rencontre parfois aussi des cellules lymphatiques migratrices.

La deuxième forme de tissu épithélial, l'épithélium *cylindrique*, se rencontre dans l'appareil digestif, depuis le cardia jusqu'à l'anus, dans les conduits hépatiques et pancréatiques, dans les canaux galactophores, les voies lacrymales, ainsi qu'en certains points de l'appareil de la génération.

Ce tissu (fig. 5, *b*, et fig. 14, *a*) se compose de cellules disposées ordinairement en une seule couche, allongées et pourvues d'un noyau plus ou moins rapproché de la surface; ce noyau contient lui-même des nucléoles. Ces cellules sont soudées par une mince couche de substance unissante, et, vues par leur face inférieure, elles forment une sorte de mosaïque. Leur hauteur et leur largeur peuvent offrir quelques variations. Dans l'intestin grêle de l'homme elles ont en général de 0,0182 à 0,027^{mm} de haut et de 0,0057 à 0,009^{mm} de large. Les côtés sont munis d'une membrane d'enveloppe; la face libre peut laisser voir le protoplasma à nu, comme dans les cellules de l'estomac, ou présenter un autre aspect, comme dans celles de l'intestin grêle (fig. 14, *a*). Dans cette partie du tube digestif la cellule est recouverte d'une sorte de plateau, de consistance et de composition variables, ayant de 0,0017 à 0,0025^{mm}. Ce plateau, dont nous avons déjà parlé, est traversé par de très fins canalicules; nous aurons l'occasion d'y revenir, à propos de l'absorption du chyle.

Nous avons représenté (fig. 5, *a*) des cellules cylindriques en voie de dégénérescence par transformation muqueuse de leur contenu (cellules caliciformes). Leur mode de reproduction est encore obscur. Mais on n'a pu encore démontrer avec certitude l'existence d'une couche de cellules jeunes, profondément situées, et destinées à remplacer celles qui se détruisent.

Sous l'influence d'une légère modification, les cellules cylindriques donnent naissance à l'*épithélium à cils vibratiles* (fig. 35). Les variations des diamètres vertical et transversal et la forme du corps de la cellule restent identiques. Le seul caractère différentiel consiste dans la présence des cils vibratiles sur la surface libre (page 13).

L'épithélium à cils vibratiles tapisse l'appareil respiratoire de l'homme. Commençant à la base de l'épiglotte, il revêt le larynx, à l'exception des cordes vocales inférieures pourvues d'épithélium pavimenteux stratifié, puis la trachée et les bronches jusque dans leurs plus fines ramifications, pour disparaître au point où commencent les alvéoles pulmonaires (p. 45). Nous le trouvons aussi sur certaines parties de l'organe de l'olfaction. Les trompes et l'utérus de la femme, les vaisseaux efférents, les cônes vasculaires et le canal de l'épididyme, ainsi que la moitié supérieure du canal déférent, chez l'homme, sont revêtus du même épithélium. Enfin, sans vouloir poursuivre les cils vibratiles dans tous les points moins importants de l'organisme, nous rappellerons qu'ils tapissent, chez l'embryon et le nouveau-né, les cavités centrales de la moelle et du cerveau.

Les cils atteignent, chez les animaux inférieurs, des dimensions parfois considérables et deviennent de plus en plus petits à mesure que l'on s'élève dans la série animale. C'est sur les cellules épithéliales de l'épididyme qu'ils atteignent leur plus grande longueur, 0,0226 à 0,034^{mm}; ils sont beaucoup plus courts dans les voies respiratoires, où ils n'ont pas plus de 0,0056 à 0,0038^{mm}. Ces éléments sont extrêmement délicats.

La régénération de l'épithélium vibratile au moyen d'une

couche de cellules sous-jacentes n'est pas démontrée d'une façon certaine, quoique plusieurs auteurs l'aient admise. La transformation muqueuse s'observe aussi fréquemment pour l'épithélium vibratile que pour l'épithélium cylindrique simple.

Au milieu des cellules cylindriques, simples ou à cils vibratiles, on peut rencontrer des éléments lymphatiques, qui pénètrent même quelquefois dans le corps de la cellule (fig. 16).

Étudions brièvement le phénomène curieux des *vibrations des cils*. Découverts depuis longtemps, étudiés surtout dans ces dernières années par de nombreux observateurs, ces mouvements vibratiles sont loin d'être suffisamment expliqués. Leur production dans le règne animal est extrêmement variable. C'est tantôt une partie, tantôt une autre qui vibre. Chez certaines espèces, presque toute la surface du corps est couverte de ces cils; chez d'autres, au contraire, comme les arthropodes, on n'en rencontre presque sur aucun point de l'animal.

Quel peut donc être le rôle de ces cils?

En examinant le bord d'un lambeau de muqueuse replié sur lui-même, nous pouvons apercevoir des mouvements ondulatoires comparables à la flamme vacillante d'une bougie. Si nous observons, au contraire, une membrane étendue, le spectacle auquel nous assistons rappelle la vue d'un champ de blé agité par le vent.

A l'aide d'un fort grossissement, on voit les corpuscules qui flottent dans le liquide où baigne l'objet, granulations colorées, globules sanguins, marcher rapidement; avec un grossissement faible, leur migration semble au contraire s'effectuer avec une certaine lenteur; ils parcourent à peine l'étendue d'un pouce en quelques minutes.

Quand le mouvement vibratoire possède encore toute sa force (il se fait alors plusieurs vibrations par seconde), l'œil est impuissant à le constater. Si le mouvement se ralentit, on arrive à distinguer les oscillations régulières des cils. On a cherché à différencier les divers modes de mouvements, oscillation courbe, mouvements de pendule.

La marche des corpuscules, mus par les cils vibratiles, s'effectue en sens inverse du mouvement des cils. L'explication du phénomène est bien simple. Nous apercevons d'abord le premier mouvement vibratile, plus lent et plus faible, qui se fait dans un sens, tandis que nous ne distinguons pas encore le second, qui est plus rapide et plus énergique, et se fait en sens inverse. Il est évident que c'est dans le sens du dernier que sera dirigé le courant. *Engelmann* considère le mouvement le plus lent comme un acte vital du protoplasma, le plus rapide comme un résultat de l'élasticité des cils. Cette interprétation nous paraît très probable. Quand la vitalité de l'élément disparaît, les deux mouvements s'accentuent nettement. Enfin les courants cessent, et on n'observe plus qu'un faible mouvement de va-et-vient.

Les mouvements vibratiles ne dépendent ni de la circulation, ni du système nerveux. Ils s'éteignent très vite chez les animaux à sang chaud, tandis que leur cessation est souvent très lente chez les animaux inférieurs à sang froid. Le froid ou une élévation de la température à 44 ou

45° les font disparaître. Tous les agents chimiques produisent le même effet, en amenant parfois, comme l'eau, une accélération passagère des oscillations. Remarquons en outre que les solutions faibles de potasse et de soude activent momentanément les phénomènes vibratiles lorsqu'ils sont sur le point de se ralentir.

Les épithéliums, qui proviennent du feuillet corné (ectoderme) et du feuillet viscéral (entoderme) du blastoderme, se *développent* de fort bonne heure. La surface du corps d'un embryon de cinq semaines est déjà revêtue, d'après *Kölliker*, d'une double couche de cellules, l'une inférieure, composée d'éléments petits et arrondis, l'autre supérieure, constituée par des cellules plates, plus grandes et dentelées. La première représente le *réseau de Malphigi*, la seconde la couche cornée.

Les *ongles* de l'homme, dont la constitution se rapproche beaucoup de celle de l'épiderme, commencent à se former vers le troisième mois de la vie fœtale. Ils sont compris, ainsi que leurs racines, dans un repli de la peau. Sur les côtés, ce repli diminue progressivement de profondeur d'arrière en avant. Le bord antérieur de l'ongle reste libre ; la partie du derme recouverte par l'ongle porte le nom de *matrice* et présente des séries longitudinales de papilles.

L'ongle se divise en deux couches nettement séparées, une inférieure et une supérieure. La première représente le réseau muqueux de Malphigi, tel qu'on le connaît, et qu'on le trouve dans toutes les parties de la peau ; la couche supérieure, répondant à la couche cornée de l'épiderme, a subi la transformation cornée à un degré beaucoup plus élevé. A première vue, nous ne voyons qu'une masse dure, homogène, mais le pouvoir réfringent de tous les éléments est le même. Les réactifs, particulièrement les solutions alcalines, rendent ici de très grands services; ils permettent de dissoudre la substance unissante et d'isoler ainsi la cellule. Cet élément, aplati, mesure de 0,0375 à 0,0425^{mm} de diamètre, mais contient, à l'inverse de la cellule épidermique ordinaire, un noyau lenticulaire granuleux, comme on le voit sur la figure 40, *a* et *b*. Relativement à la durée de la cellule unguéale, voy. page 16.

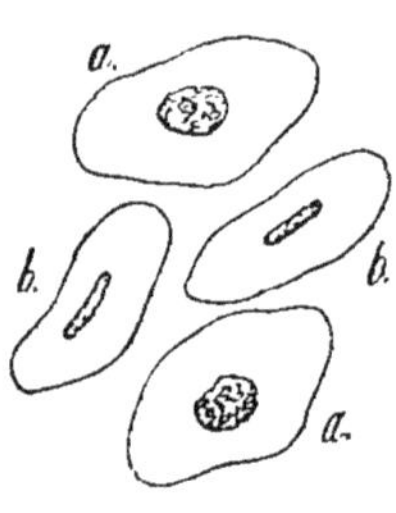

Fig. 40. — Cellules de la couche cornée de l'ongle. *a*, *a*, vues de face; *b*, *b*, vues de profil.

Mais ce sont les *cheveux* qui représentent chez l'homme la forme la plus élevée du tissu épidermique. Ils offrent une structure des plus complexes. Quant à leur mode de formation, il est encore entouré de beaucoup d'obscurité.

Le cheveu (fig. 41) repose, par sa base, sur un follicule oblique, formé par une dépression du derme et souvent aussi du tissu cellulaire sous-jacent.

Son enveloppe présente, de dehors en dedans, trois couches (fig. 41, *a*, fig. 42 *i*) : du tissu conjonctif, à direction d'abord longitudinale, ensuite transversale (fig. 42, *h*), et au-dessous une membrane transparente (fig. 41, *b* et fig. 42, *g*). A son extrémité profonde existe une saillie ou papille vasculaire (fig. 41, *i*), organe de formation et de nutrition du système pileux. Sur le cheveu lui-même nous distinguons la racine (fig. 41, *h*) et la tige (*l*), qui ne pénètre dans le follicule que sur une très petite étendue; sa partie libre au-dessus du niveau de la peau est généralement la plus considérable. A mesure que le derme se déprime pour constituer le follicule, l'épiderme pénètre dans son intérieur avec sa couche profonde, le corps muqueux de Malphigi. On appelle cette enveloppe *gaine externe de la racine* (fig. 41, *c*, fig. 42, *e*). La couche cornée ne se prolonge que très peu dans le follicule. On distingue en outre une enveloppe propre, la *gaine interne de la racine* (fig. 41, *d*). Il est inutile de décrire la première, elle ne présente rien de particulier; la seconde, qui se développe sur la papille et joue un rôle important dans la vie du cheveu (*von Ebner*), offre au contraire une structure différente. Elle se

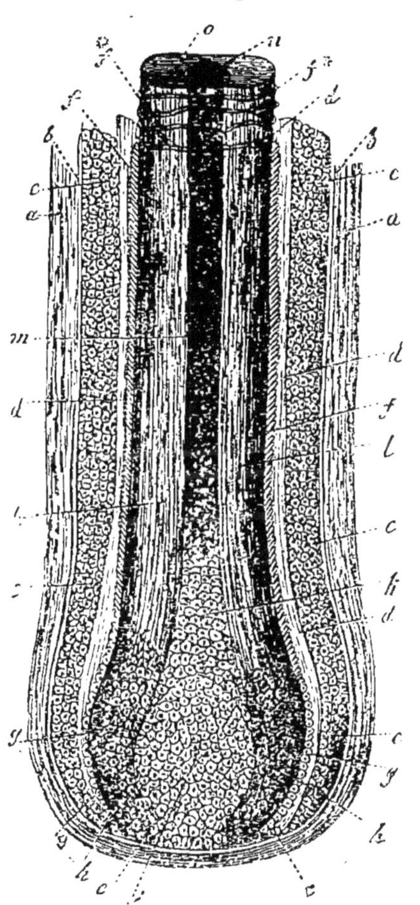

Fig. 41. — Cheveu humain : *a*, follicule ; *b*, sa couche interne transparente ; *c*, gaine externe ; *d*, gaine interne de la racine ; *e*, point de jonction de la gaine externe avec le bulbe pileux ; *f*, cuticule, présentant en *f** la disposition transversale des fibres ; *g*, partie inférieure de la cuticule ; *h*, cellules du renflement du bulbe pileux ; *i*, papille ; *k*, cellules de la moelle ; *l*, couche corticale ; *m*, substance médullaire contenant de l'air ; *n*, sa coupe transversale ; *o*, substance corticale.

compose de deux couches de cellules transparentes ; l'une externe, à éléments verticaux, sans noyaux, de 0,0377 à 0,0451^{mm} d'épaisseur (fig. 42, *d*), interceptant des espaces longitudinaux ; l'autre, composée de cellules pourvues de noyaux et présentant une disposition radiée (*c*).

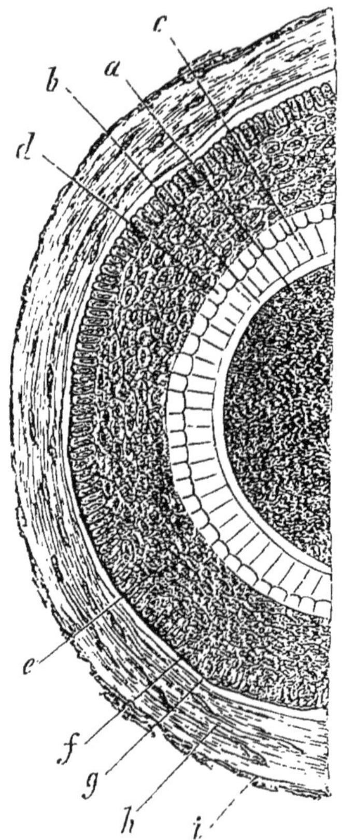

Fig. 42. — Coupe transversale d'un cheveu humain et de son follicule. *a*, cheveu ; *b*, sa cuticule ; *c*, couche interne, et *d*, couche externe de la gaine radiculaire interne ; *e*, gaine radiculaire externe ; *f*, couche de cellules allongées de la partie périphérique ; *g*, membrane transparente du follicule ; *h*, couche moyenne de celui-ci et *i* sa couche interne.

La racine (fig. 41, *h*) contient ces mêmes cellules de la gaine externe, dans lesquelles on observe des granulations avec ou sans pigment. A la partie supérieure on distingue presque toujours deux couches : une *couche corticale k* et une *couche médullaire l*. Les cellules de la couche corticale sont plus longues, plus plates, plus lisses, et se transforment bientôt en lamelles tout à fait sèches, irrégulièrement allongées, de 0,0751^{mm} de longueur, qui, souvent privées de noyaux, forment, en se soudant, la partie externe de la tige. Une matière colorante diffuse, claire pour les cheveux blonds, foncée pour les cheveux noirs, infiltre tout ce tissu. On voit aussi quelques granulations pigmentaires et de petites bulles d'air.

La substance médullaire n'existe pas dans tous les cheveux. Elle manque en tout ou en partie dans les poils fins et dans beaucoup de cheveux. Les cellules qui composent la racine (fig. 41, *k*) sont grandes, polyédriques, et mesurent de 0,0151 à 0,0226^{mm}. En suivant la tige, on constate que ces éléments perdent leur noyau, se plissent et se dessèchent. La couleur blanche des cheveux est due à des bulles d'air logées dans d'innombrables petits interstices cellulaires. Dans les cheveux colorés, les bulles d'air sont masquées par la couleur de la substance corticale.

Il nous reste à étudier la *cuticule* (fig. 41, *f*, 42, *b*). Le cheveu est revêtu, dans l'intérieur seul du follicule, d'une double couche de cellules transparentes, à direction oblique. La couche externe disparaît à la limite du follicule, l'interne persiste seule, et tapisse toute la partie libre du cheveu. Elle est formée d'une série de lamelles obliques, sans noyaux et imbriquées sous l'influence de la pression; ces plaques peuvent simuler des fibres transversales (fig. 39, *f**).

Les poils sont répartis sur presque toute la surface du corps, sous forme de *duvet;* ils acquièrent, sur certains points, une consistance plus grande et constituent les cheveux. Leur aspect lisse ou crépu dépend de la forme qu'ils affectent. La coupe du cheveu lisse est ronde, celle du cheveu crépu ovale ou réniforme.

La *croissance du cheveu* se fait par prolifération des éléments de la racine. Aussi longtemps que le follicule et sa papille restent intacts, ils reproduisent les cheveux qui tombent, c'est-à-dire qui s'atrophient et se détachent de la papille. La papille s'allonge alors fortement (*von Ebner*), puis, lorsque le cheveu est reproduit, elle reprend sa longueur primitive. C'est à ses dépens que se forment la gaine interne, le cheveu et la cuticule.

On ne sait pas encore si à une période ultérieure de la vie de nouveaux follicules avec poils peuvent se produire d'après le processus embryonnaire que nous allons bientôt décrire. Nous doutons fort qu'il en soit ainsi.

Ce pouvoir régénérateur est assez énergique, car la chute des cheveux, à l'état physiologique, s'opère dans de vastes proportions.

Les premiers cheveux apparaissent chez l'embryon dès la fin du troisième ou le commencement du quatrième mois de la vie intra-utérine (fig. 43). Les cellules profondes de l'épiderme (*b*) forment un bourgeon renflé pénétrant dans les parties sous-jacentes. Une couche limitante transparente, due à la dépression du derme (*i*), indique les premières limites du follicule. Celui-ci s'excave à sa base par suite de la formation ultérieure de la papille. C'est donc aux dépens de l'agglomération des cellules *m m* que se forme le poil avec la gaine interne de la racine qui le revêt dès le début, tandis que sa couche périphérique, la gaine externe de la racine, doit être considérée comme le réseau de Malphigi des parois latérales du follicule.

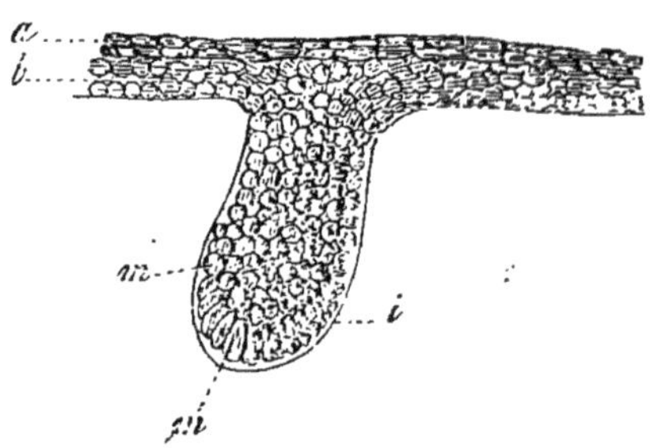

Fig. 43. — Bourgeon d'un cheveu chez un embryon humain de 16 semaines. *a*, *b*, couches de l'épiderme ; *m*, *n*, cellules du bourgeon ; *i*, leur enveloppe de revêtement ou membrane transparente.

CHAPITRE IV

GROUPE DES TISSUS CONJONCTIFS
CARTILAGE. TISSU MUQUEUX. TISSU CONJONCTIF RÉTICULÉ. TISSU ADIPEUX

L'existence du tissu conjonctif, du tissu adipeux, du cartilage, des os, de l'ivoire des dents est connue depuis longtemps. Au début de l'histologie moderne, la structure intime de ces divers tissus était considérée comme très différente l'une de l'autre. *Reichert*, en 1845, reconnut l'analogie qui les relie entre eux et les réunit tous dans un même groupe, le *groupe des tissus conjonctifs*. *Virchow*, malgré quelques erreurs, a fait faire un grand pas à la science, en étudiant les tissus pathologiques. Dans ces derniers temps, ce groupe histologique a été le sujet de nombreux travaux; mais, malgré les progrès accomplis, toutes les questions ne sont pas complètement élucidées.

Les différentes espèces de tissu conjonctif, qui renferment en outre le tissu muqueux et réticulé, proviennent du feuillet moyen du blastoderme (p. 30). Primitivement semblables, ces tissus ne tardent pas à prendre des caractères particuliers. On rencontre cependant toujours certaines formes intermédiaires. Ainsi, on ne peut établir de ligne de démarcation bien nette entre le tissu muqueux et le tissu conjonctif ordinaire, entre ce dernier et le cartilage. Nous voyons, çà et là, des formes de transition entre les différentes sortes de tissu conjonctif, ce qui n'a jamais lieu pour les tissus de nature réellement différente. En outre, dans le règne animal, les divers tissus de ce groupe se substituent souvent les uns aux autres. Ainsi telle partie qui, dans une espèce, est formée de tissu conjonctif, est représentée dans une autre par du tissu muqueux, ou du tissu osseux. Certaines formes se succèdent aussi pendant la période du développement. Les diverses pièces du squelette humain, par exemple, passent presque toutes par l'état cartilagineux. L'histologie pathologique nous permet souvent d'assister à des transformations de ce genre.

Le tissu conjonctif est très répandu dans l'organisme ; il forme la charpente et les cloisons des différents organes, et c'est avec raison qu'on l'a considéré comme la substance fondamentale du corps.

Étudions maintenant les diverses variétés de ce groupe.

Le *tissu cartilagineux* existe en grande abondance pendant la période de développement. Mais sa durée est souvent éphémère, et, au moment de la naissance, la presque totalité des cartilages est remplacée par un nouveau tissu, le tissu osseux. Certaines parties, cependant, restent cartilagineuses pendant toute la vie, et persistent ainsi pendant très longtemps.

On distingue plusieurs variétés de tissu cartilagineux adulte : *a*, le *cartilage hyalin ; b*, le *cartilage élastique*, et *c*, le *fibro-cartilage*, intermédiaire entre le cartilage proprement dit et le tissu conjonctif.

Au moment de son développement, le cartilage en voie de formation se compose d'éléments embryonnaires sphériques pourvus de noyaux, et d'une substance fondamentale homogène, peu abondante. Cette dernière est encore molle et formée de matières albuminoïdes. En croissant, la substance fondamentale augmente en quantité et en consistance (fig. 24). Sa composition chimique se modifie peu à peu ; elle se transforme en substance collagène et donne de la chondrine par la coction.

La substance fondamentale, d'un aspect homogène, appartient à la forme hyaline. Le tissu hyalin possède une transparence vitreuse, sur des coupes minces.

Cependant cet aspect homogène n'est qu'apparent. Des recherches intéressantes effectuées dans ces dernières années (*Tilmanns*, *Baber*, *Thin*, *Reeves*, *Vogel*, etc.), à l'aide des réactifs, ont montré que la substance fondamentale du cartilage hyalin peut être décomposée en un système de fibrilles très fines et une substance intermédiaire contenant de la mucine. On peut distinguer trois formes différentes de ces fibrilles, une forme à fibres parallèles, une forme réticulée et une forme lamelleuse. Nous verrons qu'une découverte analogue avait déjà été faite auparavant pour le tissu osseux.

Comme nous le dirons bientôt, il existe dans les os un système de canalicules très fins, limités par une paroi propre (canalicules calcifiés), qui sert à leur nutrition. Le cartilage possède-t-il un système semblable ? Plusieurs auteurs l'admettent, d'autres le nient. Nous sommes positivement de ce dernier avis pour le cartilage des mammifères, mais nous admettons dans la substance fondamentale un système de lacunes et de fissures irrégulières, très fines et sans parois.

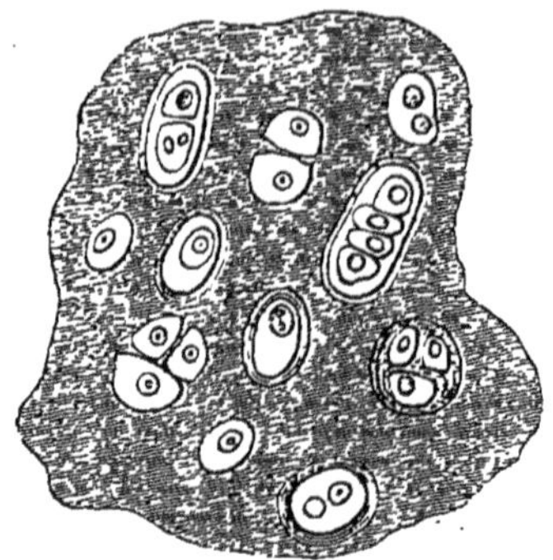

Fig. 44. — Schéma d'un cartilage hyalin adulte complètement développé, avec ses différentes cellules.

Les cellules offrent aussi ultérieurement les formes les plus variées (fig. 44).

Elles sont plus ou moins grandes, rondes, ovales ou coniques. On observe souvent, dans une même capsule, plusieurs de ces cellules appelées cellules-filles (voy. fig. 19).

On sait depuis longtemps que la membrane qui forme les capsules est, dans un grand nombre de cartilages, traversée par un système de canalicules d'une finesse extrême (fig. 45); ces canalicules servent sans doute à la nutrition de cellules incluses.

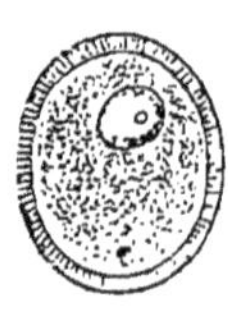

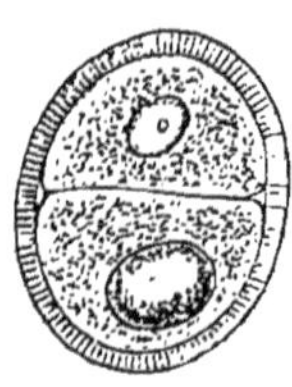

Fig. 45. — Deux cellules cartilagineuses avec leurs capsules traversées par des canalicules.

Quelle est l'origine des capsules et de la substance fondamentale fibrillaire? C'est un sujet qui a été bien souvent discuté, mais on sait aujourd'hui que toutes deux dérivent de la cellule. Dans le sternum du lapin, en voie de formation, on reconnaît aisément, sans le secours d'aucun réactif, que la masse intercellulaire n'est produite que par la soudure des capsules englobant les cellules cartilagineuses (*Remak*). La macération nous permet, quoique d'une façon moins nette, d'observer le même fait pour le cartilage d'autres mammifères et de l'homme (fig. 46). La masse intercellulaire, en apparence homogène, se présente également sous forme de couches de capsules concentriques, qui entourent la cellule ou un groupe de plusieurs cellules. Les diverses couches de capsules, emboîtées les unes dans les autres, sont soudées entre elles, ainsi que les capsules des cellules voisines. Comme ces différentes parties ont le même pouvoir réfringent, il en résulte une apparence trompeuse d'homogénéité ; la cellule cartilagineuse se trouve logée dans un espace lacunaire, et si la capsule la plus interne, et la plus nouvelle, a conservé son indice de réfraction propre, elle nous apparaît (fig. 44 et fig. 46) comme une partie distincte du reste de la masse.

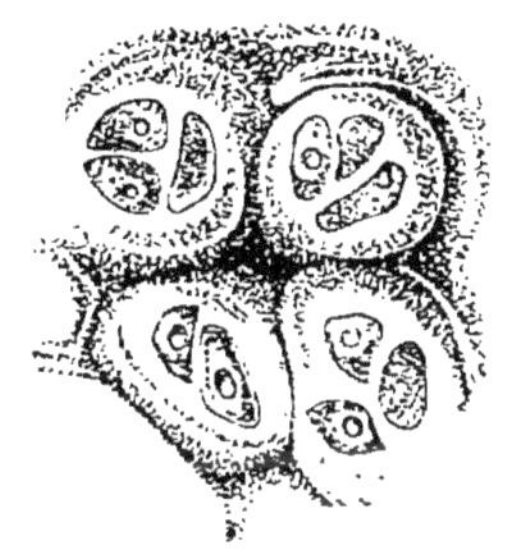

Fig. 46. — Cartilage thyroïde du porc.

Cette segmentation des cellules dans l'intérieur de leurs capsules prend dans certains cartilages adultes une extension considérable (fig. 47, *a*), de sorte qu'il arrive souvent d'observer d'énormes capsules de $0,1^{mm}$ à $0,2^{mm}$, contenant de grandes quantités de cellules. Assez fréquemment cette modification est l'indice de la prochaine disparition du tissu.

La présence de la graisse dans l'intérieur des cellules, surtout dans le voisinage du noyau, constitue une modification très commune, qui peut commencer de très bonne

4.

heure. Plus tard, il arrive souvent que le noyau s'entoure d'une atmosphère continue de matière grasse (fig. 47).

La substance fondamentale, en apparence homogène, se transforme souvent en fibrilles, résistant à l'action de l'acide acétique. Ce fait est constant dans le cartilage costal des vieillards (fig. 47).

La transformation calcaire est aussi très fréquente dans le cartilage. Des granulations opaques, ou des concrétions calcaires entourent d'abord la cellule ou le groupe cellulaire (fig. 48). Peu à peu leur quantité augmente, et la substance fondamentale s'obscurcit et devient granuleuse. Les capsules elles-mêmes sont envahies par les sels calcaires, tout l'ensemble finit par se transformer en une masse noire et opaque. Les cellules seules restent visibles et conservent leur transparence.

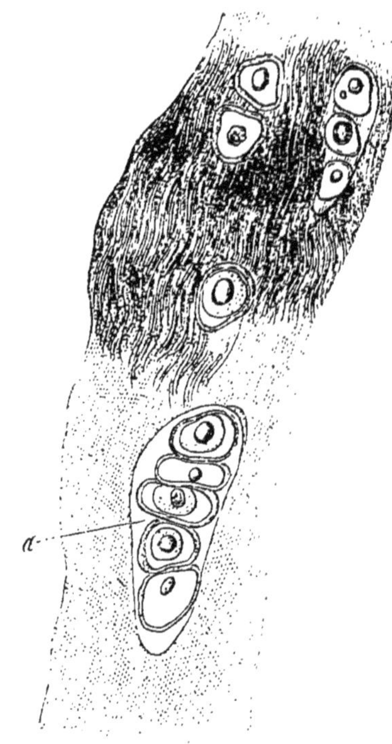

Fig. 47. — Cartilage costal d'un vieillard.

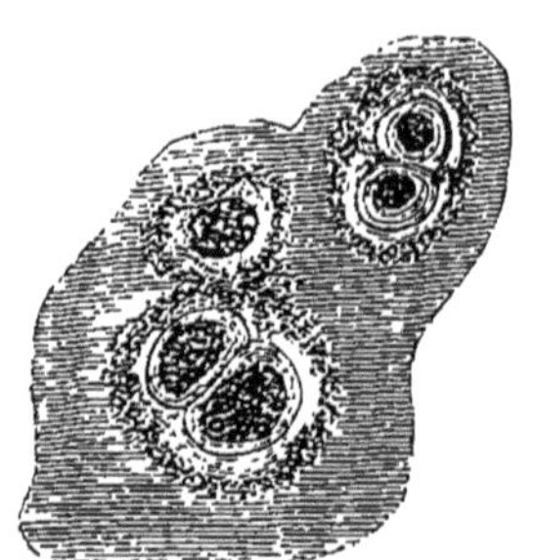

Fig. 48. — Calcification du cartilage hyalin.

Les premiers observateurs n'avaient pu expliquer ce phénomène, mais il n'en est plus de même aujourd'hui, où l'on fait agir sur ces dépôts calcaires l'acide chromique ou l'acide lactique.

Le cartilage calcifié reste cependant toujours très différent de l'os, comme nous aurons bientôt occasion de le voir.

A un moment de la vie embryonnaire, notre squelette presque tout entier est formé de cartilage hyalien, sauf les pièces de la voûte du crâne et les os de la face. Ces cartilages ne sont que transitoires, et leurs restes forment les cartilages articulaires, costaux et autres. Il existe d'autres cartilages indépendants du squelette; tels sont ceux du larynx, les cerceaux de la trachée et des bronches, les cartilages du nez.

Le cartilage hyalin frais et jeune est dépourvu de vaisseaux; il n'en est pas de même pour le cartilage adulte. Nous avons déjà dit précédemment (p. 64) qu'il était traversé par un système de canalicules nutritifs extrêmement fins.

Il est facile de démontrer que l'accroissement du cartilage est interstitiel; l'augmentation de dimension et d'épaisseur des cellules et de la substance intermédiaire, la distention des capsules ne laissent aucun doute à cet égard. Y a-t-il en outre une augmentation de volume par apposition? Plusieurs auteurs l'admettent. La nutrition se fait soit par les vaisseaux sanguins de l'enveloppe conjonctive, le périchondre, soit par les vaisseaux de l'os sous-jacent, quand le cartilage repose sur un os. Il y a aussi dans le périchondre des vaisseaux lymphatiques (*Hoggan*).

Sous l'influence d'une modification qui commence déjà pendant la vie embryonnaire, il se forme des *cartilages élastiques* ou *réticulés*, assez rares chez l'homme; on observe ces variétés dans l'épiglotte, les cartilages de Santorini et de Wrisberg du larynx, les trompes d'Eustache et les cartilages auriculaires. Les cartilages arythénoïdes ainsi que les disques intervertébraux n'offrent cette structure que dans certains points isolés.

Le cartilage réticulé est constitué d'ordinaire par des cellules cartilagineuses, en très grand nombre, entourées d'une zone homogène (fig. 25); le reste de la substance fondamentale est parcouru par un réseau de fibres élastiques. Ces caractères, toutefois, diffèrent suivant les espèces animales (*Hertwig*).

On désigne sous le nom de *fibro-cartilages*, des tissus contenant de petites cellules cartilagineuses entourées de faisceaux de tissu fibreux que l'acide acétique rend homogène. On les rencontre dans les bords cartilagineux des articulations et dans certains points des disques intervertébraux (d'autres points sont formés de cartilage hyalien, d'autres seulement par du tissu fibreux ordinaire). Les cartilages palpébraux ne contiennent que du tissu fibreux.

Nous arrivons au *tissu muqueux* et au *tissu réticulé*.

Le cartilage nous offrait une consistance dure et résistante; le tissu muqueux présente au contraire une mollesse extrême. Sa forme la plus élémentaire serait le corps vitré de l'œil (si réellement il doit être considéré comme appartenant à ce tissu), qui est le tissu du corps le plus riche en eau. Il ne contient que 1,5 pour 100 d'éléments solides, dont une partie encore provient des minces membranes qui l'entourent et le parcourent en tous sens. Et cependant les éléments du tissu muqueux ressemblent à ceux du cartilage. Ici encore nous rencontrons des cellules indifférentes, arrondies, entourées d'une substance fondamentale homogène qui, dans le cartilage (fig. 24), se solidifie rapidement, tandis que dans le corps vitré elle se pénètre d'eau et se gonfle, de sorte que chez l'embryon humain de quatre mois (fig. 49) les cellules de protoplasma, qui mesurent de 0,0104 à 0,0182^{mm}, sont séparées par des masses considérables de substance muqueuse. Mais lorsque nous connaîtrons mieux la nature des cellules migratrices (p. 12), il est probable que nous serons conduit à considérer les éléments protoplasmiques à noyaux, de notre figure 49 comme des cellules lymphatiques émigrées, qui se sont modifiées en se gonflant. Cette substance fournit les mêmes réactions que la mucine, dont nous avons déjà parlé à propos des cellules épithéliales (p. 6). Ces propriétés ont fait donner au tissu qui nous occupe le nom de *tissu muqueux*.

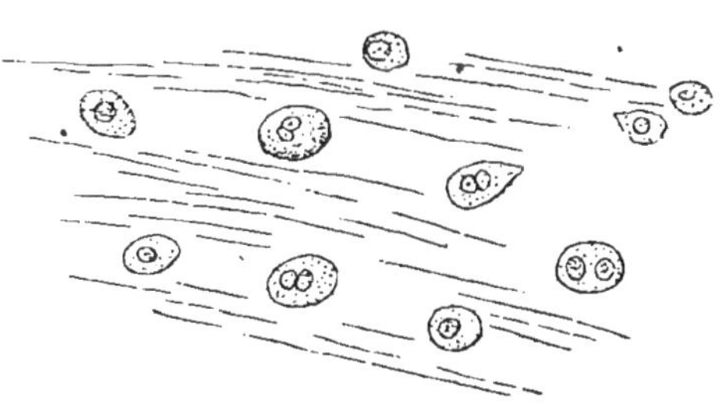

Fig. 49. — Tissu du corps vitré d'un embryon humain.

L'*émail* des dents en voie de formation offre un degré de développement plus élevé du tissu muqueux. On sait que les dents se forment dans des alvéoles, et c'est la couronne qui apparaît la première, avant la racine. La couronne est recouverte, à cette période initiale, d'une sorte de cône creux, dont la face inférieure concave donne lieu à la formation de l'émail.

Dans ce tissu (fig. 23), on observe un élégant réseau de cellules étoilées à noyaux, munies de prolongements de longueur et de formes variables. Les cellules paraissent parfois divisées (*b*). Les mailles de ce réseau sont remplies d'une substance gélatiniforme, homogène, contenant de la mucine.

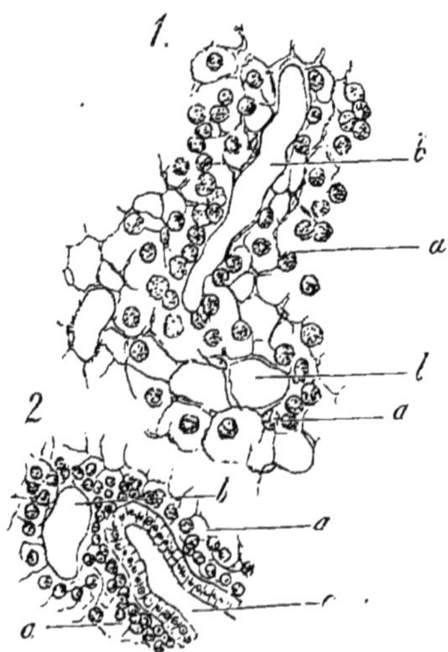

Fig. 50. — Coupe faite sur un follicule lymphatique de l'appendice vermiforme d'un lapin. En 1, tissu réticulé avec des espaces lacunaires *b* et des cellules lymphatiques *a* (la plupart des cellules ont été chassées artificiellement). 2, coupe faite plus près de la surface.

La même disposition se retrouve chez le fœtus, dans la gélatine de Wharton du cordon ombilical. Plus tard, on y découvre des faisceaux fibreux, sur lesquels reposent les cellules, maintenant aplaties. Ici encore, les mailles sont remplies par de la substance muqueuse.

Ces tissus disparaissent de bonne heure chez l'homme.

Le nom de *tissu conjonctif réticulé* (fig. 50) sert à désigner un tissu cellulaire, dont les mailles contiennent de très nombreuses cellules lymphatiques. *Hiss* lui a donné le nom, assez mal choisi, de *tissu adénoïde*. Ce tissu n'est qu'une modification du tissu conjonctif embryonnaire.

La substance conjonctive réticulée varie d'ailleurs avec l'âge et le lieu qu'elle occupe. Comme élément fondamental (fig. 7), on y trouve d'élégantes cellules étoilées, munies d'un noyau, mesurant de 0,0059 à 0,0075^{mm} et contenant une petite quantité de protoplasma. Ces éléments envoient de nombreux prolongements, qui se subdivisent et s'amincissent de plus en plus, et représentent quelquefois sur leur entre-croisement des espèces de nodules, naturellement privés de noyaux.

Les élégantes mailles polyédriques, circonscrites par les ramifications entre-croisées, sont ordinairement ovales, mais elles peuvent aussi prendre une forme très allongée. Elles sont plus petites chez le nouveau-né que chez l'adulte. Chez ce dernier, à l'état physiologique, le corps de la cellule et le noyau se plissent facilement et se ratatinent, au point d'échapper à l'œil de l'observateur. Si ce tissu est soumis à quelque irritation, l'élément se gonfle et reprend sa forme primitive.

Le tissu conjonctif réticulé se rencontre dans les ganglions lymphatiques et dans une série d'organes de structure à peu près semblable, désignés sous le nom d'*organanes lymphatiques*, tels que les amygdales, le thymus, les plaques de Peyer et aussi les corpuscules de Malpighi de la rate. Le tissu réticulé est déjà fortement modifié dans la pulpe splénique.

La muqueuse de l'intestin grêle présente aussi des traces de ce tissu ; cependant les cellules lymphatiques y sont moins nombreuses, et souvent leurs prolongements sont plus larges et aplatis. Dans le gros intestin, on observe une forme intermédiaire entre le tissu réticulé et le tissu conjonctif ordinaire.

Passons maintenant à l'étude du *tissu adipeux*.

Le tissu conjonctif proprement dit, dont nous nous occuperons bientôt, offre une structure d'une résistance plus ou moins grande. Lorsque la structure est lâche, comme sous le derme, sous les muqueuses, sous les membranes séreuses, etc., ses fibres limitent des cavités irrégulières, communiquant entre elles. Ces cavités contiennent souvent des groupes de cellules de forme particulière, chargées de graisse. C'est ce qui constitue le tissu adipeux (fig. 51, *a*).

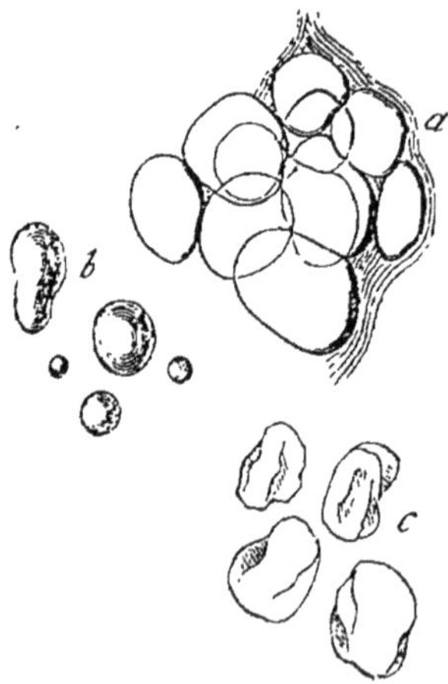

Fig. 51. — *a*, cellules adipeuses de l'homme réunies en groupes ; *b*, gouttelettes de graisse ; *c*, membranes d'enveloppe vides.

Ces cellules ont de 0,076 à $0{,}13^{mm}$, leurs noyaux de 0,0076 à $0{,}009^{mm}$. Une mince enveloppe entoure ces gouttelettes de graisse, et ces dernières, grâce à leur fort indice de réfraction, masquent la présence du noyau et effacent le contour de la membrane d'enveloppe.

On ne voit donc en apparence que des globules de graisse libres, à contour foncé, lorsqu'on les examine par transmission; à couleur jaune brillante, quand on les observe à la lumière réfléchie. Les dimensions, toujours assez considérables, de ces éléments, l'aplatissement qu'ils offrent par suite de leur pression réciproque, permettent de les distinguer aisément. La graisse libre se présente, en effet, sous forme de gouttes arrondies, de diamètres fort inégaux (*b*).

L'enveloppe des cellules adipeuses peut se rompre et donner issue à son contenu ; elle se présente alors sous la forme d'une petite bourse plissée (*c*); cet aspect peut aussi se produire sans déchirure de l'enveloppe, lorsque son contenu a été enlevé par l'alcool ou l'éther. Le noyau, refoulé à la périphérie, se reconnaît très facilement, après addition de carmin.

La graisse de l'organisme humain est constituée par une substance oléagineuse, la trioléine, contenant en dissolution une certaine quantité de matières solides, la tripalmitine et la tristéarine. La substance grasse prend par le refroidissement du cadavre une forme mamelonnée, qui devient ensuite cristalline. Ces cristaux sont formés par des aiguilles de longueur variable, tantôt rayonnant autour d'un centre, tantôt régulièrement disposées. L'action de la chaleur les fait de nouveau disparaître.

Le tissu adipeux prend une part importante aux phénomènes nutritifs; sa grande richesse vasculaire le prouve assez du reste.

Par suite de l'insuffisance progressive de nutrition dans les longues maladies, une partie du contenu des cellules adipeuses disparaît (fig. 52). La gouttelette graisseuse (*d*) s'éloigne d'abord un peu de la paroi de la membrane, puis elle s'entoure d'une substance muqueuse molle (protoplasma ?), finement granuleuse, et enfin le noyau devient visible. Les cellules *a* — *f* et *h* présentent l'aspect que produit cette diminution progressive de la graisse. En dernier lieu (*g*), il ne reste plus que deux ou trois granulations graisseuses, et la cavité tout entière se trouve maintenant remplie de substance muqueuse. On a donné aux cellules ainsi modifiées la dénomination peu heureuse de *cellules séreuses*.

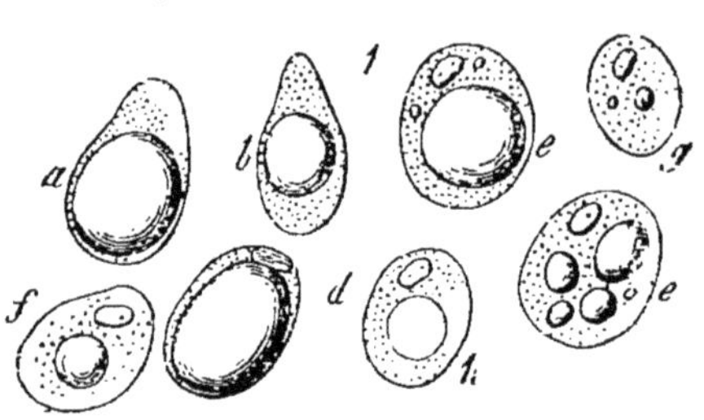

Fig. 52. — Cellules pauvres en graisse provenant du tissu cellulaire sous-cutané d'un cadavre humain.

Si le corps amaigri revient à l'état de santé et reprend son embonpoint, les cellules se chargent de nouveau de graisse.

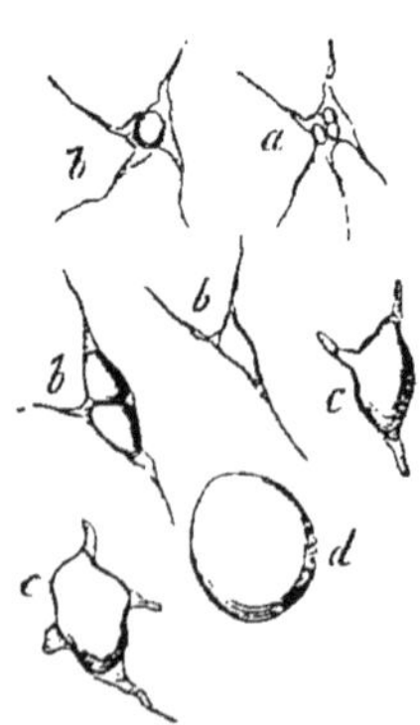

Fig. 53. — Transformation des éléments du tissu conjonctif en cellules adipeuses dans un muscle de l'homme. Cette figure sert également de schéma pour le développement embryonnaire.

Le rapport entre la quantité de graisse et la masse totale du corps varie dans d'assez grandes limites. Il est plus élevé chez les enfants et les femmes que chez les hommes, dans la jeunesse que dans un âge avancé. Ces différences sont surtout individuelles. Quand la surcharge graisseuse augmente, il se forme des cellules adipeuses, sur beaucoup de points qui n'en contiennent pas normalement, entre les fibres musculaires, par exemple. Mais, bien que le pannicule adipeux disparaisse par les progrès de l'amaigrissement, les cellules de certaines parties du corps, la cavité orbitaire et la moelle osseuse, par exemple, conservent toujours leur contenu adipeux.

Le tissu adipeux est une production secondaire. Il manque complètement dans les premiers temps de la vie embryonnaire. La cellule adipeuse se forme aux dépens d'une transformation des cellules du tissu conjonctif. Ces éléments, ordinairement aplatis et irréguliers (*a*), s'infiltrent peu à peu de gouttelettes de graisse (*b*). Par suite de leur accumulation, la cellule s'arrondit, perd ses prolongements (*c*), et prend ainsi peu à peu l'aspect que nous lui connaissons (*d*). On a décrit dans ces derniers temps un autre genre de cellule de tissu conjonctif, à granulations plus grosses, et qui aurait pour propriété de se transformer en cellule adipeuse. Quant à la membrane cellulaire, nous la considérons comme une couche limitante formée aux dépens du tissu conjonctif ambiant.

CHAPITRE V

TISSU CONJONCTIF

L'histoire du tissu conjonctif constitue un des chapitres les plus difficiles de l'histologie. Malgré les nombreux travaux dont ce tissu a été l'objet, un grand nombre de points sont encore enveloppés d'obscurité.

Le tissu conjonctif proprement dit (*tissu cellulaire* des anciens anatomistes) est répandu à profusion dans toutes les parties du corps. Comme tous les tissus de son groupe, il se compose de cellules, et d'une substance fondamentale, qui ne fournit pas de chondrine par la coction comme le cartilage (page 63), mais de la colle ordinaire, de la gélatine. La masse intercellulaire se transforme soit en *faisceaux* et en *fibrilles de tissu conjonctif*, soit en éléments *élastiques* de formes variées. Ces derniers donnent naissance à des fibres, à des réseaux, à des membranes fenêtrées, à des membranes limitant les faisceaux de tissu conjonctif, enfin à des espaces à contenu cellulaire.

La fibrille collagène est l'élément le plus anciennement connu, celui que l'œil distingue d'abord. Elle se présente à nous sous forme de filaments transparents, non ramifiés (fig. 54, à gauche), très fins, de $0,0007^{mm}$ d'épaisseur, extensibles et en même temps élastiques.

Ces fibrilles, très faciles à dissocier, se réunissent ordinairement en faisceaux plus ou moins épais (même figure à droite). Elles doivent à leur élasticité leur aspect onduleux ou bouclé. L'entrelacement des faisceaux fibrillaires se fait de bien des manières. Quand le feutrage est lâche, les faisceaux parallèles sont réunis entre eux par une masse intermédiaire homogène.

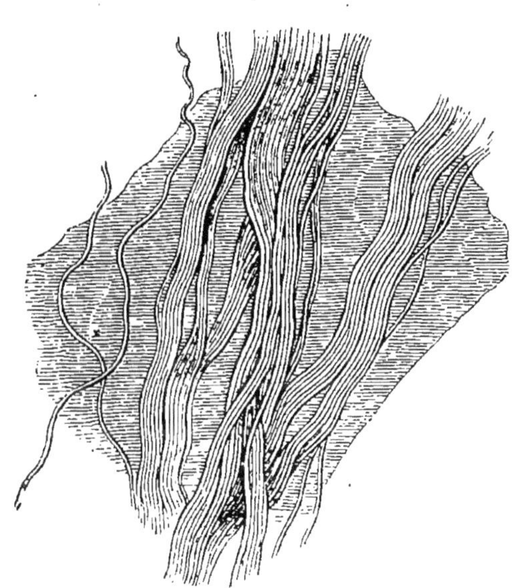

Fig. 54. — Faisceaux de tissu conjonctif.

Sous l'influence de l'acide acétique, les faisceaux se gonflent et perdent leur aspect fibrillaire, qui reparaît par le lavage ou la neutralisation de l'acide.

Le grand nombre de fibrilles du tissu conjonctif masque fréquemment la présence des éléments élastiques qui les accompagnent. Mais l'addition d'un acide les rend visibles (fig. 55). Ces fibres fines et déliées sont diversement contournées sur elles-mêmes et ne se subdivisent pas (*a*). Elles rappellent la fibrille du tissu conjonctif; mais leur aspect sombre et leur grande résistance à l'action de l'acide acétique ne permettent pas de les confondre.

Souvent les fibres se ramifient et forment, par leurs

anastomoses, un réseau élastique (*b*), à larges mailles, dont les fibres ne mesurent pas plus de 0,0014 à 0,0025mm d'épaisseur.

D'autres, plus larges et plus épaisses, se ramifient aussi

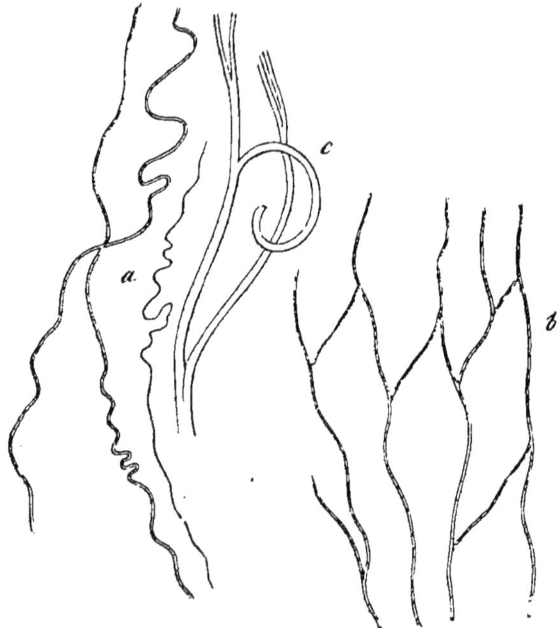

Fig. 55. — Fibres élastiques de l'homme.

et peuvent atteindre 0,0056 à 0,0065mm (*c*). En augmentant ainsi de volume, elles acquièrent peu à peu une certaine raideur et une grande fragilité.

Ailleurs (artères de gros calibre), on observe des membranes élastiques, résistantes, formées de fibres délicates et de réseaux fibreux ayant l'aspect de renflements aplatis, et constituant ainsi des couches homogènes, fenêtrées, formées de substance élastique (fig. 56, 1). Il est impossible d'établir une ligne de démarcation nette entre ces plaques (2) et les réseaux à mailles étroites précédemment décrits.

Les gaines amorphes qui revêtent certains faisceaux conjonctifs présentent une autre disposition du tissu élastique. La plupart des faisceaux de tissu conjonctif sont dépourvus de gaines élastiques, mais d'autres en renferment certainement; on peut s'en assurer sur ceux qui se rendent de l'arachnoïde de la base du cerveau aux grands vaisseaux sanguins, ainsi que sur les faisceaux tendineux, et sur certains faisceaux du tissu cellulaire sous-cutané.

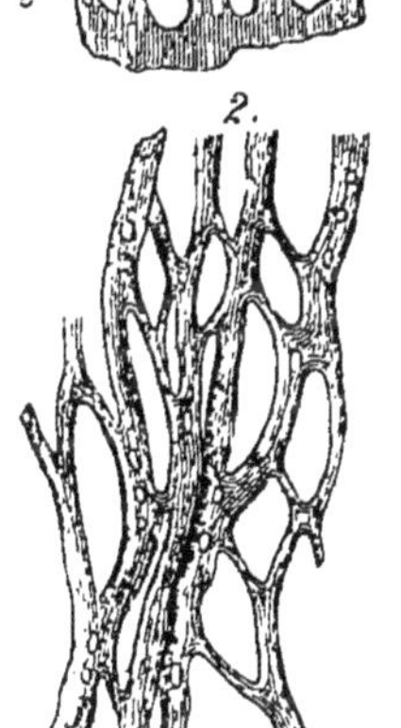

Fig. 56. — Réseau élastique de l'aorte: 1 du bœuf; 2 du cheval.

Le gonflement des fibres, sous l'influence de l'acide acétique, présente un singulier aspect (fig. 57). La gaine du faisceau se rompt transversalement et forme des anneaux minces, entre lesquels fait hernie la masse gonflée du tissu conjonctif. Les anneaux ressemblent, à s'y méprendre, à des fibres élastiques. C'est une transformation à peu près semblable, que subissent les fils de coton traités par une solution d'oxyde de cuivre ammoniacal. Seulement ici le phénomène est beaucoup plus facile à observer.

Les éléments cellulaires du tissu conjonctif, qu'on appelait, il y a quelques années encore, *corpuscules du tissu conjonctif*, sont bien plus difficiles à étudier. Ce n'est qu'à la suite de nombreuses erreurs, et au prix de laborieuses recherches, que l'on est arrivé, dans ces derniers temps, à jeter un nouveau jour sur cette question. Les cellules sont d'ordinaire enfouies dans la masse des faisceaux fibreux ; jusqu'alors on avait employé l'acide acétique pour étudier ces éléments : mais ce réactif en altère la forme, les caractères ; ce sont ces formes ainsi altérées que l'on a décrites pendant longtemps et qui formaient la base de toutes les recherches.

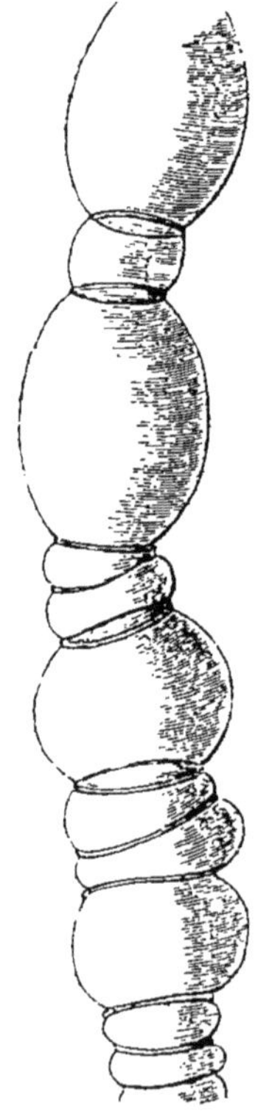

Fig. 57. — Faisceau du tissu conjonctif de la base du cerveau de l'homme, traité par l'acide acétique.

On distingue dans le tissu conjonctif deux sortes de cellules : les cellules *migratrices* et les cellules *fixes* (page 12). Les premières, considérées comme éléments accessoires, sont les cellules lymphatiques (fig. 15), sorties des vaisseaux et destinées à parcourir lentement, mais sans interruption, les cavités de nos tissus.

Les autres, ou cellules fixes, représentent l'élément essentiel du tissu conjonctif ; elles ont une forme aplatie et une structure plus ou moins compliquée. La cellule fixe possède un noyau ovale, entouré d'une faible quantité de protoplasma. Pâle sur ses bords, elle se termine souvent par des prolongements fibrillaires. On rencontre aussi des cellules plates, se croisant sous des angles différents (fig. 58, *a*), rappelant un peu la disposition d'une roue à aubes et privées de toute forme régulière (*Ranvier*, *Wal-*

deyer). Ces cellules occupent les espaces interfasciculaires. Leur forme résulte, suivant nous, de l'accroissement du diamètre des faisceaux. En serrant entre les doigts une boule de cire molle, on peut se faire une idée grossière du processus.

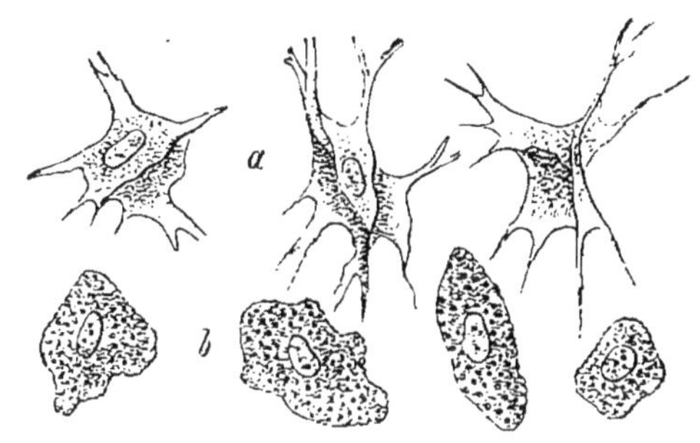

Fig. 58. — Cellules du tissu conjonctif de l'homme. (*a*), cellules plates ramifiées; (*b*), cellules granuleuses.

Ce sont, suivant nous, surtout les cellules de cette forme qui, serrées les unes contre les autres, recouvrent les surfaces limitantes des membranes formées de tissu conjonctif, comme par exemple les membranes séreuses. Mais ici ces cellules ont été réduites mécaniquement en lamelles minces et en écailles. Elles constituent les *endothéliums*, si répandus dans l'organisme, dont nous avons déjà parlé dans le Chapitre III. Il est vrai que leur image, après traitement par l'azotate d'argent (fig. 56), ne correspond guère à leur aspect naturel.

On observe en outre dans le tissu conjonctif, une troisième forme de cellules (*b*) plus grosses, granuleuses pourvues d'un noyau, arrondies ou fusiformes et dépourvues de prolongements. Ces cellules sont moins répandues que les autres; dans certains points, toutefois, on les rencontre en assez grand nombre, dans le voisinage des vaisseaux, et particulièrement des artères. On leur a donné le nom de *cellules plasmatiques* (*Waldeyer*).

Les cellules plates et les cellules à grosses granulations

peuvent également se transformer en cellules adipeuses (voy. page 73).

La cellule conjonctive prend un aspect tout particulier, en absorbant des granulations de mélanine (fig. 8) Elle constitue alors la *cellule étoilée pigmentée* des anciens histologistes. Les granulations pigmentaires, brunes ou noires, ont des dimensions inférieures à celles de l'épithélium pigmenté (page 45). Chez l'homme, on n'observe cette pigmentation que dans l'œil. Chez quelques vertébrés inférieurs et certains amphibies, par exemple, ce dépôt de pigment se fait avec une telle abondance, que chaque point du tissu conjonctif renferme de ces éléments variés, mais fréquemment avec des granulations de couleur moins foncée.

Les cellules conjonctives plates, pourvues ou non de pigment (fig. 59), possèdent un pouvoir rétractile très faible, il est vrai, mais incontestable. On n'a pas encore pu l'observer sur les cellules plasmatiques.

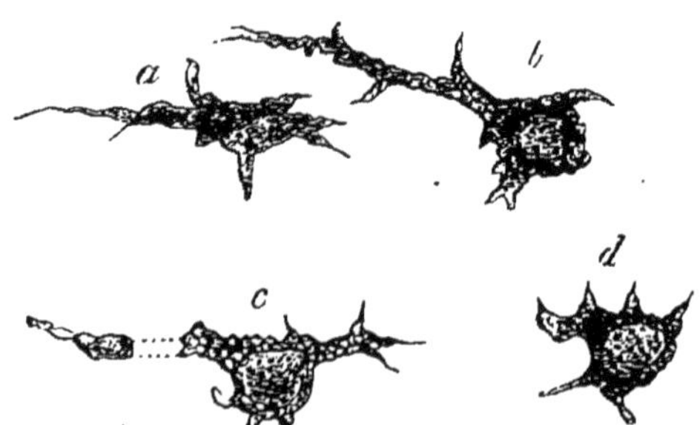

Fig. 59. — Transformations lentes d'une cellule pigmentée de tissu conjonctif d'une salamandre aquatique, observées pendant 45 minutes.

Le tissu conjonctif, répandu dans tout l'organisme, présente certains caractères différentiels. La disposition des faisceaux, sa richesse en fibres élastiques et en vaisseaux varient souvent d'un point à l'autre. Mais, quel que soit l'aspect que présentent à l'œil nu les tissus conjonctifs, ils n'en sont pas moins toujours très rapprochés les uns des autres.

Si l'on représente schématiquement le tissu conjonctif par les faisceaux primitifs, c'est-à-dire par des filaments simples, on obtient, par l'adjonction d'un tissu conjonctif lâche, les faisceaux *secondaires*, qui à leur tour donnent naissance aux *tertiaires*.

Pour nous servir d'une expression impropre, nous avons d'abord du tissu conjonctif *amorphe* (*tissu interstitiel de Flemming*). Mou, extensible, répandu partout, il remplit tous les vides. Les faisceaux de ce genre de tissu constituent des espèces de lames membraneuses (fig. 54), entre-croisées dans divers sens, qui limitent incomplètement des cavités ; ce sont ces espaces que les anciens anatomistes appelaient *cellules*, et ces cellules ont autrefois valu au tissu conjonctif son nom de *tissu cellulaire*. Ces lamelles sont souvent très rapprochées les unes des autres; mais les espaces qu'elles circonscrivent peuvent se combler par l'agglomération de cellules adipeuses. Les masses de tissu conjonctif amorphe ont, suivant leur siège, reçu des dénominations particulières. C'est ainsi que l'on admet un tissu conjonctif *sous-cutané*, *sous-muqueux*, *sous-séreux*. Dans tous ces points on trouve des éléments élastiques en quantité variable, mais jamais en très grand nombre.

Le tissu conjonctif figuré vient ensuite avec ses nombreuses variétés. Il dérive du tissu amorphe, sans s'en distinguer d'une manière nette, de sorte que la séparation de ces deux tissus, admise par les anatomistes, est entièrement artificielle.

Nous comprenons dans cette classe :

1. Le *tissu cornéen*. La cornée est pourvue sur sa face

antérieure d'un épithélium pavimenteux stratifié, sur sa face postérieure, d'un simple revêtement de cellules. Entre ces deux couches épithéliales se trouve la couche vitreuse. Le revêtement antérieur porte le nom de *lame élastique antérieure*, le revêtement postérieur celui de *membrane de Descemet* ou de *Demours*. La couche vitreuse, qui est le vrai tissu cornéen, se compose d'un amas de faisceaux entrecroisés, qui se divisent en fibrilles d'une extrême délicatesse. Un système de canaux pourvus d'une sorte de paroi sillonne tout cet ensemble; ces canaux contiennent, sous le nom de *corpuscules de la cornée*, des cellules aplaties, comparables à une roue à aubes. On y trouve aussi des cellules lymphatiques migratrices.

2. Le *tissu tendineux* se compose de faisceaux longitudinaux du tissu conjonctif fibrillaire, pressés les uns contre les autres et limités par une membrane élastique. Sur des coupes transversales on distingue entre les faisceaux un système de lacunes irrégulières, étoilées. Dans ces lacunes se trouvent, autour des faisceaux de tissu conjonctif, les cellules conjonctives ordinaires, ainsi que des éléments lymphatiques isolés. Ce tissu, pauvre en vaisseaux, ne contient que de rares fibres élastiques extrêmement fines.

3. Les *ligaments*, qui possèdent (à l'exception des ligaments élastiques) la même structure que les tendons.

4. Les *fibro-cartilages* (voy. page 68).

5. Les *membranes* dites *fibreuses*, caractérisées par un feutrage très-serré, un petit nombre de vaisseaux et une quantité variable d'éléments élastiques. La *dure-mère* de l'encéphale et de la moelle, la sclérotique, les membranes d'en-

veloppe de certains organes, tels que les reins, les testicules, la rate, doivent être rangées dans cette catégorie. Nous pouvons y joindre encore les aponévroses musculaires, le tissu d'enveloppe des nerfs (périnèvre ou névrilème), le revêtement des os et des cartilages (périoste et périchondre); le périoste est sillonné de nombreux vaisseaux, destinés surtout à la nutrition de d'os sous-jacent.

6. Les *membranes séreuses* (qu'on prenait autrefois par erreur pour des sacs clos de toutes parts) consistent en un réseau de faisceaux de tissu conjonctif peu vasculaire, auquel s'ajoutent parfois de nombreuses fibres élastiques. Leur surface libre est tapissée par un endothélium; la plèvre, le péricarde, le péritoine et la tunique vaginale du testicule appartiennent à cette classe. L'arachnoïde de l'encéphale et de la moelle, les bourses synoviales (revêtues seulement sur les côtés d'une couche épithéliale simple), les bourses muqueuses et les gaines tendineuses ont une structure moins parfaite. Les cavités séreuses et les espaces lacunaires, limités par des faiseaux conjonctifs, doivent être rapportés au système lymphatique, comme nous le verrons plus loin.

7. Le *derme*, qui est formé de faisceaux de fibres conjonctives feutrées, entre-croisées, riches en fibres élastiques. La surface de ce tissu, extrêmement vasculaire, présente de petites saillies papillaires, de forme variable, analogues aux papilles du tact. Par sa face profonde, le derme se continue insensiblement avec le tissu cellulaire sous-cutané. On rencontre aussi des éléments accessoires, tels que des poils, des muscles lisses, des glandes, des nerfs. Nous avons

déjà étudié l'épiderme, le revêtement épithélial le plus parfait (voy. page 48).

8. Les *muqueuses*, qui sont également très vasculaires, d'une consistance plus lâche, plus pauvres en éléments élastiques, mais offrent par place d'énormes quantités de glandes. On y trouve beaucoup de fibres musculaires lisses. Leur surface est pourvue fréquemment de papilles. Cependant le tissu conjonctif ordinaire des muqueuses peut aussi disparaître et faire place à de la substance conjonctive réticulée (page 70). Nous savons déjà que le revêtement épithélial varie d'une muqueuse à l'autre (voy. pages 46, 50 et 52).

9. Les *membranes vasculaires du système nerveux central et de l'œil*, c'est-à-dire la *pie-mère*, les *plexus choroïdes* et la *membrane choroïdienne*. L'élément fondamental qui les constitue est du tissu conjonctif peu consistant, mince et très riche en vaisseaux. (La choroïde possède en outre un réseau de cellules pigmentaires.)

10. Le tissu conjonctif joue un rôle important dans la constitution de la *paroi des vaisseaux*. Mais ici, l'élément élastique domine souvent, au point de remplacer complètement les faisceaux et les cellules conjonctives. C'est ce qu'on appelle le tissu *élastique*.

11. Cette prépondérance des éléments élastiques existe aussi dans les différents ligaments et membranes des organes respiratoires, ainsi que dans le tissu pulmonaire. Il en est de même de la couche externe de l'œsophage, des ligaments jaunes de la colonne vertébrale, et du ligament cervical des mammifères. (Les fibres conjonctives sont entière-

ment exclues de la structure de plusieurs de ces derniers organes.)

Le tissu conjonctif ne possède pas un rang très élevé parmi les tissus de l'organisme, mais ses propriétés physiques présentent un grand intérêt au point de vue de la structure des organes. Les parties formées de tissu conjonctif vasculaire prennent une très grande part aux transformations que subissent ces diverses substances organiques.

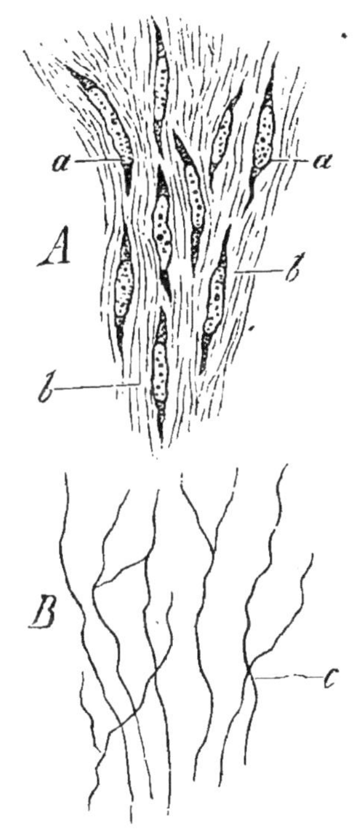

Fig. 60. — Coupe pratiquée dans le ligament cervical de l'embryon du cochon. A, profil; *a*, cellules fusiformes plongées dans une substance fondamentale fibreuse *b*. B, les fibres élastiques *c* ont été obtenues par coction dans une solution de potasse.

Sous l'influence de certaines causes pathologiques, le tissu conjonctif augmente de vitalité; ses cellules donnent naissance à d'autres éléments histologiques; mais, quel que soit leur rôle dans ces néo-formations, leur étude est loin d'être achevée, et les cellules lymphatiques migratrices sont aussi, sans nul doute, un des éléments importants du processus.

Nous ne devons pas quitter ce sujet sans dire quelques mots du *développement* du tissu conjonctif. Son origine est la même que celle du tissu cartilagineux; on y constate de bonne heure la présence de cellules étoilées ou d'éléments fusiformes, constitués par une masse de protoplasma sans enveloppe et réunis par une substance d'abord homogène, peu abondante. Bientôt on observe certaines transformations dans la substance fondamentale. Les cellules elles-mêmes se modifient et leurs prolongements se réunissent en groupes de fines fibrilles conjonctives (fig. 26, *b*). Ces faisceaux fibreux se rapprochent de plus en plus du noyau. Le protoplasma primitif se transforme ainsi en faisceaux de fibrilles; un nouveau protoplasma se développe autour du noyau, et subit à son tour les mêmes transformations (fig. 60, A); enfin les cellules, disposées sous forme de lamelles ou d'éléments aplatis, reposent sur les faisceaux qui en émanent. De nouveaux réseaux de fibres élastiques prennent naissance aux dépens de la substance fondamentale; il se forme ultérieurement encore des fibres et des réseaux élastiques (B), dont nous avons déjà étudié l'origine.

On ne connaît pas encore suffisamment les rapports qui existent entre ces processus formatifs et les éléments cellulaires.

CHAPITRE VI

TISSU OSSEUX

La structure du tissu osseux, si remarquable par sa dureté et sa solidité, est des plus complexes. Chez l'homme (abstraction faite du revêtement de la racine des dents), il n'entre que dans la composition des os.

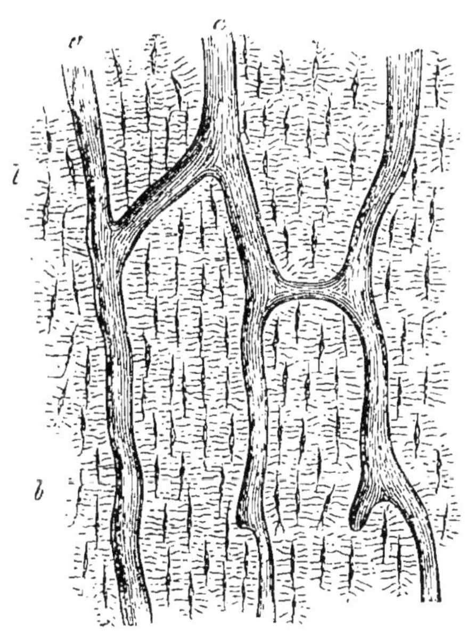

Fig. 61. — Coupe verticale du fémur de l'homme : *a*, canaux médullaires ; *b*, corpuscules osseux.

Les anatomistes divisent les os en os *longs*, *larges* et *courts*.

Commençons l'étude du tissu osseux sur des coupes longitudinales de la diaphyse d'un os long, du fémur par exemple (fig. 61), et pratiquées suivant son axe. On remarque, sur ces préparations, un système de canaux disposés suivant la longueur de l'os, anastomosés entre eux, et dont le calibre moyen est de 0,1128 à 0,0149^{mm} (*a*). Ces canaux constituent les *canaux médullaires* ou *canalicules de Havers*. Ils sont reliés les uns aux autres par des branches transversales, dont quelques-unes s'ouvrent à la surface de l'os ou dans la cavité médullaire, pour donner accès aux vaisseaux nourriciers de l'os.

Il a déjà été question du périoste (page 85). C'est une membrane de tissu conjonctif assez riche en vaisseaux sanguins. On y rencontre aussi des vaisseaux lymphatiques, qui sont surtout abondants vers la face externe. Ces vaisseaux ne pénétreraient pas dans l'os. Le rôle du périoste dans la vie de l'os est très important, comme nous le verrons plus loin.

Ce sont les coupes des canalicules de Havers qu'on voit sur des sections transversales, sous forme de lacunes circulaires ou ovales, selon que le plan de section est perpendiculaire ou oblique à l'axe de la diaphyse (fig. 62, *c*). On remarque, sur des préparations de ce genre, que les canaux transversaux sont coupés plus ou moins obliquement, ou suivant leur longueur tout entière.

Ces sections transversales nous montrent que le tissu osseux offre une structure lamelleuse, et il existe deux systèmes de lamelles. Nous trouvons d'abord des lamelles traversant toute l'épaisseur de l'os jusqu'au périoste; elles limitent en dedans la grande cavité médullaire. On les nomme *lamelles générales* ou *fondamentales* (fig. 62, *a*, *d*). Un autre système de lamelles très répandu forme autour des divers canalicules médullaires des cercles en nombre variable. Ce sont les *lamelles spéciales* ou *de Havers* (autour de *c*). L'épaisseur des deux espèces de lamelles varie de 0,0065 à 0,0156^{mm} et leur disposition est parfois loin d'être régulière. Sur les coupes longitudinales, on retrouve également, mais moins nettement, cette disposition lamellaire.

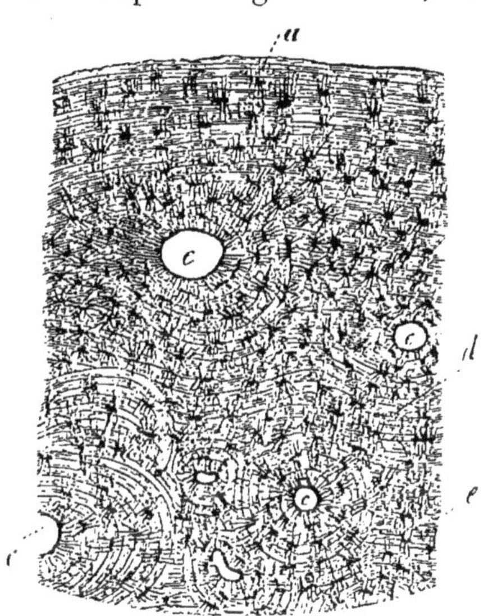

Fig. 62. — Coupe transversale d'un métacarpien humain. *a*, surface externe; *c*, canalicules médullaires avec leurs lamelles spéciales; *d*, lamelles générales intermédiaires; *e*, corpuscules osseux.

Tout os, quel qu'il soit, présente une structure plus compliquée encore, qui se dessine en noir à la lumière transmise, en blanc à la lumière réfléchie; c'est un système de canaux d'une finesse extrême, disposés d'une manière plus complexe, et présentant des nodules festonnés ou rayonnés. Ces canaux portent le nom assez impropre de *canalicules calcifiés;* les dilatations nodulaires, celui de *corpuscules osseux* ou de *lacunes osseuses* (fig. 61 et 62).

Nous pouvons nous faire idée de la forme des lacunes osseuses (fig. 63, *a*) en les comparant avec le noyau d'une prune.

Si, ce noyau étant placé de champ, nous le regardons suivant son bord supérieur, si nous considérons sa face latérale, si enfin nous nous figurons l'aspect de sa section transversale et verticale, nous avons une idée assez exacte des trois principales images que peuvent présenter les lacunes osseuses. Nous comprendrons alors facilement toutes les sections obliques.

La longueur de ces lacunes est de 0,1805 à 0,0541^{mm}, leur largeur de 0,0068 à 0,0135^{mm}, leur épaisseur de 0,0045 à 0,009^{mm}. Les prolongements de ce système lacunaire sont des canaux fort étroits, de 0,0014^{mm} à 0,0018^{mm} de diamètre; ils traversent, en rayonnant et en s'anastomosant d'une façon irrégulière, l'épaisseur du tissu. Ils débouchent : 1° dans les canalicules de *Havers* (*b*); 2° à la surface de l'os, et 3° dans la grande cavité médullaire centrale. On voit très nettement cette disposition sur des coupes transversales et longitudinales (les coupes tangentielles sont aussi très utiles).

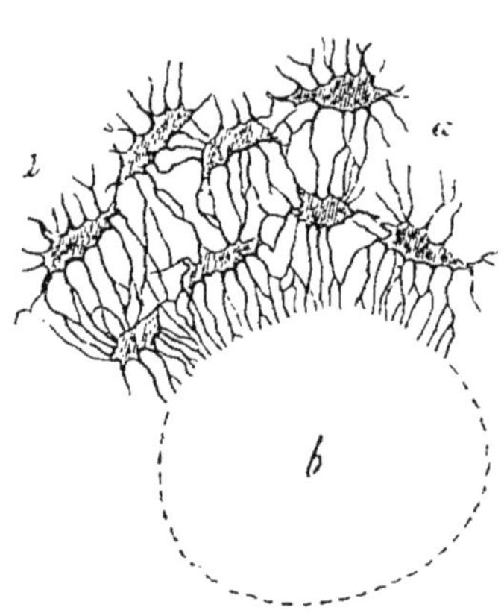

Fig. 63. — Lacunes osseuses (*a*, *a*) avec leurs nombreux canalicules qui viennent s'ouvrir dans un canal de Havers (*b*) coupé en travers.

Quand on examine un os desséché, on voit que l'air a pénétré dans toutes les parties du système des canalicules, si fines qu'elles soient; c'est le contenu de ces conduits que l'on a pris autrefois, à tort, pour une substance inorganique durcie, constituée par de fines molécules de matière calcaire. C'est de là que vient le nom de *canalicules calcifiés*. Mais si l'on plonge la lamelle osseuse dans l'essence de térébenthine, on voit ces canalicules innombrables et si ténus s'imbiber rapidement de ce liquide par capillarité. Le corpuscule osseux prend alors l'aspect d'une lacune; les canalicules fins disparaissent plus ou moins dans le sein de la substance fondamentale.

Quel est le contenu de ce merveilleux système pendant la vie?

La lacune osseuse n'est qu'une cellule protoplasmatique dépourvue de membrane (fig. 64, *b*). Cette cellule osseuse qui représente le corpuscule du tissu conjonctif, envoie-t-elle à son tour (comme c'est probable) de fins prolongements dans le système des canalicules calcifiés? Nous l'ignorons encore. Mais ce qui est certain, c'est que ce système de canaux est rempli de plasma sanguin transsudé, qui pourrait bien y séjourner, car la résistance des parois met toute entrave à la circulation.

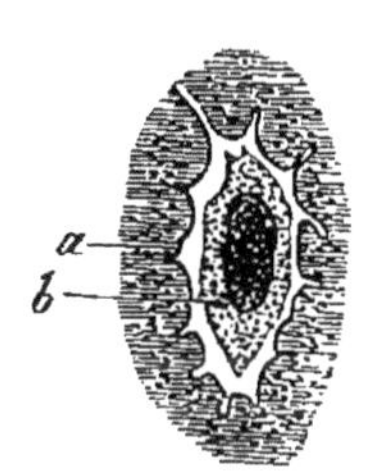

Fig. 64. — Cellule osseuse de l'ethmoïde de la souris. *a*, masse fondamentale; *b*, cellule osseuse.

Il nous reste à voir si ces lacunes osseuses et ces canalicules calcifiés sont de simples systèmes cavitaires creusés dans l'épaisseur de la substance fondamentale, ou s'ils possèdent une paroi propre. En examinant un os préalablement décalcifié, on voit, autour des lacunes et des canalicules, une couche limitante, homogène, mince et très résistante; elle semble formée par de la substance élastique calcifiée, et a été prise autrefois, par erreur, pour une membrane cellulaire. La paroi des canalicules de *Havers* offre aussi une disposition analogue, mais elle est beaucoup plus épaisse.

Nous devons consacrer encore quelques lignes à cette substance fondamentale.

Pendant longtemps on la considéra comme homogène, et cela devait être, bien que la structure finement granuleuse d'un grand nombre de lamelles osseuses fût en contradiction avec cette hypothèse. Ce n'est que dans ces dernières années qu'un observateur habile, *von Ebner*, est parvenu, à l'aide d'une méthode particulière, à démontrer la nature fibrillaire de cette substance (fig. 65) et par suite à atténuer notablement les différences entre le tissu conjonctif, le cartilage (page 61) et le tissu osseux. La masse intermédiaire qui réunit ces fibrilles sert, d'après *Ebner*, de support aux sels calcaires, tandis que les fibrilles restent molles.

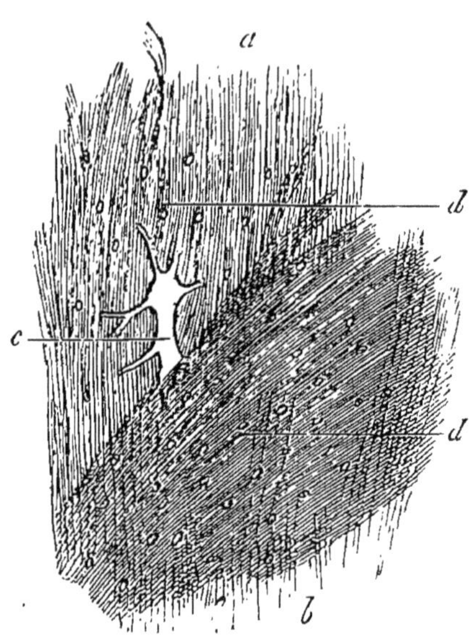

Fig. 65. — Deux lamelles osseuses *a* et *b* avec fibrilles de la substance fondamentale ; *c*, lacunes osseuses ; *d*, section transversale des canalicules calcifiés des deux lamelles. (Fémur d'un homme adulte.)

Il n'est pas difficile de s'assurer de l'exactitude de ces faits.

Nous venons d'étudier les points essentiels de la structure de la diaphyse ; exposons en quelques mots la structure des autres parties du squelette. Nous voyons disparaître plus ou moins complètement l'harmonie que nous n'avons jusqu'alors cessé de rencontrer. Le développement des systèmes de lamelles est beaucoup moins prononcé, autour des canalicules de *Havers*, dans les épiphyses des os longs, où les lamelles ostéoïdes sont très minces ; les lamelles fondamentales manquent à l'intérieur. Dans le tissu spongieux, on voit encore assez nettement la disposition du tissu en épaisses travées et en lamelles ; mais la masse de la substance diminue de plus en plus. Dans la couche corticale des os plats, les canalicules médullaires suivent un trajet parallèle à la surface, et d'ordinaire rayonnant autour d'un centre. Dans les os courts, les canalicules affectent une direction spéciale. Les orifices infundibuliformes des canaux de *Havers* peuvent, par leur confluence, constituer de petits espaces médullaires qui représentent les grandes cavités médullaires, etc.

Les os renferment fort peu d'eau (le tissu compact en contient de 3 à 7 pour 100, le tissu spongieux de 12 à 30 pour 100). La substance fondamentale organique, qui donne aux os leurs aspects, varie de 30 à 45 pour 100 dans l'os desséché ; elle se transforme par la coction en *gélatine*, comme le tissu conjonctif. Cette substance doit sa dureté à la présence de sels terreux, représentés par un mélange de 51 à 60 pour 100 de sels calcaires, et à des sels de magnésie. Ces deux sels renferment 86 pour 100 de phosphate de chaux, 9 pour 100 de carbonate de chaux, 3,5 pour 100 de fluorure de calcium, et 2 pour 100 de phosphate de magnésie.

Quand on décalcifie un os avec précaution, il conserve son ancienne texture. La masse demi-transparente ainsi obtenue se coupe facilement, et porte le nom impropre de *cartilage osseux*.

Les os, grâce à leur solidité, jouent un rôle mécanique important dans la charpente du corps humain. Ils servent à protéger certains organes délicats, et forment des leviers de différents genres, mus par les muscles. Leur flexibilité et leur cohésion varient en raison inverse de la quantité de sels terreux qu'ils renferment; l'excès de sels minéraux rend les os friables et cassants. Le tissu osseux est le siège d'échanges considérables, qui se font à l'aide du double système des vaisseaux sanguins et des canalicules calcifiés qu'il renferme.

Les cavités centrales de l'os sont remplies par la *moelle osseuse*. La moelle se présente à l'état normal sous deux aspects différents. Dans la partie moyenne des os longs, on la rencontre sous forme de moelle *jaune*, constituée par un amas de cellules graisseuses renfermées dans du tissu conjonctif lâche, avec un système abondant de vaisseaux, qui ne sont pas clos partout.

Dans les épiphyses, au contraire, ainsi que dans les os plats et courts, nous trouvons une substance *rougeâtre* ou *rouge jaunâtre*, contenant, outre du tissu conjonctif en faible quantité et des cellules adipeuses isolées (ou, plus exactement, des cellules étoilées de tissu conjonctif abondamment remplies de graisse), des cellules lymphatiques très nombreuses, mesurant de 0,009 à 0,0115^{mm}. Ces derniers éléments, sur lesquels nous reviendrons bientôt, nous offrent les formes transitoires des globules rouges. *Neumann* et *Bizzozero* ont fait isolément, il y a déjà plusieurs années, cette très importante découverte, confirmée ultérieurement par plusieurs autres observateurs. Enfin, nous rencontrons dans la moelle les cellules géantes, que nous connaissons déjà (fig. 13 et 20 *m*, *n*).

Les veines de la moelle rouge ne sont pourvues, suivant certains auteurs, que d'une tunique adventive, tandis que *Rindfleisch*, contrairement à d'autres observateurs, admet que les voies de circulation du sang veineux et les capillaires contigus, qui sont très développés, sont complètement dépourvus de parois[1].

Revenons maintenant à ces cellules remarquables (hématoblastes), aux dépens desquelles se forment les globules rouges du sang. On les trouve dans la moelle rouge en quantité modérée, et elles ressemblent aux globules rouges sanguins d'une période fœtale très peu avancée. Un noyau facile à distinguer est enveloppé d'un protoplasma jaune rougeâtre. Ces éléments se multiplient, comme les dernières cellules embryonnaires, par segmentation, en donnant des rejetons semblables d'une petitesse extrême. Nous rencontrons aussi dans le tissu de la moelle rouge des cellules sanguines colorées, sans noyau, avec toutes les formes possibles, comme celles que nous offre le sang embryonnaire.

Actuellement, personne ne met plus en doute le rôle de la moelle rouge des os dans la formation des globules sanguins.

Occupons-nous maintenant de l'étude du *développe-*

[1] Un autre organe, siège positif de la formation de globules sanguins, la rate, nous offre dans sa pulpe des voies de circulation lacunaires analogues, d'une finesse extrême; ce fait intéressant a été découvert d'abord par W. Müller et ensuite par moi en 1860.

ment du tissu osseux, de l'*ostéogenèse*, qui forme un des chapitres les plus difficiles et les plus obscurs de l'histologie.

Comme nous l'avons déjà dit, tous les os du squelette, à l'exception de ceux du crâne et de la face, passent d'abord par l'état cartilagineux; plus tard ils s'ossifient.

Pendant longtemps on n'a cessé d'admettre la transformation directe du tissu cartilagineux en tissu osseux. *Sharpey*, *Bruch*, *H. Müller* sont les premiers qui se soient élevés contre cette hypothèse erronée.

A quelques exceptions près, voici l'état actuel de la question : le cartilage calcifié ne devient pas du tissu osseux; il subit une transformation qui donne naissance à un système de lacunes dans lesquelles se dépose un tissu nouveau, la substance osseuse élaborée par le périoste.

Sur un cartilage en voie d'ossification, on peut constater les faits suivants :

1° De dehors en dedans il se produit par places un ramollissement du tissu cartilagineux (des cellules et de la substance intermédiaire). Il en résulte un ensemble de canaux très irréguliers, diversement ramifiés, dans lesquels viennent se former des vaisseaux provenant du périoste, accompagnés de cellules lymphatiques et de cellules conjonctives jeunes. Toute cette masse s'appelle assez justement *moelle cartilagineuse*. Pendant bien longtemps, on avait admis par erreur que les cellules de la moelle osseuse n'étaient que des dérivés des cellules cartilagineuses comprises dans le foyer de ramollissement;

2° Le centre de ce cartilage est le siège du travail de

calcification de la substance intercellulaire (page 66) et de la production des cellules filles; ce processus est ordinairement très actif (fig. 66). C'est là ce qui constitue le *point d'ossification*, terme impropre selon nous. Il est vrai que les parties calcifiées du tissu cartilagineux ne tardent pas

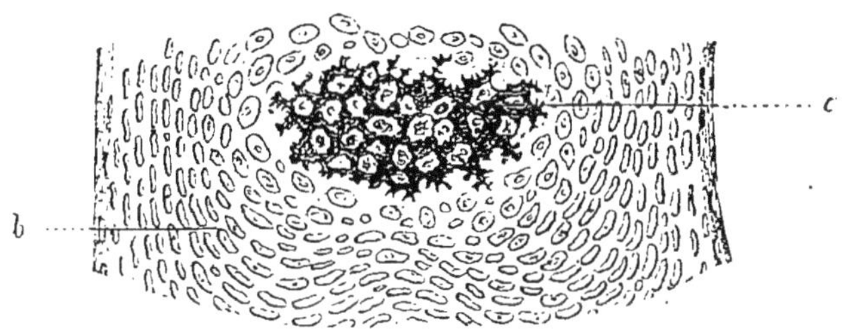

Fig. 66. — Vertèbre thoracique d'un embryon de dix semaines (coupe verticale). *a*, cartilage calcifié; *b*, cartilage mou.

à entrer en régression, et qu'autour de ces nouveaux espaces il se fait un premier dépôt de tissu osseux; néanmoins le cartilage calcifié n'a pas de caractère commun avec le tissu ostéoïde.

Les deux modes de transformation que nous venons de décrire s'exécutent simultanément. Le cartilage s'incruste de plus en plus de sels calcaires, les canaux du cartilage se creusent incessamment et gagnent du terrain, même dans la zone du cartilage calcifié, qui pour cela doit se dépouiller de ses sels. On ne connaît pas encore parfaitement aujourd'hui le mode suivant lequel s'effectue la résorption de ces éléments minéraux.

La figure 67 représente la surface de section d'un cartilage épiphysaire. A la partie supérieure de cette figure, dans une épiphyse, nous voyons le cartilage primitif, encore mou, caractérisé par l'irrégularité de la disposition de ses cellules. Dans une diaphyse nous verrions ces cel-

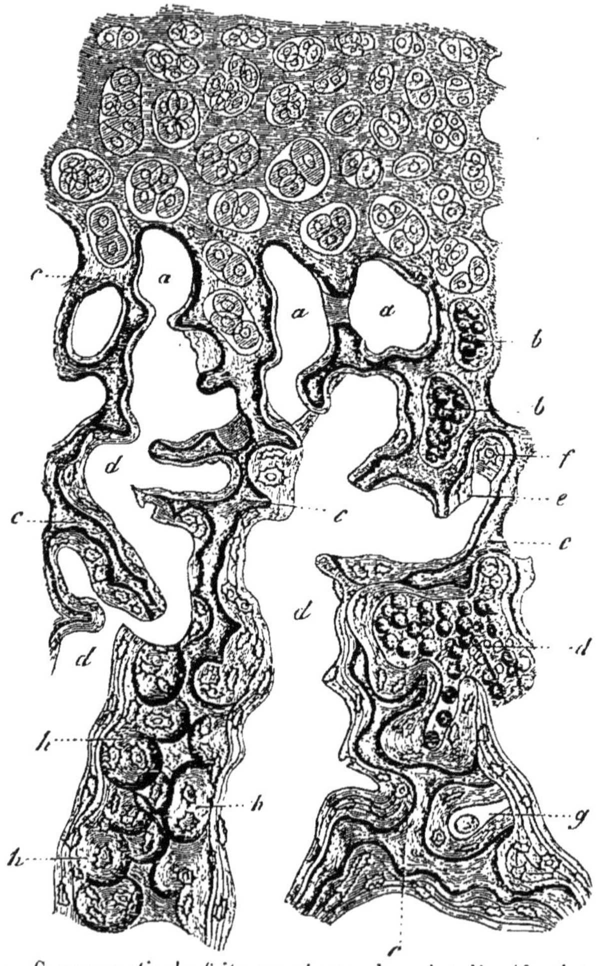

Fig. 67. — Coupe verticale faite au niveau du point d'ossification de l'épiphyse d'une phalange de veau. A la partie supérieure, le cartilage avec ses cellules irrégulièrement disposées et remplies de cellules filles. *a*, petits espaces médullaires, apparaissant en partie comblés d'éléments, mais dessinés comme s'ils étaient vides; *b*, espaces médullaires, avec leurs cellules; *c*, restes du tissu cartilagineux calcifié; *d*, larges espaces médullaires dont les parois sont tapissées par des couches plus ou moins épaisses, et même stratifiées de tissu osseux; *e*, cellules osseuses en voie de formation; *f*, capsule cartilagineuse ouverte, remplie de cellules osseuses; *g*, capsule de cartilage en partie remplie, tapissée de tissu osseux à la périphérie, et renfermant une cellule de la moelle à l'intérieur; *h*, capsules de cartilages paraissant fermées, mais remplies de cellules osseuses.

lules rangées en séries longitudinales et régulières. Au-dessous de cette première couche se trouve un tissu caverneux, dont les mailles ont été débarrassées, par la prépa-

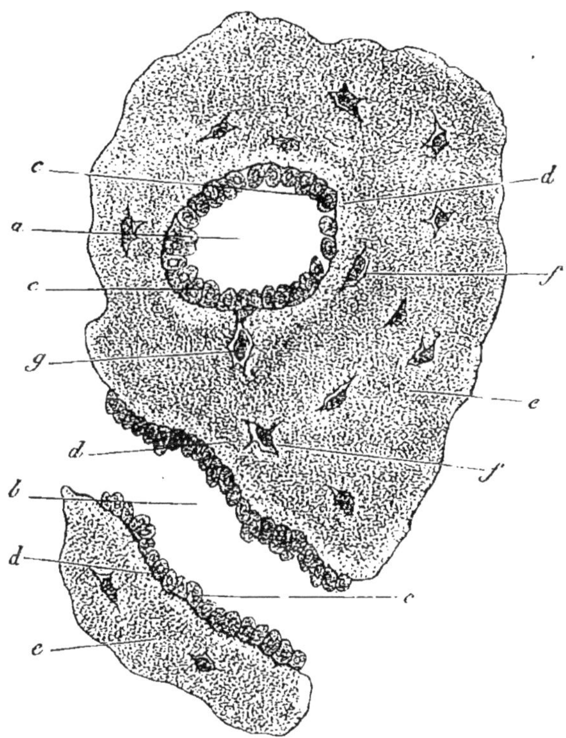

Fig. 68. — Coupe transversale du fémur d'un embryon humain de onze semaines environ. *a*, canal médullaire sectionné en travers ; *b*, coupe longitudinale d'un canal médullaire ; *c*, ostéoplastes ; *d*, substance osseuse transparente de nouvelle formation ; *e*, substance osseuse ancienne ; *f*, cavités osseuses avec leurs cellules ; *g*, cellule avec son ostéoplaste.

ration, de la moelle cartilagineuse qu'elles contenaient (*a*) ; ailleurs on peut encore en voir des traces (*b*,*d*). Le tissu calcifié n'est plus représenté ici, au moment de la fonte de ses éléments solides, que par des prolongements foncés, irréguliers (*c*), derniers vestiges qui ne tarderont guère à disparaître.

Les canaux présentent à ce moment un aspect différent. Les cellules qui les tapissent ont une forme cubique (fig. 68, *c*), qui les rapproche des cellules épithéliales cylindriques incomplètement développées. *Gegenbauer*, qui les a découvertes, leur a donné le nom d'*ostéoplastes*, car ce sont elles qui forment le tissu osseux.

La pression mutuelle des ostéoplastes a fait sortir quelques-uns de ces éléments de leurs rangs (*g*). On constate qu'ils ont une forme anguleuse ou festonnée; autour d'eux apparaît une substance intermédiaire, d'abord homogène, mais qui ne tarde pas à s'imprégner de sels calcaires. Cette substance intermédiaire tapisse d'une couche mince la surface inégale des travées cartilagineuses; elle représente la première lamelle du tissu osseux produit, et les ostéoplastes, les premières cellules osseuses. On les voit, sur la figure 67, en *a a* et en *c d*.

Comment interpréter le rôle de la substance intermédiaire, sa production par prolifération cellulaire ou par transformation des cellules? C'est ce qu'il est aussi impossible de faire que pour les autres tissus de ce groupe.

Mais il faut se prémunir contre certaines apparences trompeuses. La fonte progressive des éléments cartilagineux favorise la rupture des capsules du tissu, et le dépôt, dans leur intérieur, de cellules osseuses et d'une substance fondamentale homogène. Si cette modification s'opère comme on le voit en *f*, sur la figure 67, l'interprétation n'offre pas de difficulté; il en est à peu près de même pour l'aspect de la partie représentée en *g*. Mais si les capsules ont leur ouverture au-dessus ou au-dessous de la coupe, on croit à tort observer des cavités pourvues de cellules osseuses endogènes.

Les phénomènes précédents se répéteront rapidement, et la production successive de lamelles, renfermant des cellules osseuses dans leur intérieur (fig. 67 dans sa moitié inférieure), donne ainsi naissance au tissu osseux lamelleux. Les derniers débris des éléments cartilagineux disparaissent peu à peu par les progrès du travail de régression.

Cette modification se produit assez rapidement pour que, dans le nouveau tissu osseux, on ne reconnaisse plus la série si régulière des lamelles préexistantes.

Comment ce nouveau tissu peut-il résulter du premier? On explique cette métamorphose de deux manières. Suivant les uns, et c'est l'opinion à laquelle nous nous rattachons, le tissu osseux, formé aux dépens et dans l'intérieur du cartilage fœtal, l'*os endochondral,* comme on l'appelle, a peu de vitalité. Il disparaît bientôt, mais il subit, auparavant, une sorte de dissolution rapide qui facilite la formation du grand canal médullaire ; à sa surface le périchondre, qui porte dès lors le nom de périoste, donne naissance, à l'aide des ostéoplastes, à un tissu osseux nouveau qui persiste à la périphérie, tout en perdant plus tard ses couches internes. La figure 69, dans laquelle *d* est l'os endochondral et *a* et *b* l'os périostique, nous offre la première image de ce processus.

Telle est ce qu'on peut appeler la *théorie d'apposition* de l'ostéogenèse, à laquelle *Kölliker* s'est tout récemment rattaché.

Suivant d'autres observateurs, la résorption du tissu osseux endochondral n'a pas lieu; la transformation des cavités irrégulières primitives en cavités régulières se ferait, grâce

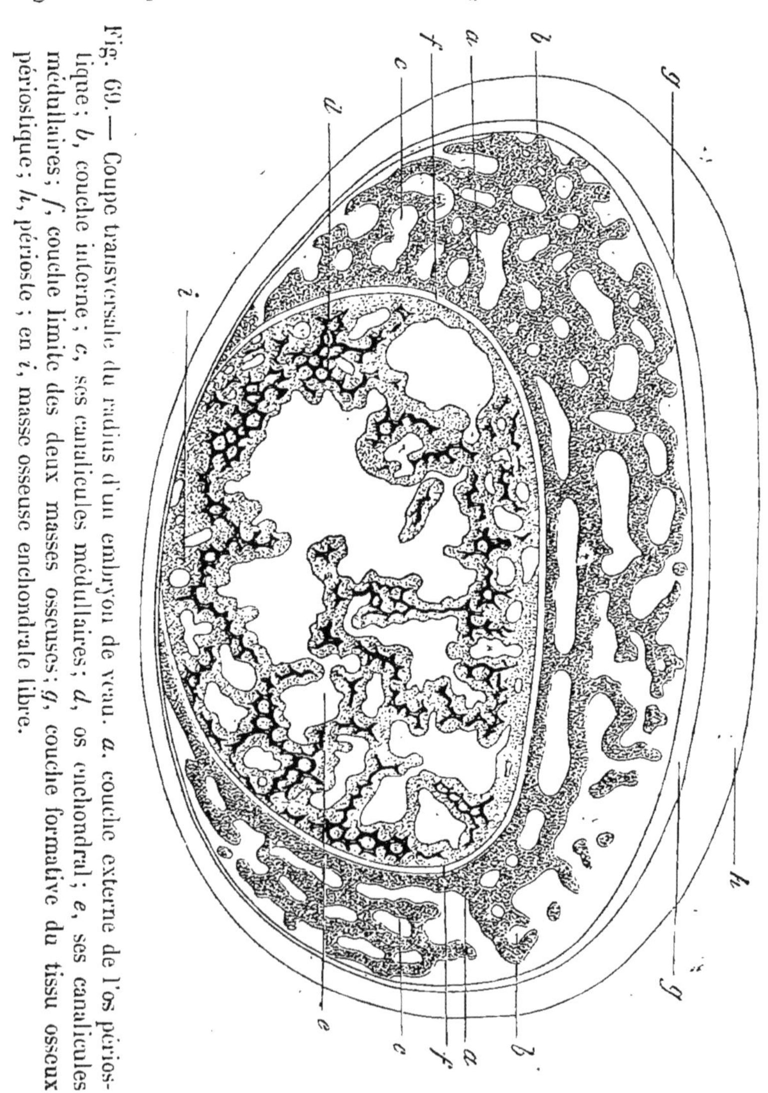

Fig. 69. — Coupe transversale du radius d'un embryon de veau. *a*, couche externe de l'os périostique ; *b*, couche interne ; *c*, ses canalicules médullaires ; *d*, os enchondral ; *e*, ses canalicules médullaires ; *f*, couche limite des deux masses osseuses ; *g*, couche formative du tissu osseux périostique ; *h*, périoste ; en *i*, masse osseuse enchondrale libre.

à un accroissement interstitiel. C'est à *Strelzoff*, observateur russe fort distingué, que l'on doit cette dernière explication, approuvée du reste par d'autres savants allemands.

Nous ne pouvons pas nous engager ici dans la discussion d'un sujet si délicat. Il faut toutefois admettre avec *Kölliker* que l'os nouveau est le siège d'un travail d'accroissement interstitiel; mais il n'est pas possible actuellement d'évaluer avec certitude la valeur de ce processus. L'os normal est à coup sûr résorbé dans une de ses parties, et ce fait est prouvé par l'existence des *espaces de Havers* (Haversian spaces) ; on pourrait au besoin y ajouter certains processus pathologiques connus depuis longtemps, et dont nous nous abstiendrons de parler.

Examinons maintenant les canaux de *Havers*.

La figure 70 nous montre trois systèmes de lamelles de *Havers*. Les deux premiers (*a a*) présentent à l'intérieur une ligne de résorption festonnée, sur laquelle on peut observer de nouvelles lamelles osseuses qui ont respecté les contours. On constate en *c* un nouveau commencement de dissolution, laissant un vide, qu'une nouvelle formation de lamelles remplacera bientôt.

Kölliker a attribué aux cellules géantes à noyaux multiples (fig. 13) la propriété de dissoudre la substance osseuse et les a nommées *ostéoclastes*. Mais tel n'est pas notre avis. Entre les ostéoplastes générateurs de l'os de *Gegenbauer* et les éléments destructeurs du tissu osseux de *Kölliker*, il existe plusieurs formes de transition, et nous avons déjà parlé précédemment (page 8) des cellules géantes.

Nous continuons à soutenir que l'os endochondral est résorbé, et nous allons examiner à présent comment s'opère la réparation du tissu à la phériphérie de l'os. Les matériaux nécessaires à ce processus proviennent du périoste, c'est-à-dire du tissu ostéoïde élaboré ultérieurement

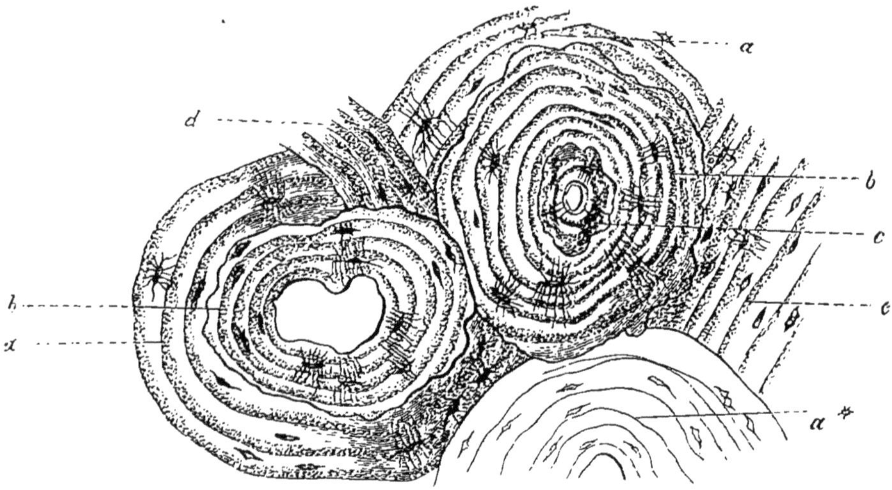

Fig. 70. — Coupe transversale d'une phalange ; *a*, système de lamelles ordinaires ; *aa**, deux autres systèmes qui ont subi une résorption centrale (*bb*), de manière à former des espaces qui sont comblés par de nouvelles lamelles ; *c*, nouvelle résorption dans un espace de Havers rempli par de nouvelles couches osseuses ; *d*, lamelles irrégulières ; *e*, lamelles intermédiaires ordinaires.

par la surface interne de la membrane d'enveloppe de l'os (fig. 69, *a b*).

Un excellent observateur français, *Ollier*, a démontré que le périoste vivant, détaché de l'os, peut régénérer du tissu osseux, soit qu'on le laisse en place dans le corps de l'individu auquel il appartient, soit qu'on le greffe sur le corps d'un autre animal ; il faut *toutefois que la couche profonde du périoste soit intacte*.

L'examen microscopique de cette couche profonde permet de constater l'existence d'éléments que nous connaissons déjà, les ostéoplastes ; cette couche de cellules envoie dans la profondeur des prolongements qui se dirigent, sous forme de bourgeons, dans une masse de cellules indifférentes destinées à disparaître.

La puissance ostéogène de ces éléments nous est déjà connue. C'est grâce à elle que les bourgeons ostéoplastiques (*sit venia verbo*) produisent les lamelles de *Havers*, tandis que les ostéoplastes qui se trouvent immédiatement sous le périoste donnent, au contraire, le jour aux lamelles générales. C'est ainsi que s'expliquent la structure régulière de la diaphyse et son accroissement en épaisseur.

On peut conclure de là que l'os endochondral disparaît en sa qualité de tissu de formation embryonnaire, et que le périoste est destiné à la vie de l'individu adulte.

Nous avons vu précédemment qu'une partie des os du crâne et de la face n'ont jamais passé par l'état cartilagineux.

Ces os proviennent d'une substance conjonctive fœtale, molle, et portent bien à tort le nom d'*os secondaires*. On y rencontre également des ostéoplastes, au moment de la formation du tissu osseux, qui provient également du périoste. Le développement du tissu osseux qui les constitue commence par le centre, en des points déterminés, pour de là gagner la périphérie. Ce sont là de *véritables points d'ossification* qu'il ne faut point confondre avec les *faux points* d'ossification (ou centres de calcification) de l'os endochondral.

On conçoit facilement que des tractus fibreux du périoste aient pu se calcifier. On a appelé ces fibres, qui parfois ressemblent à des clous fixés dans une planche, les fibres de *Sharpey*; mais cette dénomination est mal choisie, car (suivant *Clementi*) elles étaient connues, bien avant *Sharpey*, de quelques histologistes italiens, notamment de *Gagliardi* et *Troja*.

De nombreuses et récentes observations permettent d'affirmer la transformation directe de tel ou tel cartilage en tissu osseux, et la production de l'os aux dépens mêmes du tissu fibreux. Cependant le tissu fibreux infiltré de sels calcaires ne mérite pas le nom de tissu osseux.

La prolifération du tissu osseux est plus facile à constater dans les processus pathologiques qu'à l'état physiologique. Mais ce sujet appartient à l'histologie pathologique.

CHAPITRE VII

TISSU DENTAIRE. TISSU CORNÉEN

Avant d'étudier la structure intime du tissu dentaire, rappelons en quelques mots la composition des dents.

Toute dent (fig. 71) présente à considérer trois parties : la *couronne*, qui est libre ; le *collet*, ou partie moyenne, entouré par la gencive ; la *racine*, qui peut être simple ou multiple, enclavée dans l'alvéole. L'axe de la dent est creusé d'un *canal* terminé en cul-de-sac à l'extrémité supérieure de l'organe, simple ou bifurqué à son extrémité inférieure, où il s'ouvre librement. Il est rempli par du tissu conjonctif mou, très riche en vaisseaux et en nerfs ; c'est la *pulpe dentaire*.

La portion de la dent qui limite inférieurement la cavité centrale et qui est revêtue à l'extérieur par une couche corticale mince, porte le nom d'*ivoire* ou de *dentine* ; elle est formée de tissu ostéoïde modifié. La couronne est protégée par l'*émail*, et la racine par le *cément*, qui, au niveau du collet, se confondent l'un et l'autre.

La *dentine* (*d*, fig. 72) est constituée par une masse fondamentale collagène infiltrée d'une quantité de sels calcaires encore plus grande que la substance ostéoïde, et parcourue par de très nombreux canalicules d'une grande finesse (0,0011 à 0,0023^{mm}), désignés sous le nom de

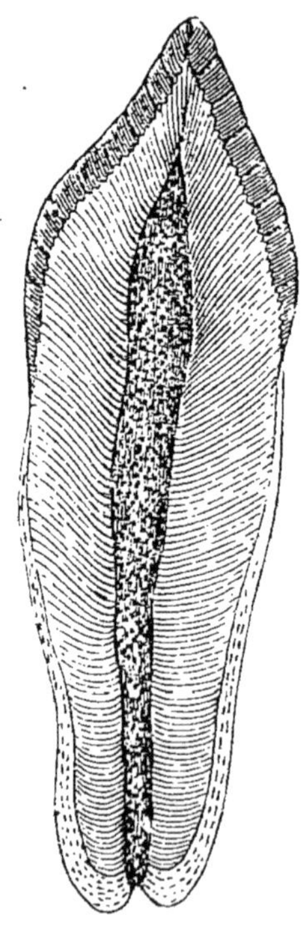

Fig. 71. — Dent incisive de l'homme, avec la cavité dentaire placée dans l'axe et enveloppée par la dentine, qui est recouverte dans sa partie supérieure par l'émail et dans sa partie inférieure par le cément.

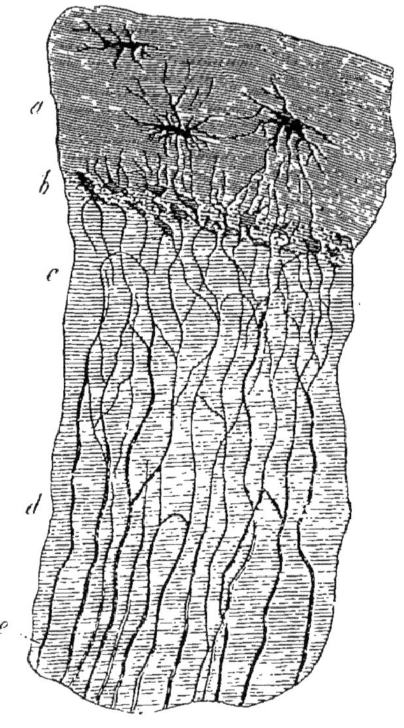

Fig. 72. — Partie corticale de la dentine (*a*) de l'homme avec l'enveloppe de cément ; *b*, couche granuleuse ou de Tomes avec lacunes interglobulaires ; *c* et *e*, canalicules de la dentine.

canalicules dentaires (*e*). Leur distribution est assez régulière ; quelquefois, cependant, ils présentent des ramifications à angle aigu, et s'anastomosent entre eux. Ils sont généralement perpendiculaires à la surface de la cavité dentaire, verticaux au sommet de la couronne, obliques dans ses parties latérales, horizontaux vers les extrémités.

et prennent de nouveau à la pointe de la racine une direction oblique. Ils présentent une disposition radiée sur une section transversale, et offrent en outre de nombreuses variétés intéressantes (*Kollmann*).

La présence de l'air dans les canalicules dentaires leur donne une coloration foncée ; s'ils sont imprégnés de liquide, ils pâlissent et disparaissent en partie ; ils ressemblent donc sous ce double rapport aux canalicules calcifiés des os. Ils sont aussi pourvus d'une paroi élastique calcifiée, semblable à celle des canalicules osseux, dans lesquels, il est vrai, on la reconnaît plus facilement à cause de leur plus grand diamètre.

Les canalicules dentaires communiquent avec l'intérieur de la cavité dentaire, ce qui les rapproche assez des canaux de Havers.

Le *cément* (*a*), qui entoure la racine de la dent, est constitué par une mince couche de substance osseuse dont l'épaisseur augmente vers l'extrémité de la racine ; il ne présente point de lamelles dans sa structure, mais renferme de petits corpuscules osseux. Bon nombre des canalicules osseux communiquent directement avec des canalicules dentaires du cément.

On observe, à la limite de la membrane osseuse de revêtement et de la dentine, de nombreux espaces lacunaires, auxquels on a donné le nom d'*espaces interglobulaires* (*b*) ; on pourrait les confondre avec des corpuscules osseux.

Laissons de côté pour un instant l'émail de la couronne, et passons à l'examen du contenu de la cavité dentaire, ou *pulpe dentaire*.

Dans le tissu osseux en voie de formation, ainsi que nous l'avons vu, les canaux sont remplis de tissu embryonnaire, à la surface duquel on observe des ostéoplastes. Il en est de même pour la pulpe dentaire, qui, elle aussi, possède un revêtement analogue de cellules (persistant à l'état adulte). Ces cellules (fig. 73, *b*) ne sont autres que les *cellules de la dentine*, que *Waldeyer* a justement nommées des *odontoblastes*, et aux dépens desquelles se forme la dentine. Ces cellules oblongues, de 0,02 à 0,03^{mm}, disposées en séries, émettent un ou plusieurs prolongements filiformes qui pénètrent dans les canalicules dentaires périphériques. C'est à *Tomes*[1] que l'on doit la découverte de ces *fibres molles*.

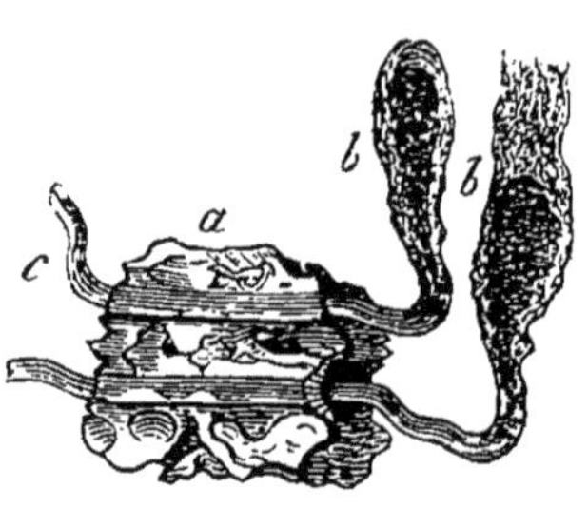

Fig. 73. — Deux cellules de la dentine. *b*, dont les prolongements traversent une partie des canalicules dentaires en *a* et sortent en *c* du fragment de la dentine (d'après Beale).

La couronne est protégée par la substance la plus dure de notre organisme, l'*émail*. La substance organique fondamentale de l'émail n'entre que dans la proportion de 3,5 à 6 pour 100 dans sa composition, bien différente en cela des nombreux sels terreux qu'elle renferme.

L'émail (fig. 74) est une production épithéliale solidifiée; ce tissu se compose de longs cylindres polyédriques, étroitement serrés les uns contre les autres, et qu'on appelle *prismes de l'émail* (*b*). La plupart traversent toute

[1] *Traité de chirurgie dentaire*, Paris, 1873.

l'épaisseur de la couche de l'émail ; leur épaisseur est de 0,0034 à 0,0045^{mm}.

Sur une coupe transversale, ces prismes offrent l'aspect d'une élégante mosaïque (fig. 75) formée d'hexagones. De plus, les prismes isolés présentent un système de bandes transversales d'un aspect caractéristique.

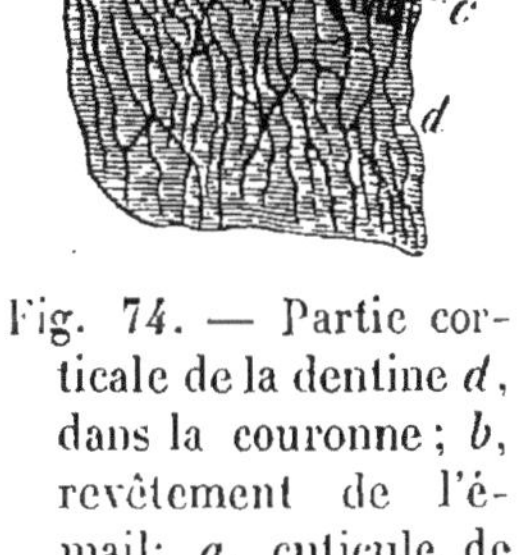

Fig. 74. — Partie corticale de la dentine *d*, dans la couronne ; *b*, revêtement de l'émail ; *a*, cuticule de l'émail ; *c*, lacunes remplies d'air.

Enfin, la surface de l'émail est recouverte par une membrane homogène, excessivement dure : c'est la cuticule ou la membrane préformatrice (fig. 74, *a*).

Au-dessous de l'émail, les canalicules dentaires s'anastomosent en forme d'anses et de réseau (fig. 74, *d*), et les lacunes de formes diverses (*c*) dont nous avons parlé entrent en communication avec les conduits de la dentine.

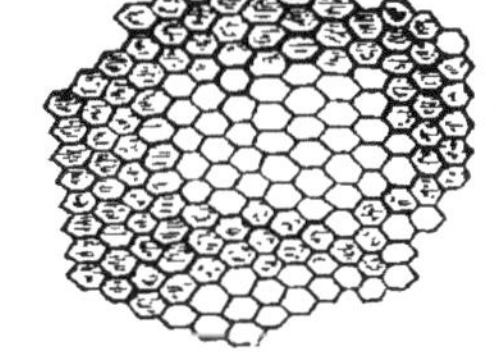

Fig. 75. — Section transversale des prismes de l'émail chez l'homme.

L'étude de la *formation des dents* est des plus difficiles. Nous n'en rapporterons que les traits principaux.

Chacun sait que les dents naissent dans l'épaisseur des mâchoires, dont elles ne sortent que tardivement chez l'enfant ; la première dentition est remplacée peu de temps après par une dentition permanente.

Des trois feuillets du blastoderme, il en est deux qui prennent part à la production des organes qui nous occupent, le feuillet externe et le feuillet moyen. Le premier fournit l'émail; le second, la pulpe, la dentine et le cément.

On voit d'abord sur les bords libres des mâchoires de l'embryon un épaississement mamelonnaire, constitué par de l'épithélium pavimenteux (fig. 76, *a*). La substance molle encore du maxillaire se creuse pour loger ce bourrelet, qui se présente sous la forme d'une lame allongée et verticalement disposée. Ce rudiment mamelonné a été appelé le *rebord de la dent;* le prolongement vertical se nomme le *germe de l'émail.*

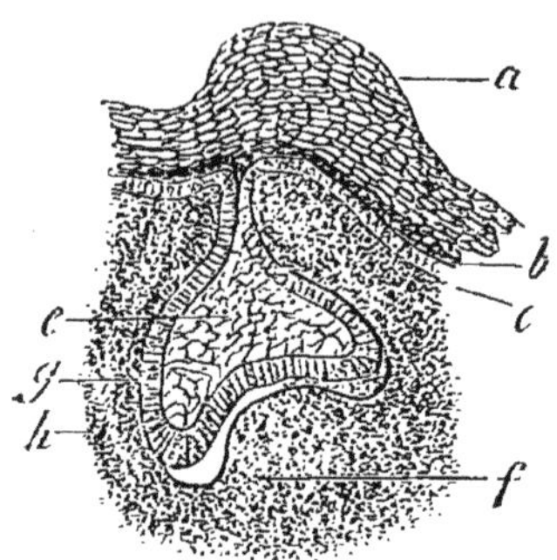

Fig. 76. — Développement de la dent chez l'embryon du cochon. *a*, rebord épithélial; *b*, couches nouvelles de l'épithélium; *c*, couche inférieure du même; *e*, organe de l'émail; *f*, germe dentaire; *g* et *h*, couches intérieure et extérieure du follicule dentaire en voie de formation.

On voit çà et là surgir de la profondeur du tissu de la mâchoire des productions papillaires convexes, pourvues de bourgeonnements; ce sont là les *germes dentaires* (*f*). Ils arrivent ainsi, par leur élargissement, à déprimer la face inférieure du germe de l'émail et lui donnent alors la forme d'un bonnet ou d'une cloche. Le germe de l'émail ainsi modifié prend le nom d'*organe de l'émail* (*c*).

Nous n'avons pas à examiner les formes de transition; passons immédiatement à une forme plus avancée du tissu dentaire (fig. 77). L'organe de l'émail (*b*) est depuis longtemps séparé par étranglement de son point d'origine, c'est-à-dire de l'épithélium du bord alvéolaire; les trabécules unissantes qui subsistaient entre ce dernier et le bourrelet du germe de l'émail ont cessé d'exister, et l'organe entier est revêtu de cellules épithéliales cylindriques sur sa face supérieure convexe et sur sa face inférieure concave (*c*, *d*). L'intérieur renferme (*b*) du tissu gélatineux (fig. 23). A la partie inférieure, on aperçoit le germe dentaire, fort développé, qui contribuera à former plus tard la couronne de la dent. Tout cet ensemble est contenu dans une membrane de tissu conjonctif (*a*), le *saccule dentaire*, qui présente à considérer une couche externe (a^1) et une couche interne (a^2). Enfin, le saccule et le germe dentaire ne tardent pas à se fusionner.

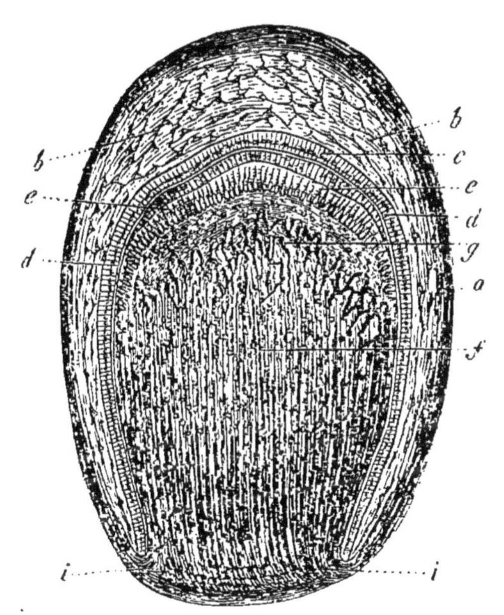

Fig. 77. — Bulbe dentaire d'un embryon humain d'un certain âge. La figure est en partie schématique. *a*, enveloppe de tissu conjonctif avec la couche externe *a* et la couche interne a^1; *b*, organe de l'émail avec ses cellules inférieures *c* et supérieures *d*; *e*, cellules de l'ivoire; *f*, germe de la dentine avec ses capillaires *g*; *i*, passage du tissu conjonctif de l'enveloppe au tissu du germe.

A la partie supérieure du germe dentaire se trouve la couche des odontoblastes (*e*), destinée à former la première couche corticale mince de la dentine, qui continue à s'accroître couche par couche sur le germe dentaire. A ce degré de développement, le germe présente déjà des traces de son collet et de sa racine ; son tissu vasculaire et mou est de plus en plus repoussé par ses progrès croissants, et constitue la pulpe. L'épithélium de la face concave de l'organe de l'émail donne naissance aux prismes de l'émail; on peut les considérer comme des portions cellulaires calcifiées ou des produits de la sécrétion des cellules. La dent finit par faire disparaître l'organe de l'émail et se fraye un passage au dehors. Le saccule dentaire enfin persiste en grande partie et forme le périoste de l'alvéole.

Le germe de l'émail primitif fournit de bonne heure un second germe, destiné à former les dents permanentes.

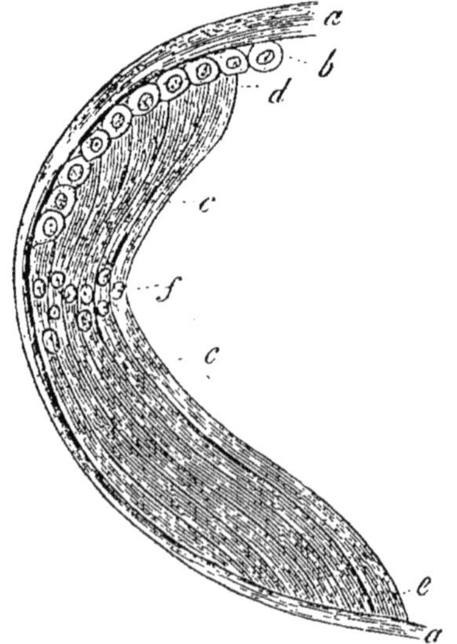

Fig. 78. — Schéma du cristallin chez l'homme. *a*, capsule; *b*, épithélium de la moitié antérieure; *c*, fibres du cristallin avec leurs extrémités antérieure *d* et postérieure *e*; *f*, zone des noyaux.

Avant de terminer l'étude des productions épithéliales, disons encore quelques mots du *cristallin*. Ce tissu (fig. 78), qui résulte du bourgeonnement de la face profonde du feuillet cutané chez le fœtus, est entouré par une capsule amorphe, épaisse en avant, mince en arrière (*a*, *a*). La face externe du segment capsulaire antérieur est tapissée par de l'épithélium pavimenteux, non stratifié, de forme cubique, et offrant une certaine épaisseur (*b*).

Cet épithélium se transforme peu à peu en une couche

d'éléments allongés, pourvus de noyaux, qui constituent les *fibres cristallines* (*c*), éléments pâles, d'aspect vitreux, transparents, offrant dans les parties externes de l'organe de 0,009 à 0,0113^{mm} de diamètre et 0,0056^{mm} seulement dans les parties internes. La fibre cristalline, entourée par une sorte de membrane, peut être considérée comme une cellule parfaitement développée. Les noyaux (*f*) sont situés près de la zone équatoriale. La disposition des fibres est en général la même que celle des méridiens. Sur des coupes transversales ces fibres forment un réseau délicat d'hexagones allongés (fig. 79).

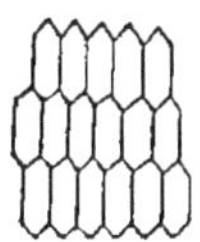

Fig. 79. — Section transversale des fibres cristallines.

CHAPITRE VIII

TISSU MUSCULAIRE

Le *tissu musculaire* se développe aux dépens du feuillet moyen du blastoderme.

Il présente, chez l'homme et les animaux supérieurs, deux éléments d'aspect bien différent au point de vue histologique. Tantôt ils affectent la forme de cellules allongées, fusiformes, d'apparence homogène (fig. 80) ; tantôt celle de filaments longs, d'un certain volume, à striation transversale (fig. 81, *a*).

Les muscles qu'ils constituent portent respectivement les noms de muscles *lisses* et de muscles *striés*, entre lesquels il n'existe pas de différence absolue. En effet, nous trouvons, dans le règne animal, un grand nombre de formes intermédiaires entre ces deux espèces ; de plus, ces deux formes du tissu musculaire ont des origines tout à fait semblables. Chez les animaux inférieurs, on n'observe que des fibres lisses ; les fibres striées n'appartiennent qu'aux organismes plus parfaits. Celles-ci se contractent avec rapidité et énergie, celles-là avec lenteur et mollesse ; le muscle strié est soumis à l'empire de la volonté, le muscle lisse, au contraire, se contracte involontairement. Les fibres du cœur sont les seules qui, par leur striation transversale, fassent exception à cette règle des muscles striés, et soient indépendantes de notre volonté.

Les faisceaux sur lesquels on aperçoit des noyaux étaient autrefois considérés comme les éléments des muscles lisses (fig. 80, *i*). En 1847, *Kœlliker* fit une importante découverte et décomposa ces faisceaux en une série d'éléments cellulaires juxtaposés, auxquels il donna le nom de *fibres-cellules contractiles*.

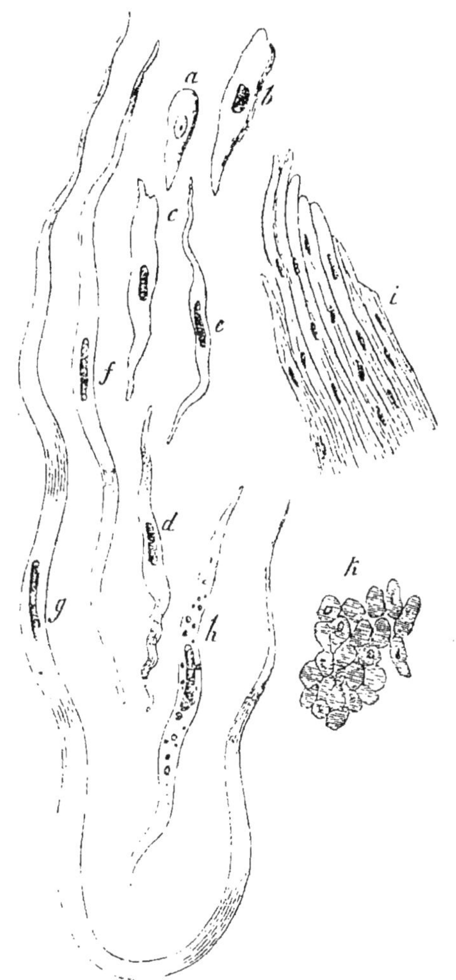

Fig. 80. — Muscles lisses de l'homme et du cochon : *a*, cellule en voie de formation dans la paroi stomacale d'un embryon de cochon de deux pouces de longueur ; *b*, autre cellule plus développée ; *c-g*, différentes formes des fibres cellules chez l'homme ; *h*, cellule pourvue de granulations graisseuses ; *i*, faisceaux de fibres musculaires lisses ; *k*, section transversale d'un faisceau de l'aorte d'un bœuf : beaucoup de noyaux se trouvent dans le plan de la section.

La figure 80 représente en *a* et *h* ces fibres-cellules contractiles. Ce sont des éléments courts, ou le plus souvent de forme allongée, fusiformes, de 0,0282 à 0,2256^{mm} et plus, et dont l'épaisseur varie de 0,0074 à 0,0151^{mm}. La fibre-cellule, dépourvue d'enveloppe, offre d'ordinaire un aspect homogène, si toutefois elle n'a pas subi la dégénérescence graisseuse (*h*). Dans ces dernières années plusieurs observateurs des plus compétents (*Kœlliker*, *Engelmann* et *Merkel*) ont cependant observé une structure fibrillaire facile à reconnaître. On observe dans son intérieur un noyau allongé, en forme de bâtonnet. Ce noyau contient un nombre variable de nucléoles. On rencontre quelquefois deux noyaux ou même un grand nombre. Mais ce sont des exceptions. On peut donc appeler ces éléments cellules musculaires *uninucléées*.

Les muscles à fibres lisses existent sur de nombreux points du corps humain. Le tube digestif possède un revêtement continu de fibres lisses jusque vers le rectum; la muqueuse digestive en est aussi pourvue, mais en moins grande quantité (*muscularis mucosæ*). On en rencontre également dans les différentes parties de l'appareil respiratoire, telles que la paroi interne de la trachée, les cerceaux des bronches et leurs ramifications, et même les alvéoles pulmonaires, suivant quelques auteurs; nous n'avons jamais pu constater nous-même l'authenticité de ce dernier fait. La couche moyenne des vaisseaux, des artères surtout, contient également des fibres musculaires lisses. Il en est de même pour le derme et les follicules pileux, qui contiennent des faisceaux très ténus représentés par les muscles érecteurs des poils (*arrectores pilorum*); le chorion et le tissu cellulaire sous-cutané en renferment également (*J. Neumann*).

Les fibres lisses existent en plus grande quantité dans le mamelon, l'aréole mammaire, et surtout dans la tunique *dartoïque* du testicule. La paroi de la vésicule biliaire en est également pourvue. Mais ces fibres présentent un plus grand développement dans l'appareil urinaire, dans les bassinets, dans le calice, les uretères et la vessie, dans les différentes parties de l'appareil génital de l'homme et surtout de la femme. L'ovaire, les trompes, l'utérus, avant tout, en sont abondamment pourvus; pendant la grossesse, les fibres lisses de l'utérus subissent une augmentation considérable en nombre et en volume.

Les ganglions lymphatiques, la rate, l'œil (sphincter et dilatateur de la pupille, choroïde, muscles ciliaires, orbito-palpébraux) en renferment également.

D'un autre côté, les fibres striées seules entrent dans la constitution de tous les muscles de la tête, du tronc, des membres, du pavillon de l'oreille, des muscles extrinsèques de l'œil, de la langue, du pharynx, de la partie supérieure du tube digestif, du larynx; on en trouve également dans l'anus. Enfin, le diaphragme et le cœur sont exclusivement formés par des fibres striées.

Au point de vue histologique, la fibre striée (fig. 81, *a*) est constituée par un élément assez long, indivis, cylindrique et filiforme, de 0,0113, 0,0187 à 0,0563^{mm} de diamètre, auquel on a donné le nom de *filament musculaire*, de *fibre musculaire* (et à tort, celui de *faisceau primitif*).

La texture de cet élément est très complexe.

La fibre présente à considérer une enveloppe et un contenu contractile, le *sarcolemme* et la *substance musculaire*. L'enveloppe qui, pendant la vie, est étroitement appliquée sur la substance intérieure, s'en sépare par la mort de l'élément et absorbe une certaine quantité d'eau qui y forme des vésicules. Quand on rompt la substance

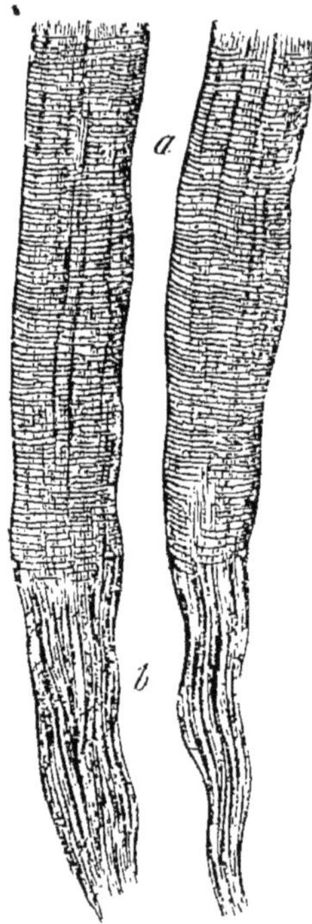

Fig. 81. — Deux fibres musculaires striées *a*, qui paraissent se confondre avec les faisceaux du tissu conjonctif du tendon *b*.

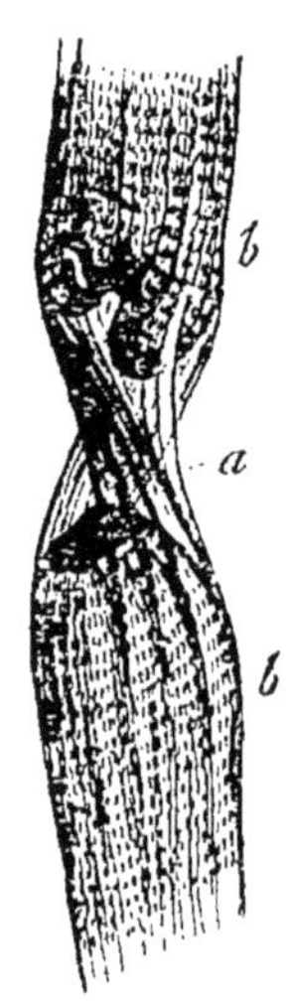

Fig. 82. — Fibre musculaire rompue : *b*, *b*, substance musculaire : *a*, sarcolemme.

musculaire, le sarcolemme ou gaîne primitive (fig. 82, *a*) présente une netteté remarquable : il offre l'aspect d'une membrane homogène, transparente, dense et élastique.

On trouve d'abord, appliqués à la surface interne du sarcolemme, de nombreux noyaux ovalaires, dont le diamètre varie de 0,0074 à 0,0113^{mm} (fig. 83, *c*). Leurs bords et leurs extrémités sont entourés par une faible quantité de substance analogue au protoplasma (*d*). Ces séries de cellules ont reçu le nom de *corpuscules musculaires* (*M. Schultze*). Telle est la structure du muscle chez l'homme. Chez les animaux inférieurs on rencontre des noyaux jusque dans l'intérieur de la fibre ; la même disposition existe dans le muscle cardiaque de l'homme.

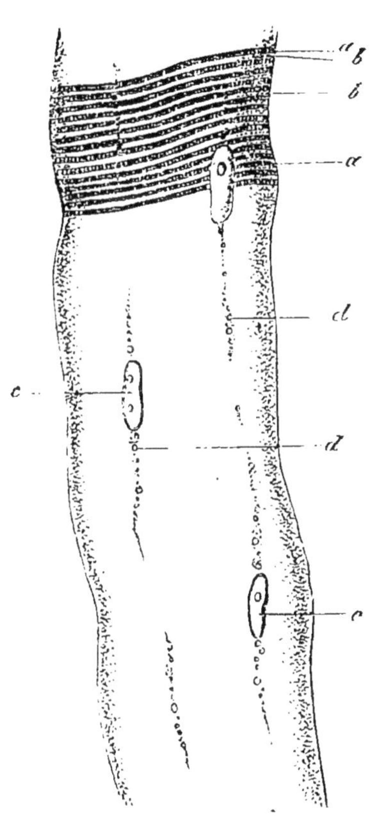

Fig. 83. — Fibre musculaire de la grenouille (grossissement de 800 diamètres). *a*, zone obscure avec des sarcous elements; *b*, zone claire ; *e*, noyau ; *d*, granulations interstitielles (pièce préparée dans l'alcool).

Jusqu'ici cette disposition ne présente point de difficultés. L'étude du contenu de l'enveloppe formée par le sarcolemme, c'est-à-dire de la substance musculaire, est au contraire des plus difficiles. Son aspect est très changeant. Les modifications nombreuses de ses éléments, la délicatesse de leur structure, nous conduisent au dernier degré de l'analyse microscopique.

Après l'emploi de certains réactifs et dans différentes circonstances, la substance musculaire se présente sous la forme d'un faisceau de fibrilles longitudinales fines, de 0,0011 à 0,0022^{mm}, à striation transversale; c'est donc un faisceau primitif qu'on croit avoir sous les yeux, comme pour le tissu conjonctif.

D'autres préparations ne nous permettent d'observer que peu ou point de fibrilles; il en est de même sur le muscle vivant. La fibre, qui ne présente que des stries transversales, paraît formée, comme une pile de Volta, de la superposition de nombreux disques.

On a voulu considérer les fibrilles et les disques comme des éléments normaux préexistants; cette interprétation constitue une double erreur, car, *dans le muscle vivant, on ne peut observer ni fibrilles ni disques.*

Bowman a découvert le premier, il y a plus de trente ans, la véritable disposition de ces éléments. Mais en raison de l'imperfection des moyens et des instruments dont il disposait, il ne put approfondir cette question, qui, de nos jours, et malgré les perfectionnements nombreux apportés à notre outillage, n'est pas encore résolue.

D'après la théorie de cet illustre observateur, la fibre musculaire consiste essentiellement en une agrégation de petits corpuscules, *prismes musculaires* (*sarcous elements*), qui, rattachés et reliés entre eux transversalement, présentent l'image d'un disque ou d'une plaque mince (*disque de Bowman*) (fig. 83, *a*); quand au contraire ils sont disposés en séries longitudinales, ils offrent l'aspect d'une fibrille (fig. 84, 1, *a*, *b*). Il n'y aurait donc ni fibrilles ni plaques préexistantes; la fibre musculaire aurait simplement de la tendance à se diviser tantôt transversalement, tantôt suivant la longueur; cette disposition serait la plus fréquente, car on trouve plus souvent la disposition en fibrilles qu'en plaques sur les fibres mortes.

Voyons maintenant les nouveaux détails que de forts

grossissements microscopiques permettent de reconnaître dans la fibre striée.

Les stries transversales sont formées par des zones obscures séparées les unes des autres par des zones plus claires (2, *a*, *b*). Les premières sont constituées par des *sarcous elements* (*a**), disposés en séries régulières. Ils se présentent sous forme de corpuscules prismatiques allongés; c'est ce que l'on reconnaît sans peine à l'aide de forts grossissements. Chez le protée, leur longueur est de 0,0017mm; chez la grenouille, de 0,0013mm; chez les mammifères et l'homme, de 0,0011 à 0,0012mm.

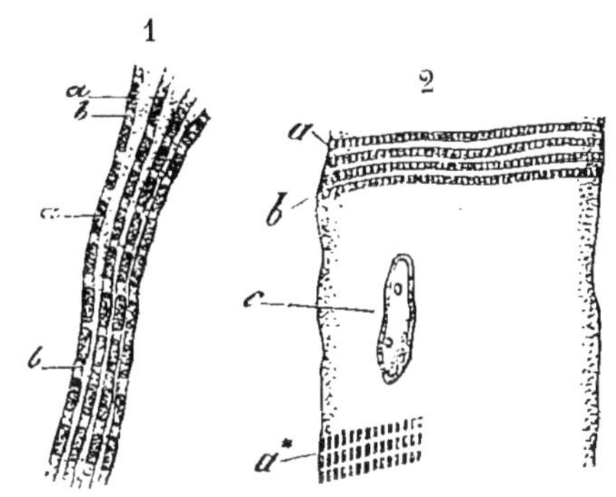

Fig. 84. — Deux fibres musculaires. l'une du protée, 1, l'autre du cochon, 2. Grossissement de 1000 diamètres: *a*, prismes musculaires; *b*, substance conjonctive longitudinale; *a**, *sarcous elements* éloignés les uns des autres, laissant voir leur substance conjonctive transversale; *c*, noyau.

Les prismes adhèrent intimement les uns aux autres; car, en examinant une fibrille (1), on peut remarquer que les *sarcous elements* (*a*) sont maintenus en contact et en série par une substance unissante, claire, comblant tous les vides compris dans le sens longitudinal. En examinant une fibre après l'avoir rompue dans le sens transversal, on peut voir que les zones obscures et les zones claires sont reliées par une substance conjonctive, qui recouvre les faces externes représentées en *a* et *b* dans la figure 84,2. Il est évident que les *sarcous elements* n'offrent plus aucune cohésion dans le sens longitudinal.

Telle est l'idée que l'on se faisait, il y a plus de dix ans, de la nature de ces éléments; mais de nouveaux observateurs ont surgi et avec eux des objections nouvelles.

En 1863, l'Anglais *Martyn* avait découvert, dans la substance unissante longitudinale, une ligne transversale obscure. *Krause*, quelque temps après, confirma et compléta ces observations (fig. 85). Nous donnerons à cette nouvelle ligne (*a*) le nom de *ligne transversale* ou *disque de Krause*.

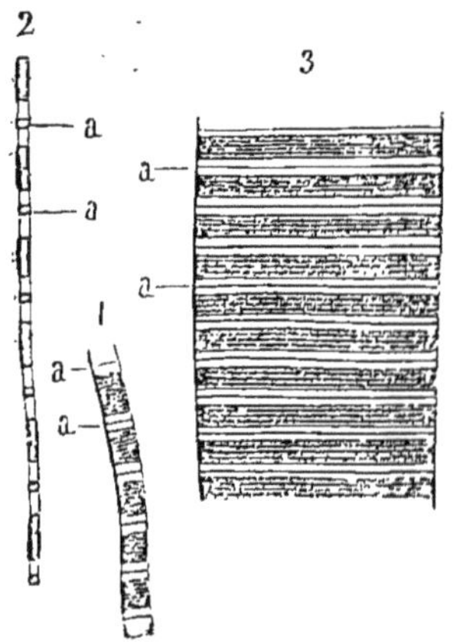

Fig. 85. — Disques transversaux de Krause : *a*, *a*, 1, fibrille musculaire intacte; 2, fibrille tiraillée dans le sens de sa longueur, vue sous un grossissement considérable (Martyn) ; 3, fibre musculaire du chien, prise immédiatement après la mort.

Mais ce n'est pas tout. A la même époque, un autre savant distingué, *Hensen*, reconnut la présence, dans la zone transversale obscure des *sarcous elements*, d'une ligne transversale claire que l'on a appelée *disque médian de Hensen*. *Engelmann* donna le nom de *disques latéraux* à des rangées de granulations disposées de chaque côté de la ligne transversale de *Krause* (fig. 86, *b*).

Dans l'état actuel de nos connaissances, il nous est impossible de tirer des conclusions définitives de ces remarquables observations, dernière limite de l'analyse microscopique.

Brucke a fait, dans ces derniers temps, une intéressante observation : les *sarcous elements de Bowman* possèdent une double réfraction, tandis que les couches de substance conjonctive longitudinale qui les séparent offrent une réfraction simple.

Examinons maintenant quelques détails de structure de la fibre musculaire striée, et notons d'abord l'existence des *granulations interstitielles*, fines molécules formées de graisse (fig. 83, *d*) qui, partant des pôles du noyau, traversent la fibre musculaire en série longitudinale, sur un trajet plus ou moins long.

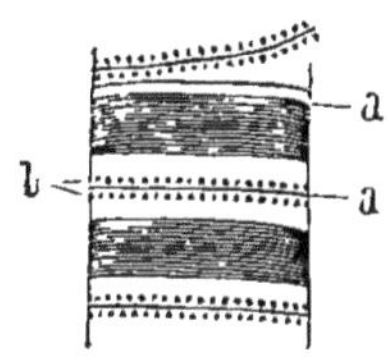

Fig 86. — Fibre musculaire de la mouche après la mort, d'après Engelmann : *a*, disques transversaux ; *b*, disques latéraux.

Cohnheim, sur des coupes transversales de muscle congelé (fig. 87), a pu reconnaître le groupement des prismes musculaires (*a*) en une sorte de mosaïque formée d'éléments polygonaux de trois à six côtés. Il remarqua en outre que ces éléments étaient circonscrits par un système de lignes claires, brillantes (*c*), qui probablement sont dues à la section de la substance unissante.

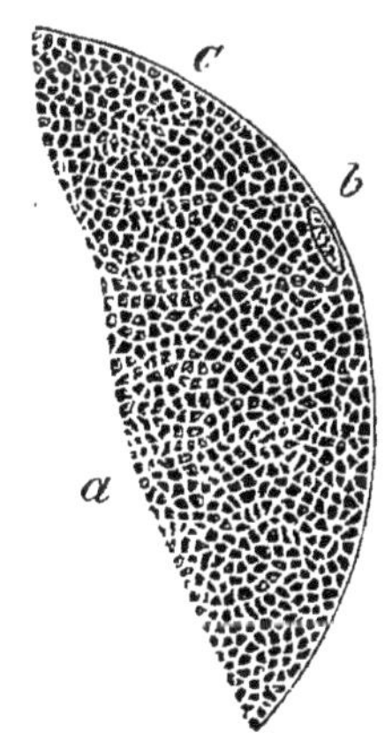

Fig. 87. — Coupe transversale d'un muscle congelé de grenouille : *a*. groupes de prismes musculaires ; *b*, noyau ; *c*, lignes transversales claires.

Le muscle strié de la langue et du cœur de l'homme et des mammifères présente des fibres ramifiées et anastomosées en forme de réseau ; dans la langue, ces divisions sont très fréquentes et se font sous des angles aigus.

Dans le cœur (fig. 88), les anastomoses des fibrilles entre

elles sont si nombreuses qu'elles constituent ainsi un réseau à mailles étroites. Les fibres du muscle cardiaque amincies n'offrent pas de sarcolemme, mais présentent une striation longitudinale et transversale très nette. Le réseau musculaire du cœur est composé de cellules intimement soudées les unes aux autres (fig. 88, à droite).

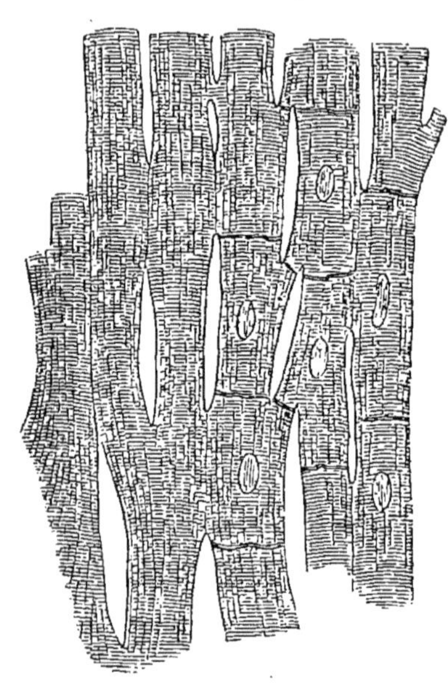

Fig. 88. — Fibres musculaires du cœur. A droite on peut voir nettement les contours des cellules et des noyaux.

Dans les autres muscles striés, les fibres disposées en séries parallèles sont aplaties légèrement par leur pression réciproque (fig. 89, *a*), elles présentent, chez l'homme, à la périphérie, les corpuscules musculaires (*e*). Dans leurs interstices, il se dépose du tissu conjonctif peu abondant, il est vrai, mais qui offre aux vaisseaux et aux nerfs (*d*) un abri tout naturel. Quand la nutrition est poussée à un haut degré, ce tissu conjonctif peut donner naissance à des cellules adipeuses (*c*).

Les fibres musculaires s'associent en nombre variable; les faisceaux qui en résultent, et dont l'épaisseur varie de 0,5 à 1^{mm}, sont séparés les uns des autres par du tissu conjonctif, et constituent les faisceaux *primaires*. Ces faisceaux se réunissent à leur tour en faisceaux *secondaires*. et l'enveloppe de tissu conjonctif du muscle entier porte le nom de *périmysium externe*; le nom de *périmysium interne* est réservé au tissu enveloppant qui sépare les fibres des faisceaux.

On observe le même groupement en faisceaux dans les muscles lisses.

Nous arrivons maintenant à l'étude des *insertions tendineuses* des muscles. Nous avons vu

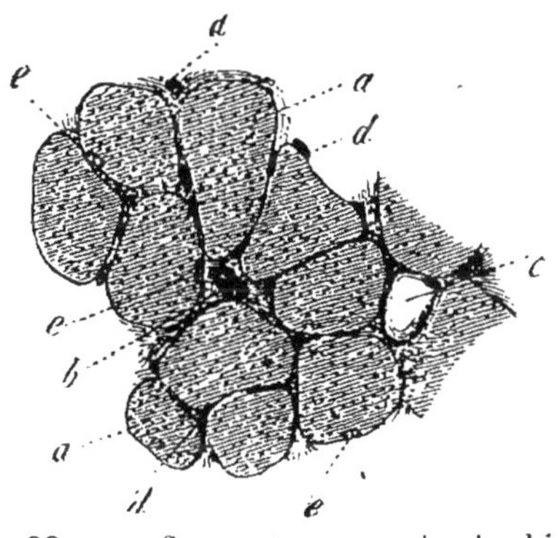

Fig. 89. — Coupe transversale du biceps brachial de l'homme : *a*, fibres musculaires; *b*, coupe d'un vaisseau de fort calibre; *c*, cellule adipeuse contenue dans une lacune du tissu conjonctif; *d*, coupes des vaisseaux capillaires de la couche du tissu conjonctif interfibrillaire; *e*, noyaux (corpuscules musculaires) des fibres voisines du sarcolemme.

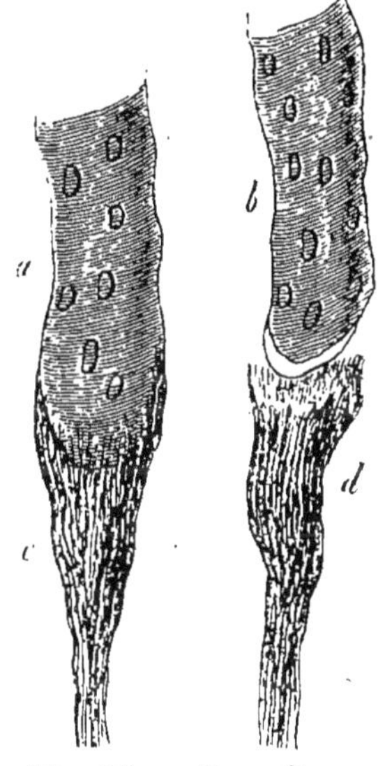

Fig. 90. — Deux fibres musculaires (*a*,*b*) après l'action de la potasse liquide. L'une est encore en communication avec son faisceau tendineux (*c*), l'autre en est séparée (*d*).

précédemment la structure du tissu tendineux (p. 84).

Quand un muscle s'insère (fig. 81) directement sur le tendon, la masse musculaire (*a*) semble se confondre entièrement avec le faisceau tendineux (*b*); mais il en est autrement lorsque le muscle s'insère obliquement sur le tendon.

Weismann s'est avantageusement servi d'une solution de potasse pour la démonstration de ce fait (fig. 90); il a pu constater par ce moyen que l'extrémité de la fibre musculaire, tantôt arrondie, tantôt effilée ou irrégulière, était toujours revêtue de son sarcolemme (*b*), et qu'elle est logée dans une cavité correspondante (*c*, *d*) du faisceau tendineux; pendant la vie, ces deux extrémités sont fortement soudées entre elles par du tissu conjonctif.

Les fibres musculaires sont de longueur variable, sans cependant dépasser 4^{cm} (*Krause*). Elles se terminent par conséquent à distances différentes des extrémités du corps du muscle; dans l'intérieur de celui-ci, elles deviennent filiformes.

La fibre musculaire est composée de différents corps albuminoïdes. Les *sarcous elements*, la substance unissante longitudinale et la substance unissante transversale sont formées de produits dérivés du groupe des corps albuminoïdes qui nous est encore si peu connu. La proportion d'eau, qu'ils contiennent toujours en quantité considérable, varie avec la résistance du tissu.

Pour terminer l'histoire de ce groupe, étudions en quelques mots son *développement embryonnaire*.

Les éléments primordiaux des muscles lisses ne sont ordinairement que des cellules devenues fusiformes (fig. 80), dont quelques-unes se sont ultérieurement transformées en fibrilles.

Dans d'autres cas, ils sont ramifiés. D'après l'opinion émise par nous il y a déjà plusieurs années, ils procèdent fréquemment de cellules de tissu conjonctif. Entre ces deux produits il n'existe aucune différence (*Flemming*, *Waldeyer*).

Les cellules embryonnaires rondes ou ovales (*a*, *b*) échangent simplement leur protoplasma contre la masse musculaire homogène; les noyaux s'allongent en forme de bâtonnets; généralement on n'y rencontre point d'enveloppe.

Quant à la formation de la fibre striée, dont nous avons déjà parlé, on a admis pendant longtemps la théorie de *Schwann* : d'après cet auteur, les fibres se forment par la fusion et la transformation des cellules embryonnaires disposées en séries. C'est ce qui a lieu pour le muscle cardiaque; mais il n'en est pas de même pour les autres muscles volontaires. L'élément générateur de la fibre est une *seule* cellule qui passe par une série de transformations plus considérables que la cellule contractile du muscle lisse.

On a pu observer chez de jeunes embryons des faisceaux minces (0.0045 à 0,0068^{mm}), mais allongés (0,28 — 0,38^{mm}), pourvus d'un ou de deux noyaux vésiculeux et présentant un rudiment de striation transversale sur leur centre; c'est la transformation en *sarcous elements*. Par suite de la multiplication des noyaux, la fibre augmente non-seulement en longueur, mais aussi en épaisseur. La striation transversale s'étend aux extrémités, tout en respectant encore la partie centrale, où l'on rencontre toujours du protoplasma. Ce n'est que plus tard, après l'apparition de la striation longitudinale, que le protoplasma disparaît, excepté autour des noyaux où l'on en trouve encore quelques traces, qui constituent ainsi le corpuscule du sarcolemme. Enfin, chez les mammifères et chez l'homme, ce corpuscule est refoulé vers la périphérie.

Nous pouvons, par opposition avec l'élément lisse, appeler cellule musculaire *polynucléée* la fibre striée des muscles volontairement contractiles.

Nous avons considéré plus haut (p. 122) le sarcolemme de la fibre striée, comme étant une membrane d'enveloppe formée aux dépens du tissu conjonctif ambiant. Cette explication n'est cependant pas admise par tous les auteurs.

Les fibres musculaires du nouveau-né ont des dimensions bien inférieures à celles de l'adulte. Leur développement ultérieur peut expliquer en partie l'augmentation du muscle en épaisseur; il se forme d'ailleurs de nouvelles fibres pendant la croissance de l'individu (*Budge*); ce dernier fait a été récemment mis en doute par plusieurs savants.

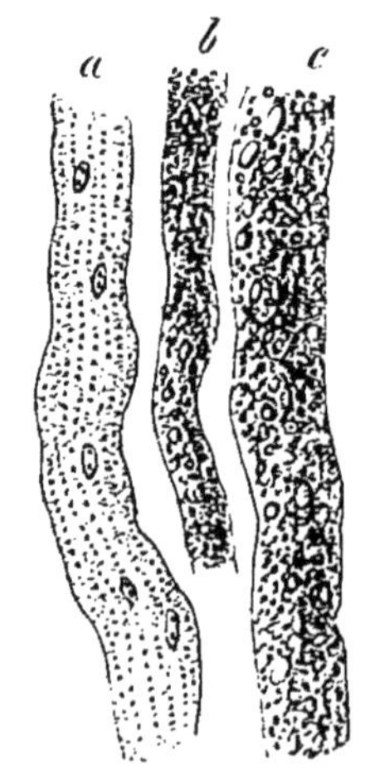

Fig. 91. — Muscles de l'homme qui ont subi la dégénérescence graisseuse: *a*, dégénérescence faible: *b*, dégénérescence plus marquée: *c*, dégénérescence complète.

Weismann a observé la subdivision des muscles de la grenouille sous l'influence de la prolifération des noyaux; il se forme dans ce cas de véritables colonnes de noyaux qui descendent parallèlement le long de la fibre. Puis la fibre se divise en deux, les branches qui en résultent gagnent de plus en plus en épaisseur, et finissent par égaler le diamètre de la fibre qui leur a donné naissance. La même segmentation peut s'opérer sur ces deux nouvelles fibres; on peut de cette façon expliquer la formation de tout un groupe de fibres aux dépens d'une seule et unique fibre musculaire. Il est facile de vérifier la belle découverte de cet excellent observateur.

De toutes les transformations que peut subir le tissu musculaire, la plus fréquente est la dégénérescence graisseuse (fig. 91).

CHAPITRE IX

VAISSEAUX SANGUINS

L'expression de tissu vasculaire laisse à désirer sous le rapport de la précision. La couche la plus interne seule est formée de cellules endothéliales intimement soudées entre elles ; ce sont elles qui constituent la disposition initiale et forment les parois des vaisseaux les plus simples. Quant aux autres tuniques, qui viennent renforcer la paroi des vaisseaux en se déposant de bonne heure à leur surface, elles appartiennent à des tissus que nous connaissons déjà ; elles sont formées en effet de tissu conjonctif, de tissu élastique, ainsi que de fibres musculaires lisses.

Le sang sort du cœur pour se rendre dans les organes par les ramifications nombreuses du système artériel ; il est ramené vers l'organe central par le système veineux. A la limite extrême des artères et des veines, et sans différence appréciable, se trouve le système des vaisseaux capillaires, qui constitue la partie la plus importante de tout cet ensemble au point de vue physiologique. Ce sont les capillaires qui facilitent la nutrition des organes et des tissus, ainsi que la sécrétion glandulaire.

Les vaisseaux capillaires les plus fins, et qui du reste n'existent pas dans toutes les parties du corps, ont un calibre à peine suffisant pour permettre le passage des globules sanguins ; ces derniers subissent souvent un certain degré de compression latérale. Ils ont à peu près, chez l'homme, de 0,0045 à 0,0068^{mm} de diamètre ; mais, dans certaines parties du corps, ils peuvent atteindre un diamètre double du précédent.

Si on les examine sans le secours d'aucun réactif, leur structure paraît des plus simples (fig. 92, 1). Leur paroi est transparente, amorphe, extensible et élastique. On trouve dans son épaisseur, et disposés de distance en distance, des noyaux pourvus de nucléoles, arrondis ou allongés, de 0,0056 à 0,0074^{mm}. Dans les capillaires les plus fins (*a*), les noyaux sont simplement juxtaposés ; dans les autres (*b*), ils présentent assez souvent une disposition alternante.

En injectant une solution étendue de nitrate d'argent dans un capillaire, on constate qu'il est formé de cellules plates, semblables à celles que nous avons représentées dans la figure 22, et de cellules endothéliales ou vasculaires, munies de noyaux et recourbées. Avec de forts grossissements (fig. 93), on voit, entre les cellules d'endothélium, des corpuscules plus ou moins grands, la plupart arrondis et obscurs (*aa*), et d'autres plus clairs (*b*). Ce sont de petits orifices, par lesquels se ferait la migration active des cellules lymphoïdes qui se produit en vertu du mouvement de translation qui les caractérise (p. 12) ; ce fait est connu depuis longtemps (*A. Waller*, *Cohnheim*) ; c'est par les mêmes orifices que se produit la migration passive des éléments colorés du sang (p. 42).

Dans d'autres capillaires la paroi est limitée par une ligne double.

Assez souvent on rencontre des capillaires dont le re-

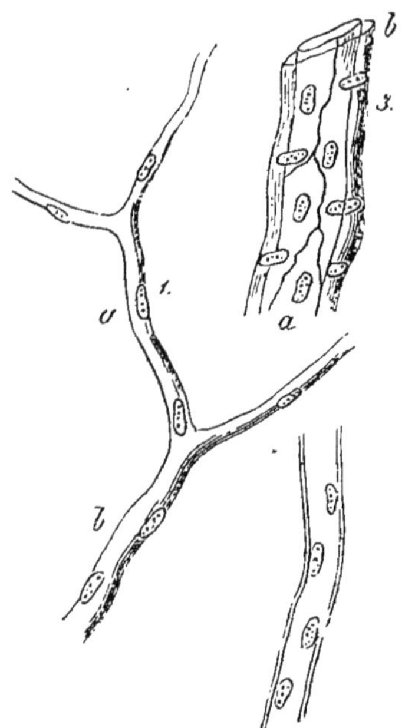

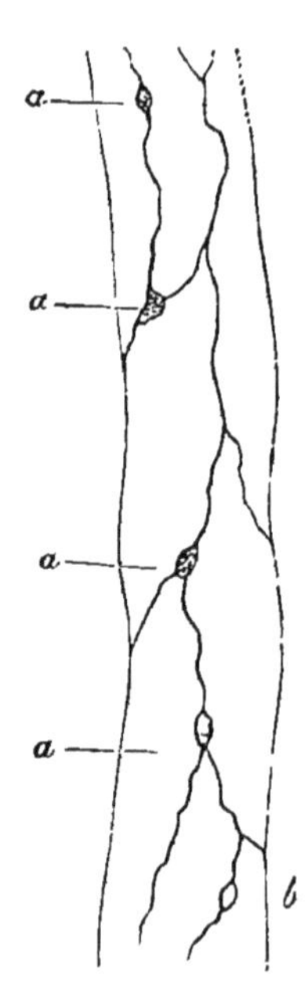

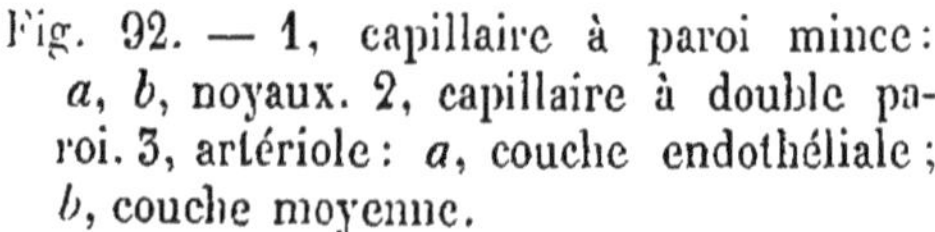

Fig. 92. — 1, capillaire à paroi mince : *a*, *b*, noyaux. 2, capillaire à double paroi. 3, artériole : *a*, couche endothéliale ; *b*, couche moyenne.

Fig. 93. — Capillaire du mésentère de la grenouille : *a* et *b*, petits orifices ou *stomates*.

vêtement endothélial est protégé par une couche de tissu conjonctif qui porte le nom de *tunique adventice;* peu développée ici, elle appartient à tous les grands vaisseaux. La structure de cette tunique varie suivant les vaisseaux. On y trouve tantôt du tissu conjonctif ordinaire, en arrêt de développement, pourvu de noyaux à direction longitudinale, ou bien des débris de cellules; dans les capillaires des organes lymphoïdes (fig. 94, *b*), on observe une substance conjonctive réticulée, disposée élégamment sur toute la surface de l'endothélium ; le vaisseau capillaire est tendu par ce réseau cellulaire comme une tapisserie dans son cadre.

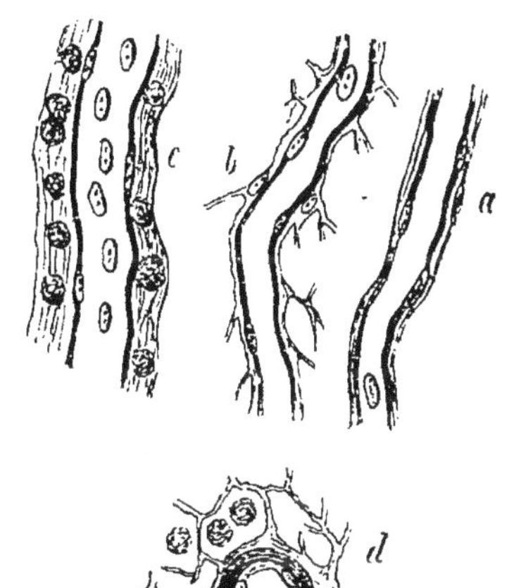

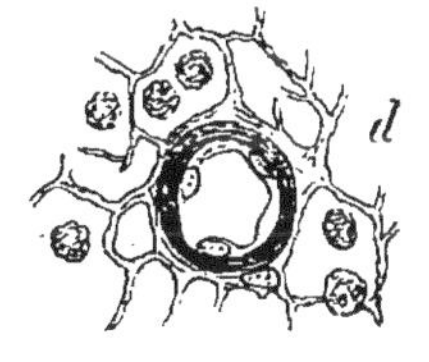

Fig. 94. — Vaisseaux capillaires et petits troncs vasculaires d'un mammifère : *a*, vaisseau capillaire du cerveau ; *b*, capillaire d'un ganglion lymphatique ; *c*, tronc plus volumineux avec sa gaine lymphatique (intestin grêle); *d*, section d'une artériole d'un ganglion lymphatique.

Les vaisseaux plus volumineux offrent une structure différente, et ces variations dépendent en grande partie de la nature artérielle ou veineuse du vaisseau.

Examinant la portion artérielle du réseau capillaire, on rencontre de petits vaisseaux dans lesquels se trouve, autour de l'endothélium (fig. 92, 3, *a*), une couche de noyaux très apparente, à direction transversale (*b*). Cette couche représente ici la tunique musculeuse ou tunique moyenne des gros vaisseaux ; dans les veines de même diamètre, cette tunique est remplacée par une tunique adventice, formée de tissu conjonctif. On observe également cette dernière dans les petites artérioles, au-dessus de la couche musculeuse.

Dans le tronc artériel représenté par la figure 95, on ne voit pas le revêtement endothélial. Dans les veines analogues, ce dernier nous paraît plus ou moins épais suivant l'état de plénitude du vaisseau et la pression sanguine exercée sur ses parois (*Renaut*). En *b*, nous voyons une membrane élastique, homogène, à stries longitudinales, qui repose sur l'endothélium et forme par conséquent la couche la plus interne de notre figure. C'est la *tunique séreuse* des anciens anatomistes. On voit autour d'elle une couche de fibres-cellules contractiles et disposées transversalement (*c*) ; enfin on trouve, en dehors, la tunique conjonctive dont les cellules suivent la longueur du vaisseau (*d*) ; l'épaisseur de cette dernière tunique est d'ailleurs sujette à de nombreuses variations.

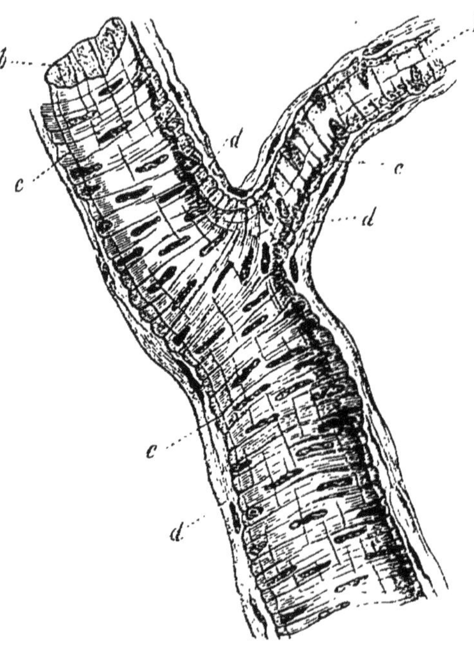

Fig. 59. — Petit tronc artériel : *b*, couche interne homogène, dépourvue de noyaux ; *c*, couche moyenne formée par des fibres-cellules contractiles ; *d*, couche externe de tissu conjonctif.

D'autres branches artérielles ont une tunique musculaire composée de plusieurs couches superposées de fibres-cellules, ainsi qu'on le voit en *d* dans la figure 94, où la tunique adventice est formée de tissu conjonctif réticulé.

Les gros vaisseaux ne peuvent être examinés directement au microscope. Il est donc nécessaire, pour se rendre un compte suffisamment exact de leur structure, d'examiner séparément chaque couche, ou de pratiquer sur les parois des vaisseaux desséchés des coupes longitudinales et transversales.

Mais ce ne sont pas là les seules variations que peuvent subir les gros vaisseaux sanguins ; il en est encore d'autres que l'on rencontre dans les différentes branches. La paroi endothéliale n'est jamais formée que d'une seule couche ; il en est de même pour la paroi externe, la tunique adventice ; mais celle-ci peut augmenter d'épaisseur, les faisceaux de tissu conjonctif qui la forment deviennent plus manifestes, et l'on voit apparaître, dans ces faisceaux, des réseaux de fibres élastiques serrés ; cette disposition est particulière aux artères. Les deux tuniques moyennes, la séreuse et la médiane, affectent au contraire une disposition stratifiée ; toutes deux sont dues à la superposition d'un grand nombre de couches. C'est pourquoi les parois vasculaires sont susceptibles d'augmenter en épaisseur. Les couches les plus internes ne cessent de présenter dans toutes leurs parties les caractères du tissu élastique et en affectent les formes les plus variées. Les couches moyennes se décomposent en couches alternantes, formées de tissu élastique et de muscles lisses, et dirigées toutes deux transversalement ; on peut aussi y rencontrer du tissu conjonctif. La tunique médiane est bien moins développée dans les veines que dans les artères de même volume ; il en résulte que les parois des veines paraissent beaucoup plus minces. Les cellules endothéliales des artères se présentent sous forme de petites plaques lancéolées et étroites ; sur les veines les mêmes éléments sont plus courts et plus larges (p. 44).

Dans les veines de 0,25^{mm} de diamètre, une séreuse pourvue d'un réseau élastique délicat succède à l'épithélium. La tunique médiane est représentée par quelques couches de fibres musculaires, au milieu desquelles on trouve des réseaux de tissu élastique et de tissu conjonctif. Dans la tunique adventice, les fibres de tissu conjonctif ont une direction longitudinale, et sont accompagnées de quelques fibres élastiques.

Dans les veines de moyen calibre, la disposition n'est plus la même. La tunique séreuse est formée par la superposition de plusieurs couches de tissu homogène ou strié, pourvu de cellules fusiformes à direction longitudinale; à ce tissu viennent s'ajouter des membranes élastiques ou des réseaux dirigés dans le même sens. On peut déjà observer dans ces couches des éléments des muscles lisses. Quant aux couches moyennes, elles se composent de tissu conjonctif à fibres transversales, de réseaux élastiques dirigés dans le même sens, et de muscles lisses. On rencontre aussi quelques couches élastiques à longues fibres. Il n'y a rien de particulier pour la tunique adventice; qu'il nous suffise de dire qu'on peut aussi y trouver des fibres-cellules contractiles.

La tunique séreuse des veines les plus volumineuses offre une disposition analogue (mais elle ne renferme pas de muscles lisses); la membrane moyenne, au contraire, ne prend pas un grand développement et peut même faire entièrement défaut. Elle est pourvue de quelques éléments musculaires, accompagnés de fibres de tissu conjonctif. On retrouve encore ici les réseaux élastiques allongés. La tunique adventice des veines, généralement très développée, présente souvent, à sa face profonde, une couche de fibres musculaires à direction longitudinale; telle est la disposition des veines de l'utérus en état de gestation; les vaisseaux sanguins de la dure-mère sont totalement dépourvus de fibres musculaires.

Dans les petites artères, les tuniques séreuse et adventice n'éprouvent presque pas de modifications. La première cependant présente des couches élastiques, perforées d'espace en espace, d'où le nom de *membranes fenêtrées*; on y rencontre aussi des réseaux élastiques à direction longitudinale; la tunique moyenne est constituée par une série de couches superposées de tissu musculaire lisse, et dans la couche externe fibrillaire, le tissu conjonctif forme un réseau élastique.

L'épaisseur des couches interne et moyenne augmente sur les grosses branches. Des lames élastiques se mélangent aux couches musculaires et présentent une striation transversale. Le réseau élastique de la tunique adventice prend en outre un plus grand développement.

Dans les grandes artères (fig. 96), on voit, au-dessous de l'endothélium (*a*), une couche épaisse constituant la paroi vasculaire interne (*b*). Les lamelles, d'une structure variable, présentent la plus grande variété dans la disposition de leur tissu élastique. Dans la zone la plus interne et près du revêtement endothélial, on rencontre des couches d'une structure homogène, mais plutôt striée, auxquelles sont venus se joindre des réseaux cellulaires superposés (*Langhans, von Ebner*).

Le caractère membraneux des réseaux de fibres élastiques (*d*) s'accentue davantage dans la tunique moyenne. Les fibres y sont plus ou moins épaisses ; la substance unissante intermédiaire peut ne pas présenter de solution de continuité, mais le plus souvent se perfore en plusieurs points. Le nombre de ces couches élastiques peut s'élever jusqu'à 30, 40, 50 et plus; les couches musculaires (*e*) n'ont pas un développement régulier, et la direction de leurs fibres n'est pas exclusivement transversale. Les parties extérieures de la tunique moyenne renferment du tissu conjonctif fibrillaire (*Schultze, von Ebner*). Enfin, dans la tunique adventice (*g*), où peuvent également se rencontrer des éléments musculaires, le réseau des fibres élastiques (*f*) acquiert souvent

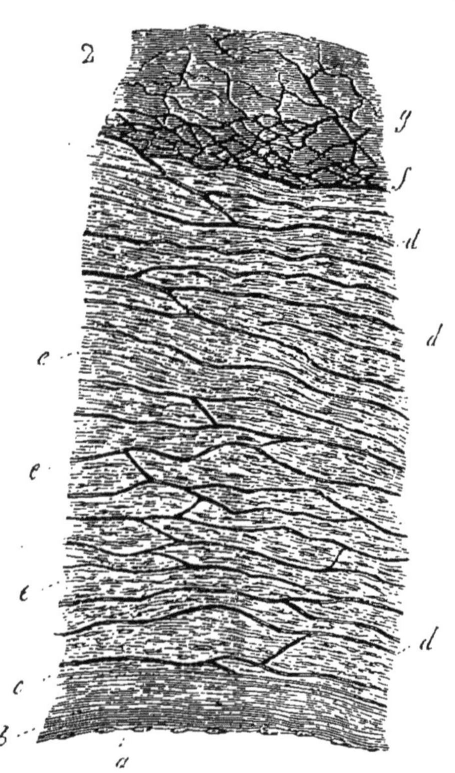

Fig. 96. — Coupe transversale de vaisseaux artériels : *a*, endothélium ; *b*, tunique interne ; *c*, couche externe de celle-ci ; *d*, couche élastique ; *e*, couche musculaire de la tunique moyenne ; *g*, tunique adventice ; *f*, son réseau élastique.

un très grand développement chez les grands mammifères.

Les *valvules* des vaisseaux sont formées de tissu conjonctif mélangé de fibres élastiques, et revêtu d'endothélium.

On a donné le nom de *vasa vasorum* aux petits vaisseaux artériels et veineux qui, dans les couches moyenne et externe des gros vaisseaux, président à la nutrition des parois.

Les parois des gros troncs vasculaires renferment aussi des vaisseaux lymphatiques (*G.* et *F. Hoggan*). Les *nerfs vasculaires* se terminent dans la couche musculaire de la tunique moyenne.

Nous allons étudier maintenant le système des *vaisseaux capillaires.*

On sait qu'il n'y en a point partout. On n'en rencontre pas dans les tissus épithéliaux, pas plus que dans le cristallin, la cornée et les cartilages permanents.

Une des particularités du système capillaire est due à ce que les branches ne diminuent pas beaucoup de volume par l'émission de nouveaux rameaux, et que les vaisseaux, en s'anastomosant entre eux, constituent des réseaux généralement réguliers et très caractéristiques.

Le diamètre des capillaires (voir plus haut) varie suivant les régions auxquelles ils appartiennent. C'est dans le cerveau et dans la rétine que l'on rencontre les capillaires les plus fins : ils ont de 0,0068 à $0{,}0065^{mm}$; les capillaires destinés aux muscles ont un volume un peu supérieur; ils ont $0{,}0074^{mm}$. Le calibre augmente quelque peu dans ceux du tissu conjonctif, des téguments et des muqueuses; dans ceux d'un grand nombre de glandes, telles que le foie, les reins et les poumons, où il s'élève à 0,0099 et à 0,0135^{mm}. Les capillaires les plus forts sont ceux qui circulent dans la substance médullaire des os; ils mesurent 0,0226^{mm} de diamètre. Remarquons en outre que le diamètre des capillaires les plus fins n'est pas au-dessous des dimensions des globules sanguins.

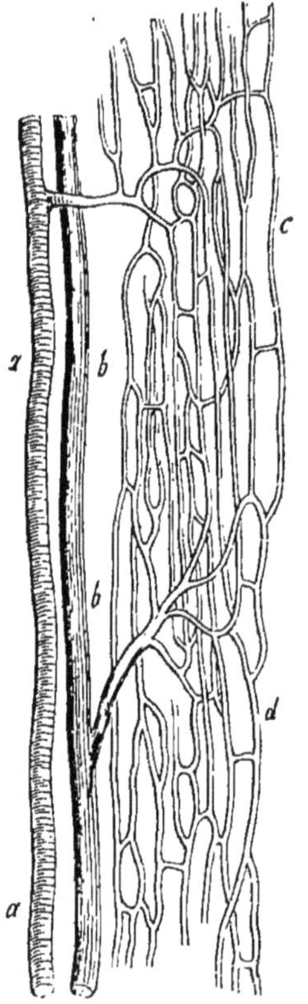

Fig. 97. — Vaisseaux des muscles striés: *a*, artère; *b*, veine; *c* et *d*, réseau capillaire.

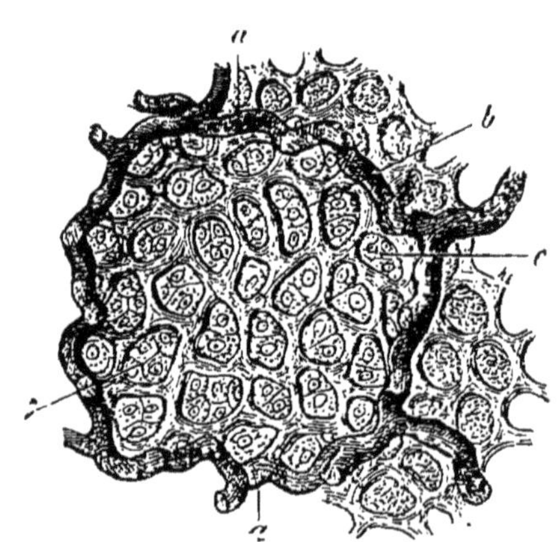

Fig. 98. — Alvéole pulmonaire d'un veau : *a*, vaisseaux des parois alvéolaires; *b*, réseau capillaire; *c*, cellules épithéliales.

Le nombre des capillaires n'est pas toujours le même en un point donné du corps, et les petits territoires qu'ils interceptent dans les mailles de leurs réseaux varient également en étendue, proportionnellement à la vascularisation de la région. Les régions les mieux dotées à cet égard sont le siège d'échanges chimiques importants; il n'en est plus de même dans les parties peu vasculaires. Le poumon, qui est l'un des organes les plus vasculaires (fig. 98), possède le réseau capillaire le plus riche de tout l'organisme. La même disposition se retrouve dans les glandes véritables. Quant aux membranes fibreuses, aux tendons, au névrilème, on y rencontre fort peu de vaisseaux.

La forme des réseaux capillaires dépend de celle des parties qu'ils nourrissent, de la texture des éléments histologiques de ces parties ou du mode de groupement de ces éléments.

Nous avons d'abord le réseau capillaire *allongé*, que l'on rencontre dans le muscle strié (fig. 97). Les fibres musculaires sont enlacées dans les mailles (*c d*) extrêmement allongées du réseau. Les muscles lisses présentent un réseau analogue. Mais comme dans ces derniers les éléments histologiques sont très ténus, c'est autour d'un faisceau de fibrilles que se distribuent les capillaires. Ce n'est pas là seulement que l'on observe cette disposition; on la retrouve encore dans la muqueuse stomacale, dont les glandes rappellent des tubes longs et étroits.

Les cellules adipeuses, ainsi que nous le montre la figure 51, sont des éléments arrondis, de dimensions assez considérables. Leurs capillaires se moulent exactement sur leur enveloppe, en formant un réseau à mailles arrondies (fig. 99), qui indiquent que ces vaisseaux sont jusqu'à un certain degré indépendants des capillaires voisins. Le tronc artériel (*a*) et le tronc veineux (*b*) d'une agglomération de ces cellules adipeuses apparaissent très nettement sur la figure.

Nous reviendrons plus tard sur la structure des glandes en grappe, qui sont si nombreuses dans l'organisme. L'acinus, élément arrondi ou allongé, contenant dans son intérieur un amas de petites cellules, est entouré d'un réseau sphérique, identique à celui que l'on observe dans les cellules adipeuses.

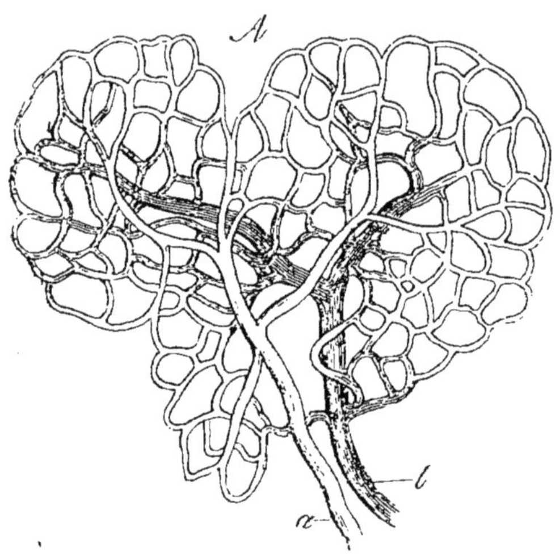

Fig. 99. — Vaisseaux des cellules adipeuses : *a*, tronc artériel; *b*, tronc veineux d'une grappe de cellules adipeuses.

Les capillaires du foie présentent un aspect tout particulier et des plus remarquables. Le foie, ainsi que nous le verrons bientôt (fig. 100), se décompose en lobules, ou agglomérations de cellules à direction rayonnante. Le système capillaire, très développé, se conforme à cette disposition.

Dans les papilles que l'on observe à la surface du derme et qui sont protégées par une épaisse couche de cellules épithéliales (p. 49), on observe une *anse capillaire* qui, d'un côté, gagne le sommet de la papille, pour redescendre du côté opposé.

On rencontre encore de grandes papilles sur beaucoup de muqueuses, comme à la face dorsale de la langue, où elles forment les corpuscules du goût, sur tout l'instestin grêle, où elles portent le nom de villosités. Mais dans les grosses villosités de l'intestin, la simple anse capillaire ne suffit plus (fig. 101). On voit apparaître entre

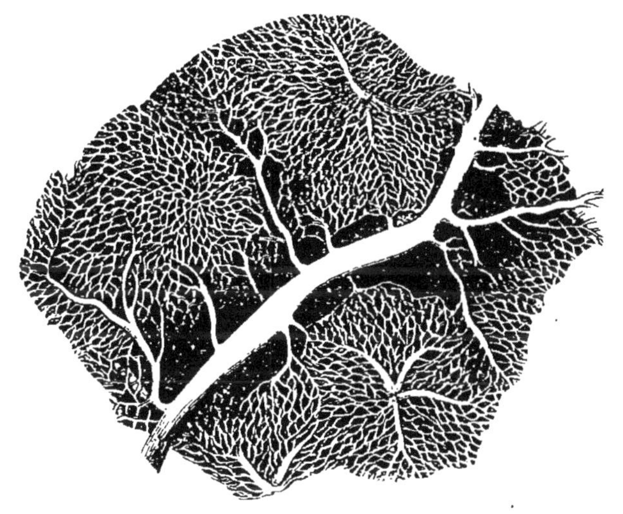

Fig. 100. — Réseau capillaire d'un foie de lapin, traversé par une branche de la veine porte.

les vaisseaux qui forment l'anse un véritable réseau capillaire. Tel est le mode de formation du *réseau en anse*.

Les glomérules vasculaires du rein offrent une disposition particulière (fig. 102).

Une branche artérielle microscopique (voir la figure) se divise en rameaux, dont chacun donne naissance à un certain nombre de capillaires contournés sur eux-mêmes. Cet ensemble de capillaires possède un canal excréteur, efférent, qui résulte de la fusion de tous les canaux semblables. Nous avons donc ici un vaisseau afférent (*vas affe-*

rens) et un vaisseau efférent (*vas efferens*), qui se confondent avec le réseau capillaire proprement dit.

Pour étudier les vaisseaux capillaires, il est nécessaire d'injecter dans les vaisseaux des liquides colorés, tels que de la gélatine additionnée de carmin ou de bleu de Prusse, et portée à une haute température. On employait autrefois des substances opaques, granuleuses : cinabre, blanc de céruse, jaune de chrome, etc.; ces moyens étaient défectueux, et l'on n'y a guère recours à présent. On se sert aussi, bien que rarement, de substances résineuses, de cire ou d'huiles éthérées comme véhicule de la matière colorante.

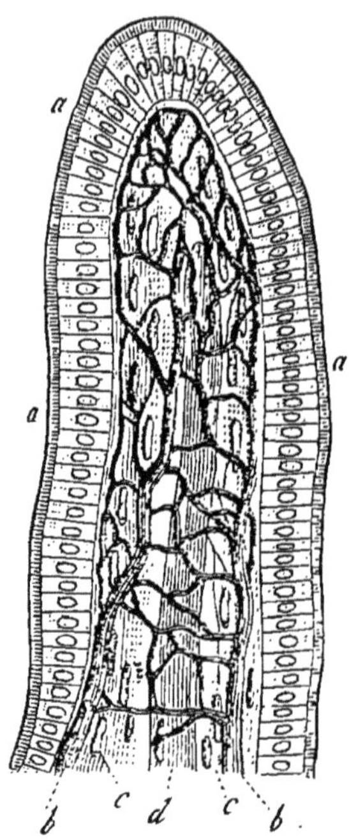

Fig. 101. — Villosité intestinale : *a*, épithélium cylindrique à plateau épais ; *b*, réseau capillaire ; *c*, couches longitudinales de fibres musculaires lisses : *d*, vaisseau chylifère central.

Le mode du *développement embryonnaire* des vaisseaux est loin d'être entièrement connu.

Le cœur, formé aux dépens du feuillet moyen du blastoderme, se présente, dès les premiers temps de la vie embryonnaire, à l'état rudimentaire et entre presque immédiatement en fonction. Cet organe est primitivement creux, et il paraît en être de même pour les gros troncs vasculaires qui l'environnent.

Dans l'état actuel de la science, il est absolument

impossible de préciser exactement la marche du développement du système vasculaire.

En étudiant l'embryon de poulet, *Klein* a observé que les gros vaisseaux se formaient aux dépens du feuillet moyen. Le contenu de ces vaisseaux ne tarde pas à se liquéfier; le corps de la cellule, agrandi et rempli de liquide, s'entoure d'une enveloppe de protoplasma avec le noyau primitif ; ce sont ces cellules qui donneraient naissance à la paroi primitive du vaisseau, au revêtement endothélial, ainsi qu'aux premiers globules sanguins. Les cellules se multiplieraient par prolifération nucléaire; et tandis que les noyaux iraient de leur côté, tout en se multipliant, se ranger suivant un ordre régulier, la membrane protoplasmique à son tour se diviserait, et fournirait les cellules endothéliales plates. De ce revêtement endothélial on fait également dériver par étranglement les premiers globules sanguins. Mais il doit exister encore un autre mode de développement.

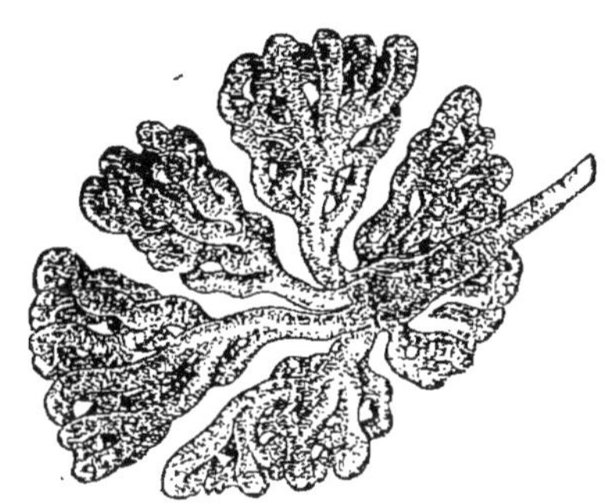

Fig. 102. — Glomérule du rein du cochon.

La première paroi vasculaire et les premiers globules sanguins tirent par conséquent leur origine de la même cellule.

Mentionnons encore ce fait important, que ce n'est que plus tard que la paroi vasculaire primitive peut être décomposée par la solution d'azotate d'argent en les cellules endothéliales que nous connaissons.

On voit se former, en second lieu, les autres parois du vaisseau, c'est-à-dire les tuniques séreuse, moyenne et

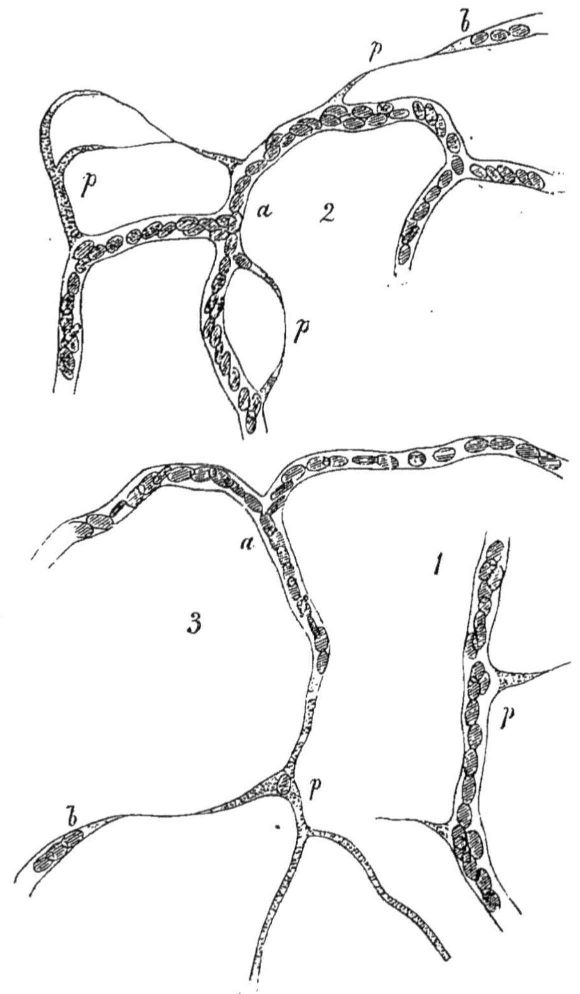

Fig. 103. — Développement de capillaires dans la queue du têtard : *p*, *p*, prolongements et cordons protoplasmiques.

adventice. Cependant, d'après plusieurs observateurs, il n'en serait pas tout à fait ainsi.

Les capillaires existent de très bonne heure et subissent

de nombreuses modifications, que l'on peut déjà observer dans la queue du têtard (fig. 103). Leur développement se fait graduellement.

Les parois des capillaires émettent des prolongements du protoplasma de forme conique (fig. 103, 1, 2, *pp*), qui, par leur fusion (2) se transforment en cordons pleins. Si la partie centrale du cordon qui s'est élargie vient ensuite à disparaître, il en résulte un tube de protoplasma (3, *p*). Un développement ultérieur de ce dernier peut y faire naître de nouveaux noyaux. Enfin, la paroi endothéliale se forme aux dépens du protoplasma et par multiplication nucléaire.

La création anormale de nouveaux vaisseaux se fait suivant les lois de la vie embryonnaire.

CHAPITRE X

VAISSEAUX ET GANGLIONS LYMPHATIQUES

Nous avons déjà donné une définition de la lymphe dans le second chapitre (p. 41). La lymphe est du plasma sanguin transsudé à travers les parois des capillaires, après avoir abandonné ses principes nutritifs solubles aux tissus, et avoir pris, en échange, les produits de décomposition de ces derniers. Nous avons dit aussi que ce liquide, fourni sans cesse par le torrent circulatoire, était un instrument d'épuration. Passons maintenant à l'examen de cette question.

Nous suivrons la même marche que dans le chapitre précédent ; car si les canaux lymphatiques de grand et de moyen calibre sont assez bien connus, les vaisseaux les plus fins sont encore dans la science le sujet de bien des incertitudes.

Si nous commençons par le canal thoracique, le dernier et le plus gros vaisseau de ce système, nous trouvons ses parois constituées comme celles des veines.

L'endothélium est recouvert par plusieurs couches de substance striée (qui forment la tunique séreuse), puis par un réseau élastique longitudinal ; dans les couches moyennes, on observe du tissu conjonctif à direction longidinale, et une couche musculaire transversale; la tunique adventice renferme aussi quelques faisceaux de ce dernier tissu. On n'y observe pas plus de valvules que dans les vaisseaux lymphatiques d'un plus fin calibre.

En examinant ces derniers, nous voyons que la structure de leur paroi se simplifie, comme celle des veines. Dans les branches de 0,2 à 0,3^{mm}, on reconnaît encore les quatre couches particulières à ces vaisseaux.

Peu à peu, les tuniques adventice, moyenne et séreuse disparaissent, et il ne reste absolument que le tube endothélial formé de cellules analogues à celles des vaisseaux sanguins. Ici encore nous rencontrons des valvules et des renflements isolés, ganglionnaires ou ampullaires. Ces vaisseaux sont encore manifestement séparés des tissus ambiants. Les rapports de ces conduits avec les vaisseaux sanguins sont sujets à de très nombreuses variations : la plupart du temps, ces deux vaisseaux cheminent simplement l'un à côté de l'autre; on voit assez fréquemment une branche artérielle entourée de deux canaux lymphatiques. Il est donc possible dans ce cas de faire erreur, et de croire que le torrent circulatoire est entouré de lymphatiques. En réalité, cependant, cette disposition est plus rare qu'on ne le croit généralement (fig. 106, *e*).

Enfin, l'aspect des vaisseaux lymphatiques se modifie; la face externe des cellules vasculaires se confond presque avec le tissu environnant, et offre au premier aspect l'apparence d'une lacune ou d'une fissure. Telle est l'impression produite par un simple examen; l'emploi de l'imprégnation au nitrate d'argent nous a permis d'obtenir l'aspect réel (fig. 104, *a*).

Pour étudier les canaux lymphatiques les plus délicats, il est beaucoup plus nécessaire d'avoir recours aux injections artificielles, que pour les capillaires sanguins, dont les globules rouges font ressortir les canaux les plus ténus. La lymphe, liquide incolore et peu riche en éléments cellulaires, ne saurait faire reconnaître l'existence d'un lymphatique ; seuls les vaisseaux chylifères, surchargés de graisse, se distinguent de temps en temps d'une façon plus évidente.

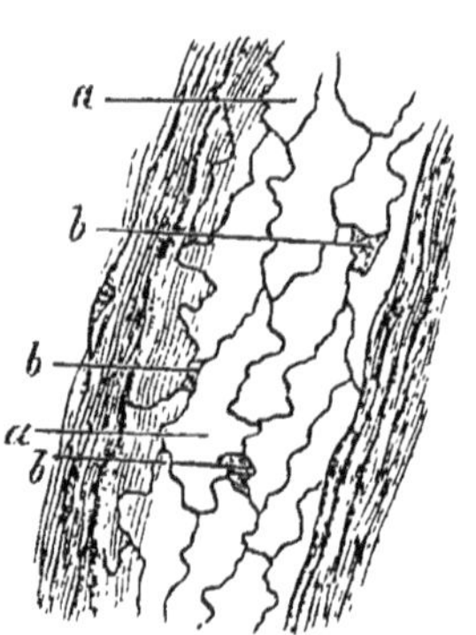

Fig. 104. — Canal lymphatique du gros intestin du cochon d'inde : *a*, cellules vasculaires ; *b*, petite plaque intercalaire.

Les voies lymphatiques ne présentent point de courant comparable à celui d'une artère ; elles n'offrent qu'un circuit capillaire, et des canaux efférents comparables aux veines. La résistance des valvules oppose presque constamment un très grand obstacle aux liquides; aussi *Hyrtl*, en découvrant sa méthode d'injection si simple et si efficace, a-t-il rendu à l'anatomie un service de la plus haute importance. Nous voulons parler de son procédé par ponction.

A l'aide d'une fine canule, on pénètre dans un tissu où l'on espère rencontrer des vaisseaux lymphatiques, et l'on recherche avec précaution la direction du vaisseau que l'on a blessé. Il est certain qu'on échoue souvent; cependant, avec de l'exercice, de la patience et de la persévérance, on arrive au but. Ce moyen seul a permis à *Teichmann*, entre autres, de faire ses magnifiques travaux sur les vaisseaux lymphatiques.

Commençons d'abord par les vaisseaux lymphatiques que leur contenu graisseux colore en noir pendant la digestion. On trouve au centre des villosités intestinales (fig. 101), un canal en forme de cul-de-sac (*d*), entouré d'un réseau contourné de capillaires (*bb*). Son diamètre varie entre 0,0187 et 0,0282^{mm} ; au premier abord, on le prendrait pour une lacune, mais un examen plus approfondi y fait découvrir, comme ailleurs, une cloison mince, formée de cellules endothéliales, réunies entre elles par une substance unissante.

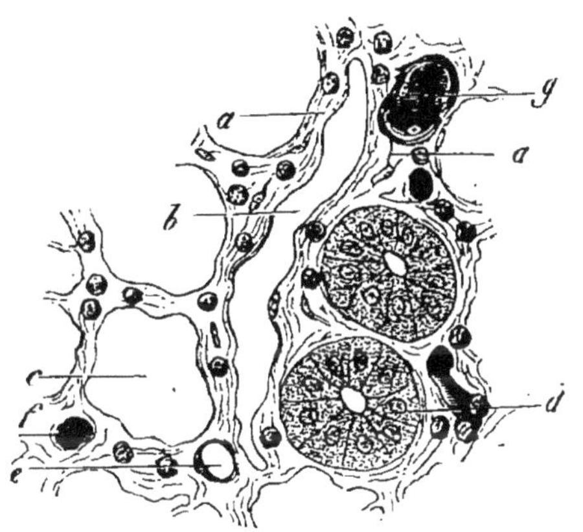

Fig. 105. — Muqueuse de l'intestin grêle du lapin : *a*, tissu conjonctif réticulé avec ses cellules lymphatiques ; *b*, espace lymphatique ; *c*, section d'une glande de Lieberkühn ; *d*, glande de Lieberkühn avec ses cellules ; *e*, *f*, *g*, vaisseaux sanguins.

Ce dernier fait peut s'appliquer également aux autres vaisseaux lymphatiques : vaisseaux irréguliers, dentelés, assez larges, et dirigés vers la profondeur de l'organe. Ils sont enveloppés par un réseau capillaire sanguin plus fin et plus régulier.

Des villosités intestinales passons à la partie inférieure de la muqueuse de l'intestin grêle, où vont se perdre les canaux lymphatiques borgnes des villosités.

Reportons-nous à la figure 105. Nous y voyons, dans le

tissu conjonctif (*a*) parsemé de cellules, la section des vaisseaux sanguins (*e*, *f*, *g*) et des glandes (*d* et *c*); un examen plus attentif nous permet d'y constater l'existence d'une lacune oblongue (*b*); c'est un canal lymphatique, revêtu de cellules endothéliales.

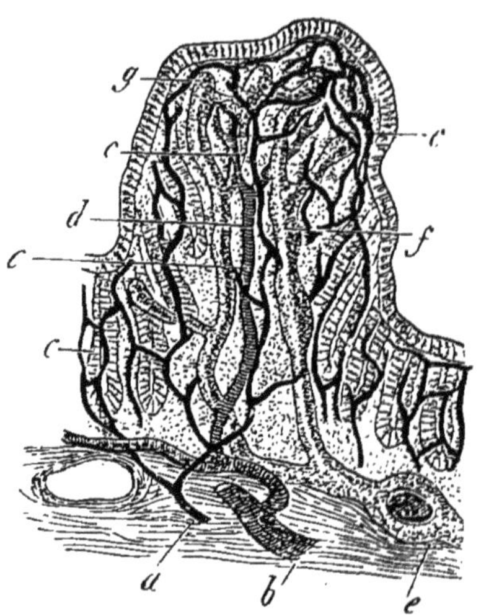

Fig. 106. — Papille du colon d'un lapin : *a*, branche artérielle ; *b*, rameau veineux ; *c*, réseau capillaire ; *d*, veine descendante de la papille ; *e*, vaisseau lymphatique ; *f*, voies lymphatiques ; *g*, terminaisons en cul-de-sac des conduits lymphatiques.

Les figures 106, 107 et 108 représentent d'autres dispositions des vaisseaux lymphatiques. Les origines de ces vaisseaux sont beaucoup plus visibles dans les deux premières figures.

Jusqu'ici tout est clair et compréhensible ; mais la question qui va nous occuper est encore très incertaine et sujette à discussion.

Le tissu conjonctif, si répandu dans le corps tout entier, renferme des quantités innombrables de fentes et de lacunes, qui reçoivent le plasma nourricier et le liquide lymphatique, et contiennent des cellules lymphoïdes migratrices. Les cavités et les espaces séreux offrent un système de lacunes lymphatiques très développé, mais moins riche en liquide lymphatique.

Ces derniers canaux lymphatiques, revêtus d'endothéum, se rencontrent-ils toujours dans les canaux du tissu conjonctif, se déversent-ils dans le système des cavités séreuses?

Nous allons examiner ces deux hypothèses, et nous y arrêter un instant.

Depuis quelques années on a constaté d'une manière certaine l'existence d'une communication entre les voies lymphatiques et les cavités séreuses. Mentionnons en passant les travaux de *Recklinghausen*, *Ludwig*, *Dybkowsky*, *Schweigger*, *Seidel* et *Dogiel*.

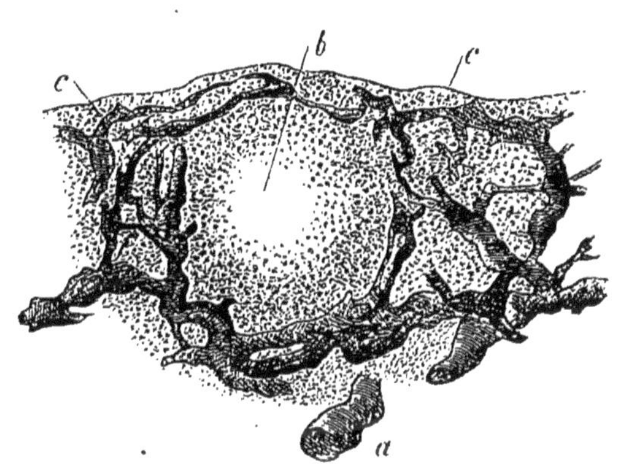

Fig. 107. — Coupe verticale de la conjonctive de la paupière inférieure d'un bœuf: *a*, vaisseau lymphatique sous-muqueux; *b*, follicule; *c*, vaisseau lymphatique superficiel.

Recklinghausen a découvert à la face inférieure du centre phrénique (*centrum tendineum*) du lapin (fig. 109,1), et au milieu de l'épithélium, des orifices (*a*) considérables et dépassant au moins le diamètre d'un globule rouge du sang. Il a vu que les globules blancs et rouges y pénétraient pour se rendre dans les voies lymphatiques du diaphragme. On a également constaté que des branches latérales de ces voies lymphatiques s'ouvraient dans ces orifices (2 *b*). Il n'y a donc plus d'incertitude à ce sujet.

Mais il n'en est pas de même pour les rapports qui existent entre les espaces et les fentes du tissu conjonctif que nous avons mentionnés, et le système vasculaire.

D'après *Recklinghausen*, ces canaux sont directement

unis aux vaisseaux lymphatiques. Il les a appelés *canaux du suc*, dénomination que *Waldeyer* a remplacée par celle *d'espaces lymphatiques*.

Je regrette de ne pas partager l'avis du premier ob-

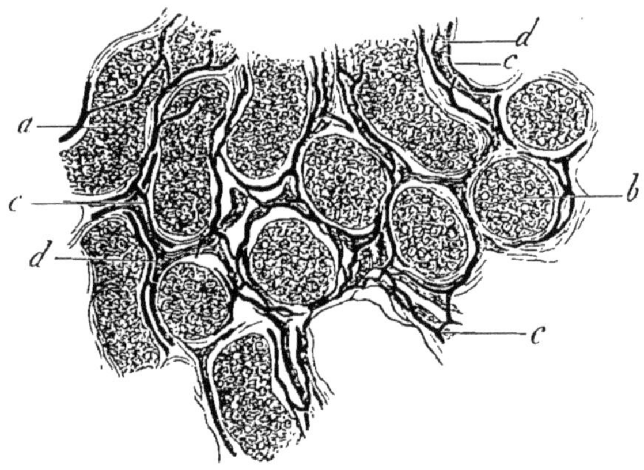

Fig. 108. — Canaux séminifères du veau : *a*, canaux vus de côté ; *b*, coupe transversale ; *c*, vaisseaux sanguins ; *d*, canaux lymphatiques.

servateur. Les injections n'apprennent rien sur cette question : je m'appuie sur de nombreuses études spéciales et sur le témoignage des savants distingués qui ont pratiqué la méthode des injections, parmi lesquels je citerai *Hyrtl*, *Teichmann* et *Langer*. Cependant, par une pression exagérée (que l'on ne peut atteindre sur le vivant), ces espaces ou stomates se remplissent d'une masse colorée. Pour plus d'explications, nous renvoyons à ces petites lacunes que l'on observe entre les cellules vasculaires des voies lymphatiques (fig. 104, *b*). Nous avons étendu ces cavités d'une manière exagérée, et peut-être en avons-nous aussi expulsé la substance molle qui les remplit.

Il en est de même pour les vaisseaux sanguins à l'état

normal (fig. 93). Les injections les mieux réussies n'ont pas encore permis de remplir les canaux du suc du tissu conjonctif, et de démontrer qu'il existe une communication directe du vaisseau et de ces canaux.

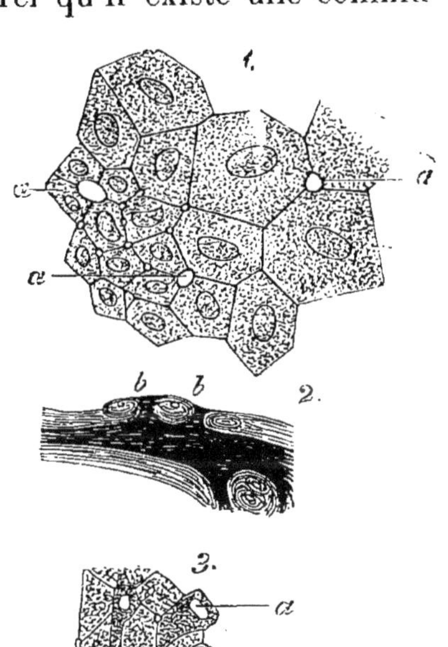

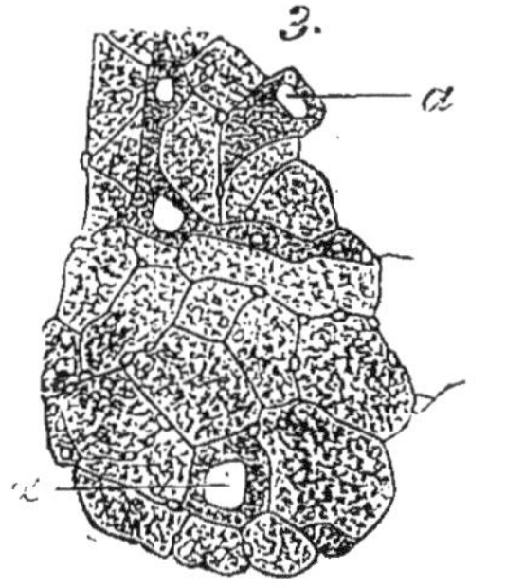

Fig. 109.

1. Épithélium de la face inférieure du *centrum tendineum* du lapin : *a*, orifices ou stomates.
2. Épithélium du médiastin du chien : *b*, pores.
3. Coupe de la plèvre du chien : *a*, voies lymphatiques courtes et latérales, avec leur orifice.

Il peut se faire cependant que, dans certains cas spéciaux et sous l'influence de certaines causes pathologiques, on observe des stomates perméables sur des vaisseaux gorgés de sang. En employant les injections artificielles sur le cadavre, on voit, suivant *von Winiwarter* et *Arnold*, la substance colorée pénétrer dans les canaux du suc.

Ce dernier observateur a injecté, d'après le procédé de *Toma*, du carmin d'indigo, dans le système sanguin de la grenouille vivante.

Les canaux du suc se remplirent et se présentèrent alors dans les différentes régions renfermant du conjonctif, ainsi que dans les cartilages et à l'intérieur des fibres des muscles striés, sous l'aspect d'un système de canaux réticulés très fins et de figures étoilées et fusiformes. Les corpuscules osseux et les canalicules calcifères des os contenaient la matière colorante. La substance unissante des endothéliums et des cellules glandulaires se colora en bleu.

Malgré cela, un grand nombre de points restent encore très obscurs.

Les éléments principaux de l'appareil lymphatique des mammifères sont représentés par les *ganglions lymphatiques*, ou *glandes lymphatiques*, expression moins heureuse. Ils interrompent le cours des vaisseaux de distance en distance, et peuvent être considérés comme les principaux organes formateurs des cellules lymphoïdes ; ils sont le siège d'un échange actif entre la lymphe et le sang.

Un ganglion lymphatique a généralement la forme d'une sphère, d'un ovoïde ou d'un haricot (fig. 110) ; dans ce dernier cas, il présente un hile très manifeste. Lorsqu'il a un certain volume, on voit le plus souvent plusieurs vaisseaux lymphatiques (*vasa afferentia*) y pénétrer par la face convexe (*f*, *f*). Le vaisseau efférent reste le plus souvent unique (*h*).

Cet organe est entouré d'une enveloppe de tissu conjonctif (fig. 110, *a*, et 111, *f*), mélangé d'éléments musculaires. La capsule se prolonge à l'intérieur sous forme de cloisons présentant la même structure, mais bifurquées (fig. 110 *b*, *c*, et 111, *g*, *k*) ; elles s'unissent vers le hile à une masse plus considérable de tissu conjonctif (*stroma du hile de His*). Chez les mammifères supérieurs, ce « système de cloisons » est très développé ; chez les petits animaux il est souvent très faible.

On distingue dans les ganglions lymphatiques une couche *périphérique* ou corticale et une couche *médullaire :* la première se compose de corpuscules arrondis ou irréguliers, de 0,5 à 2^{mm} et plus, les *follicules* (fig. 110, *d*).

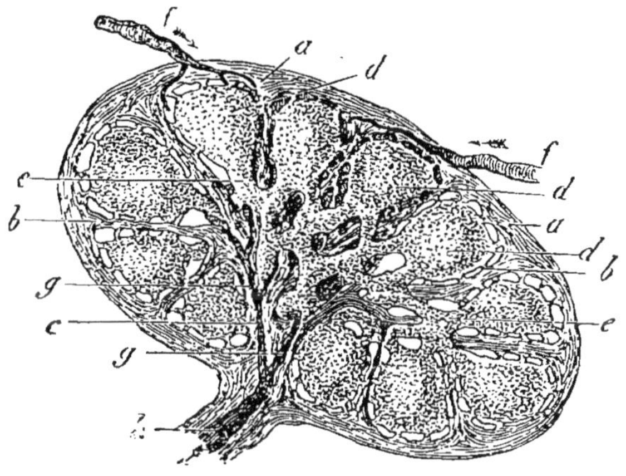

Fig. 110. — Section d'un petit ganglion lymphatique indiquant la direction du courant lymphatique (figure à moitié schématique) : *a*, enveloppe extérieure ; *b*, cloisons qui séparent les alvéoles ou les follicules de la couche corticale (*d*) ; *c*, cloisons de la masse médullaire, dont une partie se prolonge jusqu'au hile de l'organe ; *e*, vaisseaux lymphatiques de la masse médullaire ; *f*, courants lymphatiques afférents qui enveloppent les follicules pour traverser ensuite le système des lacunes de la substance médullaire ; *g*, point de jonction de ce système vasculaire avec le vaisseau abducteur (*h*) ; ce point est placé près du hile de l'organe.

Ils sont disposés suivant une seule rangée dans les petits ganglions, et, dans les ganglions plus volumineux, en rangées doubles ou multiples.

La substance médullaire est constituée par des faisceaux unis en forme de réseau, qui, provenant de la face interne du follicule, traversent les cloisons et établissent ainsi une communication entre les éléments de la couche corticale (fig. 110, *e*; 111, *d*, *e*). Le diamètre des faisceaux varie de 0,04 à 0,15^{mm} et davantage.

Le follicule et les faisceaux médullaires ne s'appliquent jamais immédiatement contre l'enveloppe et les cloisons (fig. 110 et 111); il subsiste toujours un système de lacunes, dont nous apprendrons bientôt la signification.

Le follicule (fig. 111) est formé de tissu conjonctif réti-

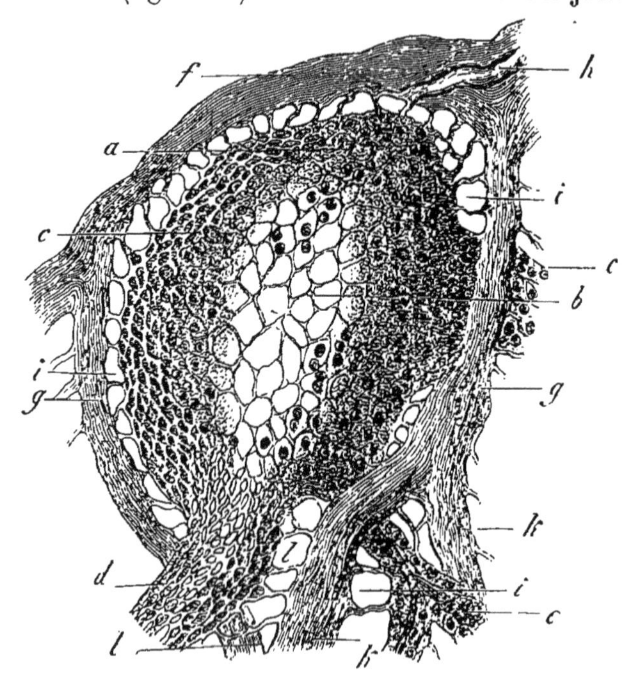

Fig. 111. — Section verticale d'un follicule lymphatique pris chez un chien : *a*, charpente réticulée de la partie externe ; *b*, charpente réticulée de la partie interne ; *c*, mailles fines de la surface du follicule ; *d*, origine d'un canal lymphatique de gros diamètre ; *e*, origine d'un autre plus mince : *f*, capsule ; *g*, cloisons ; *k*, divisions de l'une de ces cloisons ; *i*, espace enveloppant avec ses fibres ; *h*, vaisseau afférent ; *i*, *l*, insertion des canaux lymphatiques sur les cloisons.

culé, renfermant des cellules lymphoïdes en grande quantité (*b* et *a*); à la surface, les mailles du réseau deviennent plus étroites (*c*).

Dans l'intérieur on peut rencontrer un centre plus clair à mailles beaucoup plus larges. C'est la *vacuole* de *His*, que nous considérons, contrairement à l'opinion de *Flemming*, comme un élément tout à fait secondaire et qui manque très souvent.

De la surface partent des fibres qui, s'appliquant sur les faces interne de la capsule et latérale des cloisons, fixent la charpente du follicule, comme un cadre tend une tapisserie. Je leur ai donné le nom de *fibres de tension*, et celui d'*espace enveloppant* (*i*) à la lacune qu'elles traversent. Les follicules sont réunis obliquement par des trabécules de même nature.

Ce tissu, qui renferme des cellules lymphoïdes, ne contient qu'un seul vaisseau à son centre (fig. 111, *d*, *e* et 112, *a*), ou un réseau capillaire allongé (fig. 113, *a*); il forme les faisceaux et le réseau fasciculé de la masse médullaire. Ces « canaux lymphatiques » sont fixés à la cloison (fig. 111, *l*, et 113, *b*) et tendus par des fibres semblables (*b*), et réunis les uns aux autres par un réseau de tissu conjonctif.

Nous donnerons au système des lacunes, intermédiaires aux canaux médullaires, le nom de *conduits lymphatiques de la substance médullaire*. Les figures 110, *c*, et 111, *i*, *l*, montrent que ce système provient de l'espace enveloppant du follicule.

Les *vaisseaux sanguins* se rendent en grande partie du hile dans l'intérieur de l'organe. Les conduits lymphatiques plus volumineux sont accompagnés de vaisseaux artériels et veineux, afférents et efférents, qui forment dans les follicules un réseau capillaire à mailles larges et arrondies.

On peut encore rencontrer dans cet organe d'autres rameaux vasculaires plus fins, qui viennent de la capsule, et sont enveloppés par d'épaisses fibres résistantes.

Quel est donc le rôle de ce système de lacunes et de conduits, situé entre la capsule et les cloisons d'une part, les follicules et les canaux lymphatiques de l'autre?

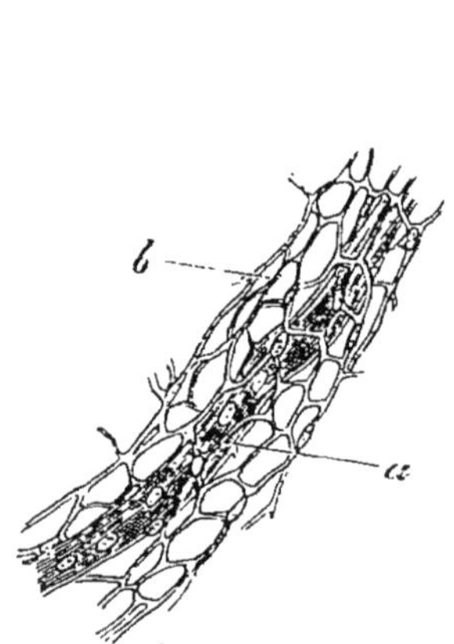

Fig. 112. — Canal lymphatique pris dans le ganglion mésentérique du chien : *a*, vaisseau capillaire; *b*, tissu conjonctif réticulé constituant le canal.

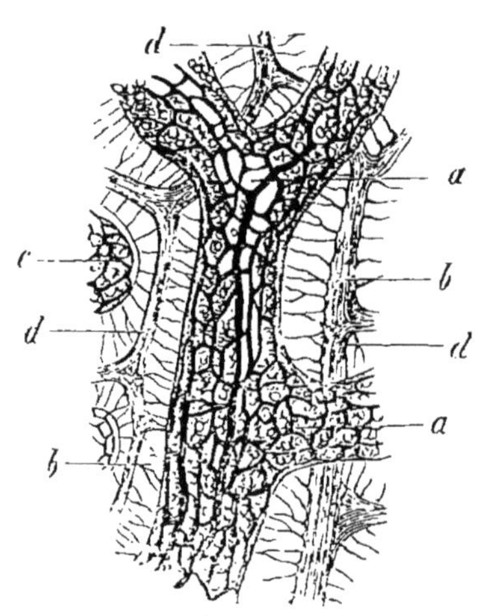

Fig. 113. — Substance médullaire d'un ganglion inguinal du bœuf : *a*, canal lymphatique avec ses vaisseaux sanguins entrecroisés; *c*, section d'un autre canal lymphatique; *d*, cloisons; *b*, fibres de communication entre le canal lymphatique et les cloisons.

Comme nous l'avons dit, c'est la voie que suit la lymphe pour se rendre dans l'intérieur de l'organe.

Par la rupture de la capsule, les vaisseaux afférents perdent leur cloison (fig. 111, *h*) ; ils se transforment en conduits lacunaires, revêtus encore à leur circonférence de l'endothélium que nous connaissons déjà. Ces dernières cellules peuvent faire défaut dans la masse médullaire. Le vaisseau efférent, pourvu de sa cloison propre, se forme vers le hile par sa jonction avec le canal médullaire; ce dernier fait est difficile à observer, comme j'en ai acquis la certitude par mes travaux récents. La figure 110, *f*, *g*, *h*, représente ce courant.

Citons enfin la présence de nombreuses cellules lymphoïdes dans les canaux caverneux des organes qui nous occupent, et voyons quelle est leur origine.

Ce sont des cellules migratrices qui proviennent, croyons-nous, de la surface finement réticulée du follicule et des canaux lymphatiques. Nous comprenons dès lors comment un vaisseau afférent renferme à peine quelques cellules lymphoïdes, tandis que le vaisseau efférent peut en présenter un nombre considérable.

Je ne crois pas nécessaire de faire remarquer combien il est difficile de faire pénétrer une injection artificielle pour obtenir le sens du courant dans le ganglion lymphatique. *His* et moi pouvons en parler en connaissance de cause; nos travaux à ce sujet étaient alors les plus récents.

CHAPITRE XI

AUTRES ORGANES LYMPHOIDES ET RATE. GLANDES VASCULAIRES SANGUINES

On trouve chez l'homme et les mammifères un certain nombre d'organes, isolés ou réunis, dont la structure, analogue ou identique à celle des follicules des ganglions lymphatiques, diffère pourtant de ces derniers par l'absence de substance médullaire. L'usage a conservé à ces organes le nom impropre de *glandes*.

Nous rangerons dans ce groupe les *glandules lenticulaires* de la muqueuse stomacale, les follicules de la muqueuse du gros intestin et de l'intestin grêle ou *follicules solitaires*, les *amygdales*, les *glandes de Peyer*, ainsi que les *follicules lymphatiques de la conjonctive oculaire*. Le *thymus*, si développé dans les premiers temps de la vie, appartient aussi à cette série, dont le dernier terme est représenté par la *rate*, quoique sa structure soit quelque peu différente.

Nous donnerons à tous ces organes, y compris les ganglions lymphatiques, la dénomination d'*organes lymphoïdes*.

Les glandes solitaires de la muqueuse stomacale et intestinale sont des follicules lymphoïdes ordinaires, enkystés pour ainsi dire dans la muqueuse, et reliés à cette dernière par des travées de tissu conjonctif. L'emploi de la méthode des injections m'a permis de démontrer, il y a quelques années, que ces follicules solitaires de l'intestin grêle sont entourés de lymphe. Il en est probablement de même pour les glandules lenticulaires de l'estomac.

Examinons maintenant les *tonsilles* ou *amygdales* (fig. 114). Ces organes, qui présentent de nombreuses va-

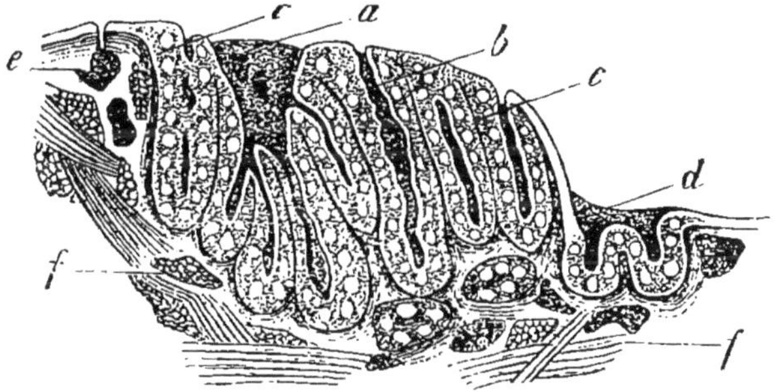

Fig. 114. — Amygdale de l'adulte (d'après Schmidt) : *a*, conduit excréteur volumineux ; *b*, conduit excréteur plus simple ; *c*, paroi formée de tissu lymphoïde avec ses follicules ; *d*, lobules rappelant les follicules linguaux : *e*, glande en grappe superficielle ; *f*, glande en grappe plus profonde.

riétés chez les mammifères, sont constitués, chez l'homme, par la réunion de culs-de-sac de la surface de la muqueuse. Ces cavités s'ouvrent soit dans un conduit commun (*a*), soit dans un conduit indépendant (*b*). A la surface, on observe parfois des dépressions, dont les dimensions sont beaucoup plus restreintes (*c*). Les cavités et les conduits sont tapissés par l'épithélium pavimenteux de la cavité buccale et sont, de plus, renfermés dans une couche de tissu lymphoïde limitée extérieurement par du tissu conjonctif. Cette couche de tissu lymphoïde contient des corpuscules arrondis, offrant une structure réticulée, à mailles larges et transparentes : ce sont les follicules réunis entre eux par du tissu réticulé, à mailles étroites; ils renferment des canaux lymphatiques, comme on peut le démontrer au moyen d'injections.

Dès l'année 1862, j'ai montré que le système des cavités des amygdales des mammifères contient un grand nombre de cellules lymphatiques isolées, et j'ai reconnu que c'est de là que proviennent les *corpuscules salivaires* (cellules lymphatiques gonflées). *Henle* avait fait la même observation il y a soixante ans; vingt ans plus tard, *Stöhr* fit cette découverte pour la seconde fois. Cependant il trouva ultérieurement ces cellules des amygdales parmi les produits de transformation de l'épithélium, ce qui du reste avait été aussi observé fréquemment en d'autres points.

Les follicules de la partie dorsale de la langue ont une structure assez simple, qui se rapproche beaucoup de la disposition représentée en *d* sur la figure 114.

Les glandes de la conjonctive présentent une disposition analogue: mais, au lieu d'être constituées par des cavités, elles sont étalées en nappe (fig. 107). On y distingue également des follicules transparents (*b*), ainsi qu'une trame de tissu conjonctif à mailles plus étroites et par conséquent moins transparente. Cette dernière couche renferme un système de canalicules lymphatiques (*c*), disposés en réseau autour du follicule, terminés en culs-de-sac et situés immédiatement sous l'épithélium.

Les *plaques de Peyer* ne se rencontrent qu'à la partie

inférieure de l'intestin grêle de l'homme; elles sont formées par la réunion de follicules lymphoïdes agminés, dont la quantité varie avec l'étendue des plaques. On peut également rencontrer ces plaques dans le gros intestin des

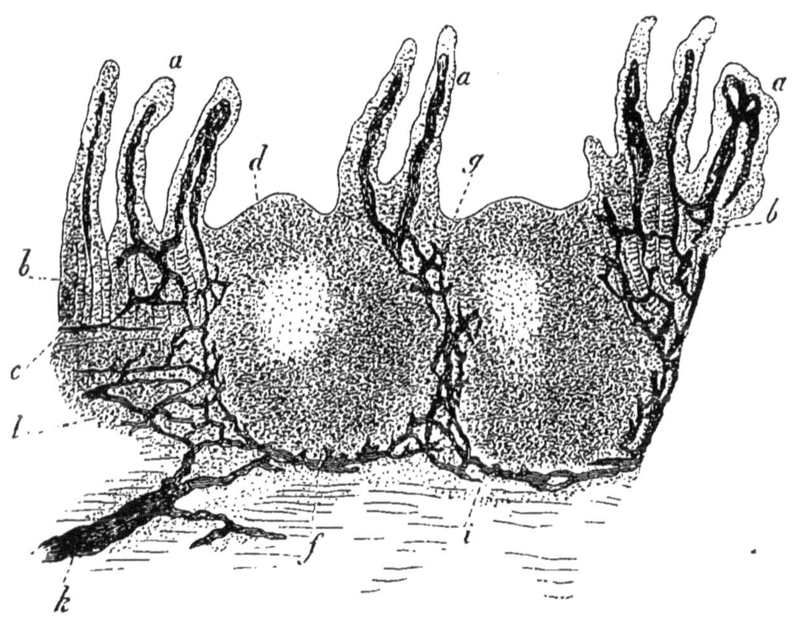

Fig. 115. — Section verticale d'une plaque de Peyer de l'homme : *a*, villosités intestinales ; *b*, glandes Lieberkühn ; *c*, couche musculaire de la muqueuse ; *d*, sommet du follicule ; *f*, base des follicules ; *g*, réseau lymphatique entourant le follicule ; *i*, canaux lymphatiques à la base du follicule ; *h*, canaux lymphatiques de la couche sous-muqueuse ; *l*, tissu lymphoïde de la couche sous-muqueuse.

mammifères. L'*appendice vermiforme* de l'homme, celui du lapin, représentent une seule plaque de Peyer, parvenue à son plus grand développement.

La forme de ces follicules varie suivant les espèces. Ils sont sphéroïdaux chez l'homme (fig. 115) et chez le cochon d'Inde; ils ont la forme d'une fraise dans l'intestin grêle du lapin, et d'un corps allongé et aplati dans l'appendice vermiforme. Il en est de même des follicules de Peyer de l'iléon du bœuf.

On distingue toujours dans les follicules (fig. 115) trois parties : un *sommet* (*d*), qui n'est recouvert que par l'épithélium de l'intestin grêle et fait saillie dans l'intestin entre deux villosités (*a*); une *zone moyenne* (*c*) et une *base* (*f*). La zone moyenne et la base du follicule pénètrent dans le tissu cellulaire sous-muqueux. Ces deux parties sont reliées entre elles par du tissu lymphoïde à mailles étroites, disposition analogue à celle des tonsilles et des follicules conjonctivaux. Leur surface est sillonnée par un réseau de canalicules lymphatiques; il n'en est pas de même dans les follicules de l'intestin grêle du bœuf et dans l'appendice vermiforme du lapin; ici, la base, analogue aux follicules des ganglions lymphatiques, est circonscrite par un espace lymphatique, à parois adhérentes; dans la région moyenne, les canalicules réticulés subsistent

L'injection des lymphatiques permet d'observer des dispositions intéressantes, rappelant assez bien la structure des ganglions, et confirmant les données que nous fournit l'étude des amygdales et des glandes conjonctivales.

Les vaisseaux chylifères des villosités intestinales (*a*) représentent les vaisseaux afférents du follicule (p. 160). Ils forment le réseau lymphatique (*g*, *i*) qui enveloppe le follicule comme un filet. A la base de l'organe, ces vaisseaux donnent naissance aux vaisseaux lymphatiques efférents (*k*).

Le réseau capillaire des plaques de Peyer est extrêmement développé. Des capillaires très fins traversent le follicule en rayonnant autour d'un centre (fig, 116, *a*); d'autres conduits (*b*), plus larges, forment un élégant réseau de mailles interfolliculaires.

Le *thymus* est composé de lobules multiples, formés de

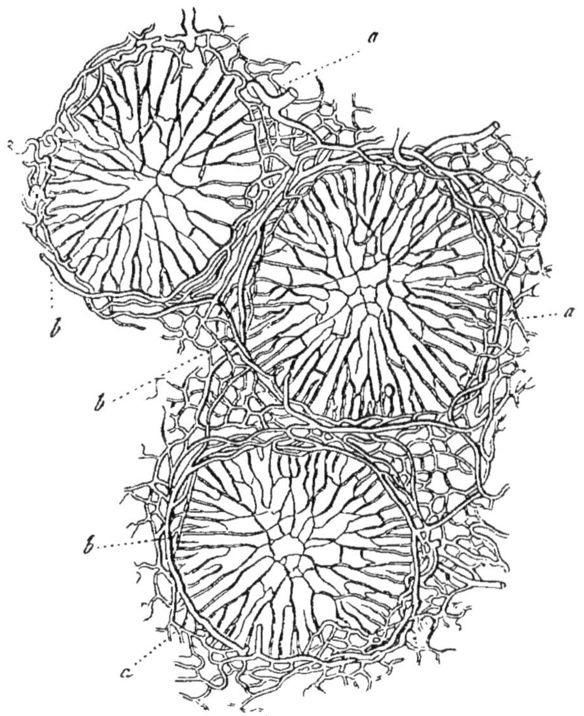

Fig. 116. — Section transversale de trois follicules de Peyer du lapin : *a*, réseau capillaire ; *b*, gros vaisseau annulaire.

tissu conjonctif réticulé, et renfermant des cellules lymphoïdes; l'intérieur des lobules est creux et communique de tous côtés avec un canal principal, sinueux. Ici encore nous trouvons un réseau capillaire élégant, dans lequel l'artère et la veine présentent une disposition variable chez l'homme et chez le veau. Les voies lymphatiques de cet organe exigent une étude plus approfondie.

Le thymus, dont la fonction est inconnue, commence à s'atrophier à l'époque de la puberté, et, même avant, son tissu lymphoïde subit une dégénérescence graisseuse qui précède sa disparition complète.

En outre, des éléments particuliers, offrant la plupart de grandes dimensions, représentent les *corps concentriques* du thymus vieilli avec leur système extérieur de cellules plates stratifiées et dont la découverte est due à *Hassal*. Ils proviennent des cellules endothéliales des veines et des capillaires, dont les parois subissent un étranglement ultérieur (*Cornil et Ranvier*).

L'étude de la structure de la rate est fort difficile à faire. C'est après de nombreux travaux anciens et modernes que nos connaissances sur la structure de cet organe se sont étendues. Plus avancés sur ce sujet que nos prédécesseurs, il nous reste encore plus d'un point à élucider. Je ne relaterai ici que les faits dont j'ai vérifié l'exactitude par mes travaux personnels.

On peut considérer la rate comme analogue à un ganglion lymphatique; cet organe est entouré d'une enveloppe fibreuse entremêlée d'une quantité variable de fibres musculaires lisses. La face interne de la capsule envoie, vers l'intérieur de l'organe, tout un système de travées qui se divisent et se subdivisent, et constituent la charpente ou le système trabéculaire de la rate. Ces travées prennent un développement considérable chez les grands mammifères, tandis que chez les petits animaux (marmotte, lapin, cobaye, rat et souris) on n'en trouve que des traces. On peut donc dire que la rate a la structure d'un ganglion lymphatique (p. 160).

Pour bien comprendre la structure de cet organe, il est nécessaire de commencer son étude chez l'un de ces derniers animaux, le lapin, par exemple (fig. 117); car chez

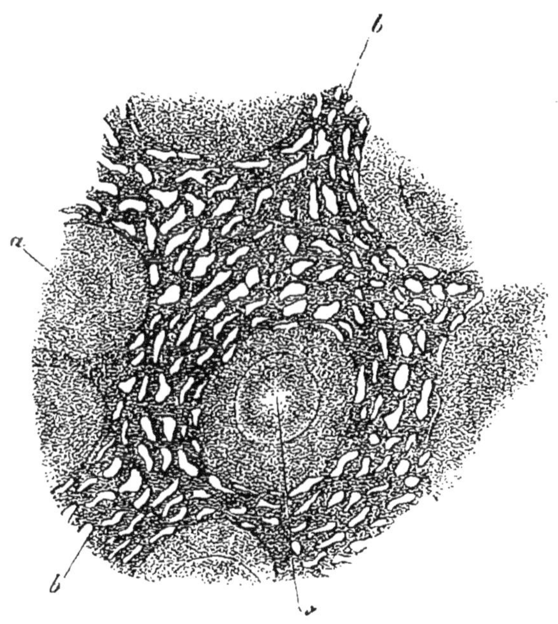

Fig. 117. — Section de la rate du lapin : *a*, corpuscules de Malpighi : *b*, charpente réticulée de la pulpe.

les grands mammifères la disposition des parties, déjà si difficile à interpréter, le devient encore plus par la présence du système des travées.

Le tissu propre de la rate est constitué par une masse molle qui présente à considérer deux parties : les corpuscules et la pulpe spléniques. L'organe entier renferme, disséminés dans toute son épaisseur, des corpuscules arrondis, de forme allongée ou même irrégulière, de couleur blanchâtre, tantôt très distincts, tantôt difficiles à reconnaître. Chez certains animaux, ils sont tellement nombreux qu'ils se compriment mutuellement ; chez d'autres, on les observe dans des proportions bien moindres. Leur volume diminue peu à peu chez les petits mammifères. On leur a donné le nom de *corpuscules de Malpighi* ou de *follicules lymphoïdes de la rate* (*a*).

Comme certains ganglions lymphatiques (p. 162), le tissu lymphoïde du follicule présente à l'intérieur chez quelques animaux (par exemple chez les lapins et les cobayes) des mailles beaucoup plus larges et devient plus transparent (*a*).

Entre ces follicules, on trouve une substance très molle, des plus vasculaires, d'une couleur rouge foncé, qui n'est autre que la *pulpe splénique*. Elle se compose d'un réseau de conduits (*b*) anastomosés, qui réunissent entre eux les corpuscules de Malpighi voisins et interceptent un système réticulé de lacunes ou de cavernes. On peut donc dire, d'une façon générale, que la pulpe splénique est à la substance médullaire des ganglions lymphatiques, ce que les corpuscules de Malpighi sont aux follicules de ces derniers organes. Mais, comme ces deux éléments du tissu propre de la rate sont intimement confondus l'un dans l'autre, il n'y a pas lieu de distinguer une couche corticale et une couche médullaire isolées.

En examinant le follicule lymphoïde, on constate également la présence de la substance conjonctive réticulée, infiltrée d'une quantité considérable de cellules lymphoïdes. Ce tissu forme un système réticulé, à mailles larges à l'intérieur de l'organe, à mailles serrées à sa surface. Enfin, le follicule contient des vaisseaux capillaires dans son intérieur.

Le tissu fibreux de la pulpe, dont les éléments ont leur origine à la surface des corpuscules de Malpighi (fig. 118,

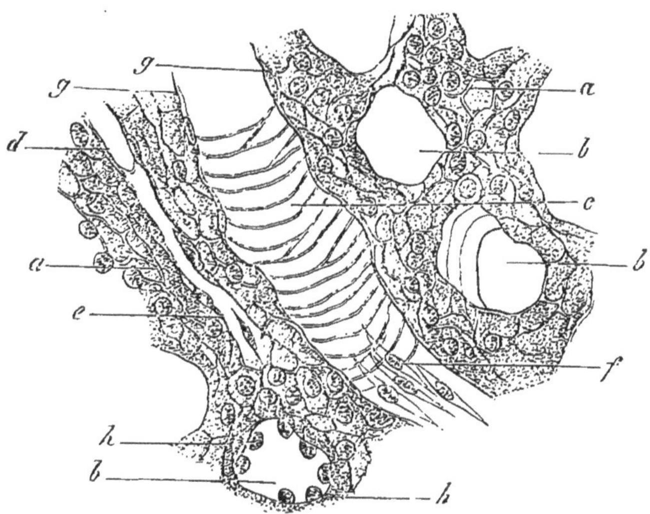

Fig. 118. — Pulpe de la rate humaine. Préparation traitée par le pinceau : *a*, fibres de la pulpe avec leur charpente réticulée et délicate ; *b*, section transversale des canaux veineux ; *c*, section longitudinale d'un canal du même genre ; *d*, vaisseau capillaire contenu dans un canal de la pulpe : *f*, épithélium des canaux veineux ; *g*, épithélium vu de côté ; *h*, section transversale du même.

a), représente au contraire une modification notable du tissu conjonctif réticulé ; il consiste en un réseau délicat, dont les mailles très petites ne renferment qu'une ou quelques cellules lymphoïdes. La surface des conduits de la pulpe présente aussi un aspect réticulé. Les lacunes comprises dans l'épaisseur de ce tissu renferment un assez grand nombre de fibres (*c*) à direction transversale ; elles sont revêtues de cellules plates, fusiformes (*f*), et pourvues, comme on peut le voir en *b*, de noyaux sphériques constituant un endothélium vasculaire, dont les cellules, par exception, ne sont pas soudées les unes aux autres. Ajoutons, en outre, que l'axe des travées de la pulpe est occupé par des capillaires; enfin, on trouve toujours dans les mailles étroites de ce tissu un grand nombre de globules rouges de sang, tantôt parfaitement conservés, tantôt ratatinés et plissés, et à divers degrés de dégénérescence. Tels sont les points essentiels de la structure de la rate.

Pour arriver à une connaissance exacte de cet organe, il faut examiner la disposition des vaisseaux, sur laquelle les auteurs ne sont pas d'accord.

L'*artère splénique* pénètre dans la rate par le hile de cet organe; elle ne se divise pas chez les ruminants, mais présente, au contraire, plusieurs branches chez les autres animaux. Ces branches se subdivisent dans l'intérieur de l'organe et s'épanouissent, en dernier lieu, en un bouquet de rameaux terminaux, très fins, bifurqués à angles aigus. L'ensemble de ce système de rameaux (*penicelli*) porte un caractère spécial : ils rappellent, par leur ensemble, l'aspect d'un saule dépouillé de ses feuilles. Les corpuscules de Malpighi adhèrent à ces rameaux, et non au tronc qui les supporte (*penicillus*), comme les grappes d'un raisin aux ramifications de la tige.

Les artères et les veines sont enveloppées de gaines formées de tissu conjonctif et adhérentes aux trabécules de l'organe. Ces gaines varient beaucoup, suivant les différentes espèces et la disposition générale des vaisseaux; faibles et rudimentaires chez les petits mammifères, elles sont, au contraire, compliquées et très fortes chez les grands mammifères.

Dans la rate de l'homme, les vaisseaux, artères et veines présentent 4 à 6 branches à leur entrée et à leur sortie de l'organe ; ils conservent leur gaine conjonctive commune tant que leur diamètre n'est pas inférieur à $0,2^{mm}$. Cette enveloppe offre au début une épaisseur de $0,25^{mm}$, qui peut, dans les petites branches, n'être que de $0,1^{mm}$, tout en fournissant encore une enveloppe commune à des artères de $0,2^{mm}$ et à des veines de $0,4^{mm}$. Les rameaux veineux et artériels ne tardent pas à se séparer; cette gaine n'accompagne les artères que pendant un court trajet, tout en conservant sa structure primitive; elle se transforme ensuite en tissu conjonctif réticulé et renferme des cellules lymphoïdes; cette métamorphose est accompagnée d'un changement analogue dans la tunique adventice du vaisseau. La gaine des rameaux veineux présente pendant plus longtemps ses caractères primitifs; toutefois ses fibres finissent aussi par se répandre dans le système trabéculaire.

C'est de cette atmosphère lymphoïde, dérivée de la gaine des artères, que proviennent les corpuscules de Malpighi; on les rencontre à la bifurcation des branches artérielles et sur les côtés du rameau vasculaire primitif. Souvent, enfin, le rameau artériel traverse le centre du follicule. L'examen le plus minutieux ne permet pas d'apercevoir de ligne de démarcation entre les follicules isolés et ce revêtement lymphoïde dérivé du rameau artériel. La rate du cochon d'Inde seule se prête à cette observation avec la plus grande facilité.

Dans le follicule, on n'observe aucun rameau veineux; on trouve à sa place un réseau capillaire à mailles arrondies, ou fort peu développé, ou bien très riche; tantôt les branches afférentes proviennent de l'artère du follicule, tantôt elles naissent des canaux de la pulpe les plus proches.

Suivons maintenant le trajet des expansions artérielles de la rate (*penicilli*). Ces vaisseaux pénètrent dans les lacunes de la pulpe, les traversent suivant leur axe et s'épuisent en capillaires; de son côté, le réseau capillaire des corpuscules de Malpighi envoie aussi des expansions vasculaires dans les espaces limitrophes (fig. 119, *e*).

Ces capillaires des canaux de la pulpe présentent une disposition tout à fait spéciale.

Avec un peu d'attention, il est facile de les suivre sur une partie de leur parcours (sur une rate non injectée ou sur une bonne préparation injectée); au bout d'un certain temps, le capillaire (fig. 118, *d*) perd peu à peu de sa netteté et devient d'une observation plus difficile (*e*); puis l'œil de l'observateur ne distingue plus que les contours d'éléments cellulaires séparés; ces éléments, enfin, ne tardent pas à disparaître. *Nous sommes là en présence d'une lacune, d'un vaisseau sanguin extrêmement délicat et privé de parois propres* (fig, 119, *e*).

Mais rappelons-nous que le tissu des canaux de la pulpe est formé par un réseau à mailles très étroites, dans les intervalles desquelles ne peuvent se loger qu'une ou quelques cellules lymphatiques; la surface de ces canaux, ne l'oublions pas, présente la même structure réticulée, et

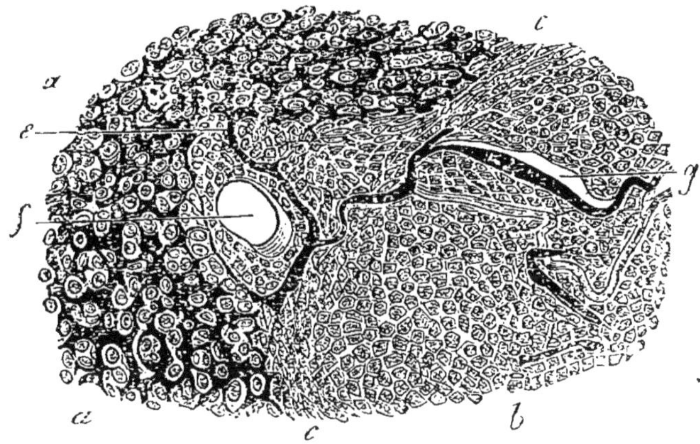

Fig. 119. — Préparation faite avec la rate d'un hérisson: *a*, pulpe splénique avec ses courants intermédiaires; *b*, follicule; *c*, couche limitante du follicule; *g*, vaisseaux capillaires du même; *e*, point où ils débouchent dans le système lacunaire de la pulpe; *f*, coupe transversale d'une branche artérielle sur la limite du corpuscule de Malpighi.

l'endothélium qui la tapisse se compose de cellules séparées et non soudées.

Il nous sera maintenant plus facile de nous rendre compte de la circulation lacunaire dans des conduits dépourvus de paroi propre. Ce courant ressemble à celui d'un torrent presque desséché qui circule entre des cailloux. Les cellules lymphatiques du tissu splénique remplacent ici les pierres.

Le torrent sanguin renferme néanmoins des éléments cellulaires et des globules rouges en excès; ces derniers passent, en partie, grâce à leur surface lisse; les autres sont arrêtés à leur passage.

Mais pour ces éléments, ainsi que nous l'avons dit, la vie est incompatible avec le repos; le mouvement seul les entretient. Aussi trouve-t-on dans le tissu splénique un grand nombre de globules rouges morts, et des débris de ces globules.

Nous pouvons en conclure également que les cellules lymphoïdes à mouvements amiboïdes, pressées les unes contre les autres, sont susceptibles d'absorber le corpuscule sanguin ou ses débris qui se trouvent ainsi emprisonnés (p. 12); ce sont là les cellules contenant, dans leur intérieur, des *globules rouges*, qui ont mis à une si rude épreuve les connaissances de nos devanciers. Nous voyons comme il est facile d'interpréter ce fait, en nous reportant à l'amibe de la figure 2.

Cherchons maintenant le point d'arrivée des ramifications ultimes des vaisseaux sanguins après leur sortie de l'étroit réseau des canaux spléniques.

Les détails précédents doivent nous l'avoir appris : c'est, en effet, dans le système caverneux (fig. 118), situé entre les conduits de la pulpe *b* et *c*, que viennent aboutir ces dernières branches vasculaires.

Il est très facile, en injectant la rate d'un lapin, d'un cochon d'Inde ou d'un enfant nouveau-né, par la veine splénique, de remplir rapidement le système lacunaire réticulé compris entre les canaux de la pulpe (fig. 120, *c*).

D'un autre côté, les vaisseaux lacunaires vont se déverser dans les espaces lacunaires de la pulpe, dans les *veines caverneuses de* Billroth, qui, bien qu'assez différentes, suivant les espèces de mammifères, donnent naissance à des veines pourvues d'une paroi très mince (*d*), mais continue.

Nous l'avons dit (p. 180), c'est dans la rate que disparaissaient les globules rouges du sang ; nous n'y reviendrons plus. Mais, d'un autre côté, on peut considérer la rate comme un foyer de production de globules ; elle lance, en effet, dans le torrent circulatoire, des cellules lymphatiques destinées à remplacer les globules rouges au fur et à mesure de leur destruction, et nous ne devons pas oublier que l'état réticulé de la surface des corpuscules de Malpighi et des canaux de la pulpe permet à cet organe d'emprisonner dans ses mailles des quantités innombrables de cellules lymphatiques. L'importance de la rate comme organe formateur du sang doit être certainement bien plus grande chez les mammifères que chez les oiseaux, et, chez ces derniers, un autre tissu formateur du sang, la moelle des os (p. 38) doit jouer un plus grand rôle (*Bizzozero*).

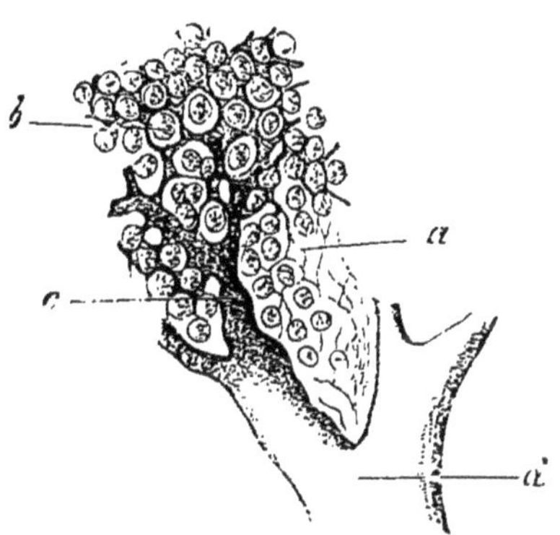

Fig. 120. — Préparation prise dans une rate de mouton injectée : *a*, charpente réticulée de la pulpe ; *b*, courants intermédiaires de la pulpe ; *c*, leur communication avec les premiers ramuscules veineux dont la paroi est incomplète ; *d*, branches veineuses.

Il peut se faire que, sous l'influence de certaines conditions pathologiques, la pulpe splénique s'hypertrophie ; la surface de contact entre le courant sanguin et le tissu lymphoïde augmente alors notablement ; le tissu lymphoïde abandonne alors à la circulation une plus grande quantité de cellules ; nécessairement le nombre des globules blancs augmente dans le torrent circulatoire. Cet état constitue en pathologie la *leucémie splénique*, c'est-à-dire une rupture d'équilibre entre la constitution du sang et celle du tissu splénique, très funeste pour le malade.

L'enveloppe et les trabécules de la rate renferment certainement des vaisseaux lymphatiques; mais il n'en est pas de même pour le tissu lymphoïde proprement dit, où l'on prétend également en avoir découvert.

La rate peut être facilement extirpée. Les globules sanguins se forment alors dans les ganglions lymphatiques et la moelle des os. On a aussi vu la rate se régénérer naturellement. Il se forme de petits ganglions offrant la structure complète de la rate (*Tizzoni*, *Eternod*).

L'imperfection de nos connaissances nous oblige à ajouter, à la suite de cette liste, d'autres organes, désignés autrefois sous le nom de *glandes;* par analogie, nous les avons décrits avec les organes lymphoïdes ; ils portent aujourd'hui la dénomination tout aussi peu logique de *glandes vasculaires sanguines*. Nous voulons parler de la glande thyroïde, des capsules surrénales et de la glande pituitaire, dont le rôle physiologique est encore aujourd'hui un problème.

La *glande thyroïde* est située, comme on le sait, en avant des voies respiratoires; et personne n'ignore que c'est l'hypertrophie de cet organe qui constitue le goître, endémique dans certaines contrées.

Ce singulier organe est formé d'une stroma de tissu conjonctif fibrillaire (fig. 121), emprisonnant des vésicules closes, très rapprochées les unes des autres, arrondies, oblongues ou irrégulières, de 0,05 à 0,1^{mm}. La paroi de ces vésicules est constituée intérieurement (du moins chez l'homme) par une couche simple de cellules cylindriques, aplaties, de 0,02^{mm} de hauteur, de 0,01^{mm} de largeur. La cavité des capsules glandulaires est remplie de bonne heure par un liquide transparent, filant, tenant en dissolution une substance albuminoïde analogue à la mucine, et une substance colloïde homogène. Le tissu conjonctif interstitiel renferme un réseau de capillaires sanguins à mailles arrondies, dont le calibre varie de 0,02 à 0,023^{mm}; à côté de ce réseau se trouve un système très développé de vaisseaux lymphatiques, dont les limites ne sont pas parfaitement connues. De nouvelles recherches sont nécessaires pour contrôler l'assertion de *Bœchat* et de *Zeiss*; d'après ces observateurs, ce système formerait une trame tout autour des capsules. Les recherches que nous avons faites, *Peremeschko* et moi, à l'aide des injections, ne nous ont pas donné les mêmes résultats.

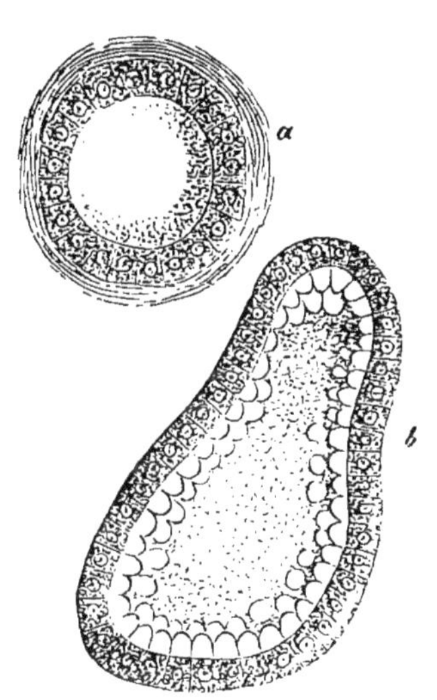

Fig. 121. — Transformation colloïde de la glande thyroïde: *a*, vésicule glandulaire du lapin; *b*, commencement de transformation colloïde chez le veau.

Chez l'adulte, où l'accroissement de la glande thyroïde s'arrête pour faire place à un travail de régression, la transformation est plus accusée. Les vésicules se dilatent; les petites cellules de revêtement subissent une compression considérable, ainsi que le stroma du tissu conjonctif. Ces transformations continuant toujours, les vésicules se fusionnent et se transforment en grandes cavités.

On n'a émis que des hypothèses sur les fonctions de la glande thyroïde, de la glande pituitaire et des capsules surrénales. On admet actuellement que la glande thyroïde s'approprie certains matériaux du sang, les transforme et les lance, par voie directe ou indirecte, dans le torrent circulatoire. C'est ce qui a fait donner à ces organes le nom de *glandes vasculaires sanguines*, qui témoigne de l'imperfection de nos connaissances à leur sujet.

La même incertitude règne encore sur les fonctions physiologiques des *capsules surrénales*, organes qui, dans les premiers temps de la vie fœtale, ont un volume exagéré et se réduisent ensuite de plus en plus.

Les capsules surrénales sont formées par deux substances distinctes : la substance *corticale* et la substance *médullaire*. La première présente un aspect rayonné ; sa couleur est variable : elle est tantôt brune ou rougeâtre, tantôt jaunâtre. La masse médullaire est plus molle, d'une coloration qui varie du gris rouge au gris jaunâtre. Ces deux substances sont séparées, chez l'homme, par une zone foncée assez mince, dont la consistance est très faible et qui disparaît rapidement après la mort.

L'organe est entouré d'une enveloppe formée par du tissu conjonctif, mêlé d'éléments élastiques. Par sa face interne, cette enveloppe envoie de nombreux prolongements qui traversent tout l'organe (fig. 122, *b*), et limitent des interstices remplis de cellules. Les lacunes rapprochées de la superficie de la capsule sont d'ordinaire peu étendues; celles qui sont situées plus profondément s'allongent sous forme de rayons (*a*). Sur des coupes transversales de lacunes, on peut souvent observer la forme oblongue ou phaséolaire des cellules. Enfin, vers la limite même de la substance médullaire, les lacunes redeviennent petites et arrondies, et la charpente reprend sa délicatesse et son aspect réticulé (*Jœsten*).

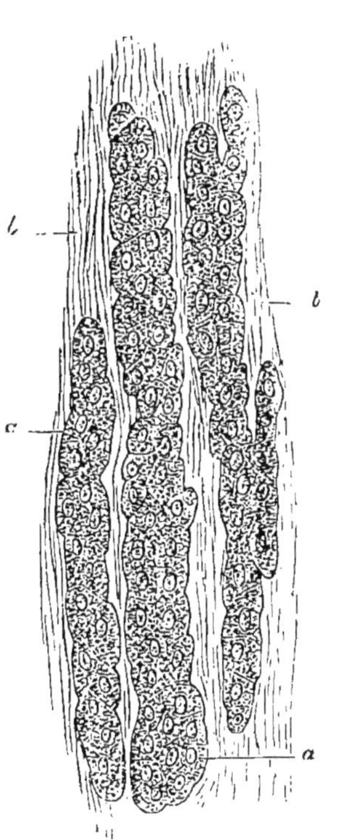

Fig. 122. — Couche corticale de la capsule surrénale de l'homme : *a*, cylindre glandulaire ; *b*, tissu conjonctif interstitiel.

Ce système alvéolaire est rempli de cellules dépourvues d'enveloppe, étroitement serrées les unes contre les autres, renfermant des granulations grossières (molécules d'albumine et de graisse); elles mesurent de 0,0135 à 0,0174^{mm}, et ont des noyaux de 0,0056 à 0,0090^{mm}. Vers la limite de la substance médullaire, ces cellules contiennent de nombreuses molécules colorées par un pigment brunâtre. Un réseau délicat de fibres conjonctives traverse les alvéoles; ces dernières n'ont pas de membrane propre.

L'étude de la substance médullaire molle offre des difficultés bien plus grandes.

Le stroma de tissu conjonctif limite de grandes lacunes ovalaires à parois résistantes, et se confond en dernier lieu avec le tissu conjonctif qui entoure la veine. Ces lacunes ont des dimensions plus considérables que celles de la périphérie et de la couche corticale; elles ne présentent pas de disposition radiée, et leur surface la plus large est tournée vers la surface de l'organe. Chez l'homme, cependant, les alvéoles médullaires sont plus arrondies et plus petites.

On y trouve des cellules étroitement pressées les unes contre les autres, de 0,018 à 0,035^{mm} de diamètre, pourvues de granulations fines et d'un noyau vésiculeux. Contrairement à ce que l'on observe dans les cellules corticales, les granulations graisseuses y sont très rares. Sous l'influence du bichromate de potasse, ces cellules se colorent en brun foncé, réaction remarquable, découverte par *Henle;* les cellules de la substance corticale ne se modifient que peu sous l'influence de ce réactif.

Les vaisseaux sanguins des capsules surrénales sont très nombreux, et présentent une disposition caractéristique. De nombreux petits troncs artériels, provenant de différentes sources, forment, dans la couche corticale, un réseau capillaire à mailles longitudinales, dirigées dans le sens des rayons. Dans la substance médullaire, ces capillaires se réunissent en canaux veineux de plus grand calibre, mais présentant toujours de très minces parois. Ces vaisseaux, dont la direction est également radiée, s'anastomosent à angle aigu et occupent une partie considérable de la substance médullaire. Ces derniers canaux se réunissent enfin pour se jeter dans une veine très large placée au centre de l'organe.

Le système lymphatique de ces organes a été peu étudié.

Chez beaucoup de mammifères, la substance médullaire est très riche en *nerfs;* ces nerfs forment des plexus microscopiques très nets; aussi, a-t-on supposé que ces organes étaient en rapport avec le grand sympathique.

La *glande pituitaire* (*Hypophysis cerebri*), plus petite chez les vertébrés supérieurs que chez les vertébrés inférieurs, se compose de deux lobes : l'un petit, postérieur, présentant une texture nerveuse; l'autre antérieur, plus grand, ayant la structure d'une glande vasculaire sanguine. Le dernier lobe est traversé par un canal revêtu d'un épithélium pavimenteux (mammifères), ou bien de cellules à cils vibratiles; ce canal s'ouvre dans l'infundibulum (*Peremeschko*). Cet organe renferme de grandes lacunes sphériques ou ovales, de 0,0496 à 0,0699^{mm} de diamètre, circonscrites par un stroma de tissu conjonctif, très riche en vaisseaux capillaires. Dans ces lacunes, on trouve des cellules de 0,014^{mm} de diamètre, finement granuleuses, mais susceptibles également de subir la transformation colloïde.

On désigne sous le nom de *glande coccygienne* (*Glandula coccygia*) un petit organe situé à la pointe du coccyx, constitué essentiellement par un système de petites branches artérielles et veineuses, festonnées, enveloppées extérieurement de cellules granuleuses.

Le ganglion *intercarotidien* (*Ganglion intercaroticum*)

se rapproche beaucoup par sa structure de la glande coccygienne.

Les cellules granuleuses que nous avons rencontrées dans les capsules surrénales, la glande pituitaire et les deux derniers organes, appartiennent à cette forme de cellules du tissu conjonctif à grosses granulations, que l'on observe si souvent autour des vaisseaux (fig. 58, *b*).

CHAPITRE XII

TISSU GLANDULAIRE

Le nom de glande avait autrefois une signification des plus vagues et aussi des plus étendues. Ainsi, on considérait comme des glandes, les organes lymphoïdes, la glande thyroïde, les capsules surrénales et la glande pituitaire. Nous avons vu combien cette dénomination était erronée; on donnait alors ce titre à tout organe dont la forme était arrondie et dont le tissu était vasculaire. Telles sont les glandes lymphatiques, les glandes de Peyer, la glande thyroïde, etc. Plus tard, au contraire, ce fut la fonction physiologique des organes que l'on interrogea tout d'abord. Actuellement, on considère comme glande, tout organe qui emprunte au sang certains de ses éléments, non seulement dans le but unique ou principal de subvenir à sa nutrition, mais encore dans l'intérêt de l'organisme tout entier, soit qu'il débarrasse le sang de produits de décomposition, soit qu'il transforme plus ou moins ces matériaux et les adapte aux besoins de la vie. C'est de là que viennent les expressions, consacrées par l'usage, d'excreta et de secreta.

Toute glande doit posséder un système de conduits efférents, destinés à l'expulsion de son contenu ; ces canaux peuvent manquer, ou être indépendants; toutefois leur existence a pour nous une très grande importance. Prenons pour exemple l'ovaire de la femme; la paroi de l'alvéole se rompt en un point de sa surface, et le contenu de la cavité organique s'échappe à travers la fente. L'ovaire n'en est pas moins une glande, car nous savons que, chez les animaux inférieurs, cet organe conserve la forme des glandes ordinaires pourvues d'un canal excréteur. Il n'y a donc point de doute à émettre ici.

Nous avons vu dans le chapitre précédent quelle incertitude règne sur les données relatives aux glandes vasculaires sanguines; toutefois, dans ces derniers temps, l'analyse microscopique nous a fourni des caractères qui permettent de distinguer les glandes d'une manière certaine.

Ces organes sont constitués (fig. 123) par deux espèces d'éléments : 1° une membrane mince, transparente, la membrane propre (*a*), et 2° un contenu cellulaire (*b*), enveloppé par la membrane propre.

Comme la présence des vaisseaux est nécessaire à toute sécrétion, on observe également dans les glandes un troisième élément *indispensable*, c'est le *réseau capillaire* qui tapisse la membrane propre (*c*).

Mentionnons enfin, comme éléments accessoires, les *vaisseaux lymphatiques*, les *éléments musculaires* et les *nerfs*.

La *membrane propre* apparaît tout d'abord sous forme d'une couche homogène et ordinairement très mince. Elle peut cependant atteindre de 0,001 à $0,002^{mm}$ d'épaisseur, souvent aussi elle est renforcée par une couche de tissu conjonctif peu développé (glandes sébacées de la peau). Dans d'autres cas, on trouve dans cette membrane limitante une couche de fibres musculaires lisses.

Tout récemment, on a découvert dans certaines glandes un système de cellules étoilées, aplaties (fig. 124), formant des dépressions sur la membrane propre, à laquelle elles adhèrent ou dont elles occupent l'épaisseur; c'est ce que l'on observe dans les glandes sous-maxillaires et lacrymales.

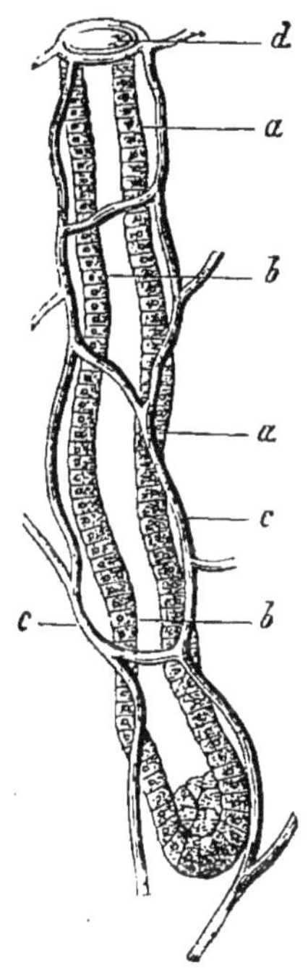

Fig. 123. — Glande de Lieberkühn des mammifères: *a*, *membrane propre*; *b*, cellules; *c*, vaisseaux capillaires; *d*, orifice de la glande.

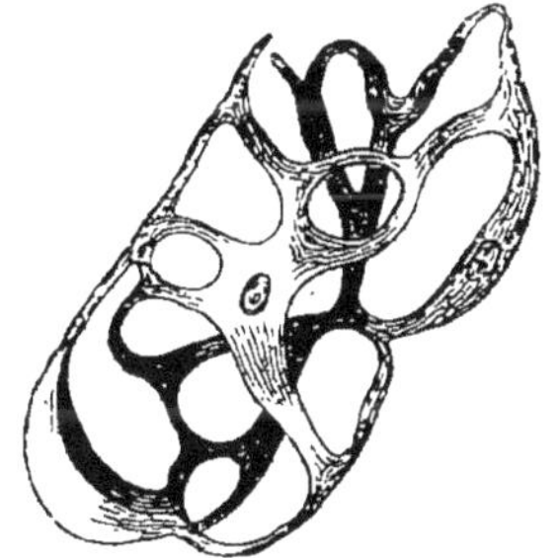

Fig. 124. — Réseau de cellule étoilées du tissu conjonctif de la *membrane propre*, isolé par macération. Glandes sous-maxillaires du chien.

La membrane propre, solide, extensible, est constituée par une substance presque inaltérable, qui se rapproche de la substance élastique; elle est destinée à la filtration, à la transsudation du plasma sanguin.

Par sa nature, elle se rapproche des productions qui se font aux dépens du tissu conjonctif ambiant pour constituer une couche limitante aux organes.

C'est la membrane propre (ou le tissu conjonctif qui la remplace souvent) qui détermine la forme de la glande ou de ses éléments ; car la glande peut, si ses dimensions sont faibles, rester simple ou acquérir, comme dans le foie ou le rein, un volume considérable et même une structure extrêmement compliquée.

Nous diviserons donc les glandes en plusieurs classes :

1° Les *glandes utriculaires*

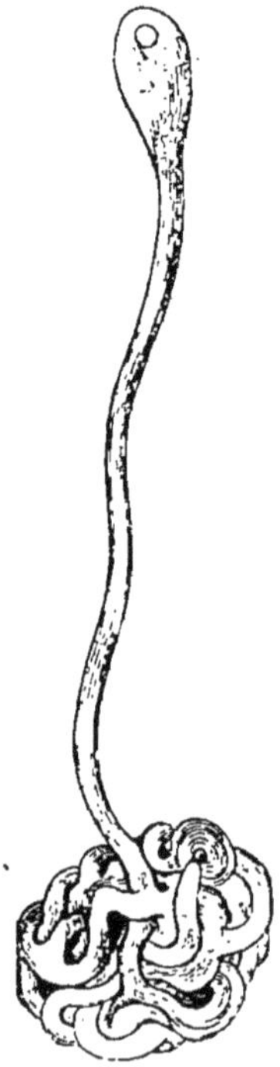

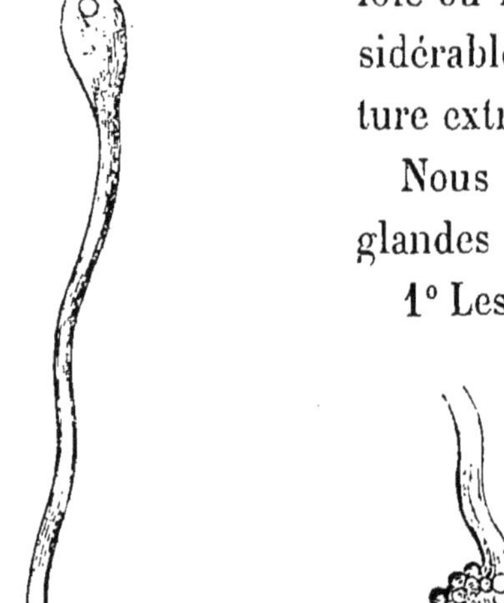

Fig. 125. — Glomérule de la conjonctive du veau.

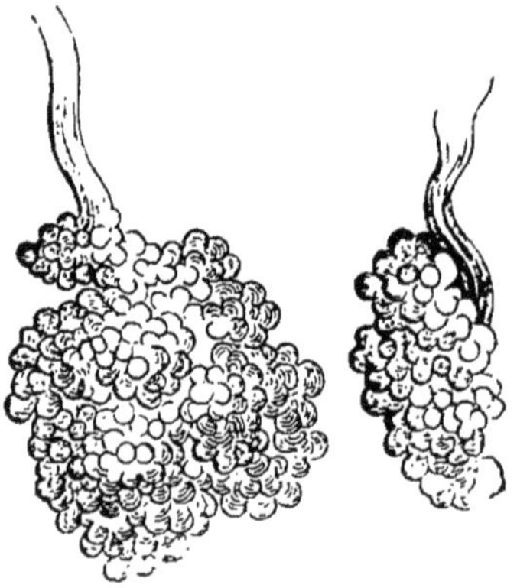

Fig. 126. — Glande en grappe du voile du palais de l'homme.

(fig. 123). Dans ces glandes, la membrane propre forme un canal étroit, fermé à une de ses extrémités, d'une longueur ordinairement considérable, et d'un diamètre relativement très faible. Plusieurs de ces utricules microscopiques peuvent confluer et se rendre dans un orifice commun; dans ce cas, le conduit excréteur est toujours plus net.

Dans les testicules et les reins, on trouve de ces éléments d'une longueur excessivement considérable, dont les ramifications constituent des réseaux et des culs-de-sac; ils présentent certaines particularités et sont réunis en nombre infini. On peut les désigner sous le nom de *canaux glandulaires*.

Il est d'autres follicules dont l'extrémité terminale est enroulée comme un peloton de fil, en formant un véritable glomérule. Ces glandes portent le nom de follicules glomérulés (fig. 125).

2° Dans un second groupe de glandes, les *glandes en grappe* (fig. 126), la membrane propre se présente sous forme d'une petite vésicule arrondie, allongée et d'un aspect irrégulier[1]. Ces vésicules se réunissent par groupes, de manière à former des *lobules* ou des *acini*. L'acinus peut lui-même posséder un canal excréteur, et réaliser ainsi le type le plus simple et le plus petit de la glande en grappe; mais ce fait se présente assez rarement. D'ordinaire (fig. 126), les glandes les moins volumineuses résultent de la réunion de plusieurs acini. Ces petites glandes microscopiques peuvent se réunir en grand nombre et former des organes d'un volume plus considérable.

Disons enfin qu'il existe des formes de transition entre ces glandes et les follicules.

3° La troisième forme de glandes est constituée par les

[1] L'existence de ces vésicules allongées a fait classer les glandes en grappe des muqueuses parmi les glandes *tubuleuses*.

follicules. Ce sont des capsules arrondies, fermées de toutes parts, et entourées de tissu conjonctif en abondance; l'ovaire en est un exemple. On donne le nom de *follicules de Graaf* à ces masses arrondies, circonscrites par une paroi de tissu conjonctif. Parmi les cellules qui y sont contenues, il en est une qui se distingue par ses dimensions, c'est l'ovule (fig. 4).

Nous avons déjà dit que l'ovule se détachait du follicule par la rupture de l'enveloppe, c'est-à-dire par déhiscence; la capsule, une fois rompue, ne se reconstitue plus, elle se cicatrise et s'atrophie. Les phénomènes qui se passent ici sont donc bien différents de ce que l'on observe dans les autres glandes.

Le second élément constitutif des glandes, et le plus important, est la *cellule glandulaire*. Ces cellules se développent aux dépens de l'ectoderme et l'entoderme, et conservent toujours le caractère épithélial qu'elles présentent à leur origine. Elles tapissent la face interne de la membrane propre, et sont disposées en couches simples ou stratifiées. Leur conduit excréteur se revêt plus tard d'un épithélium ordinaire.

C'est dans l'intérieur de la cellule glandulaire, véritable laboratoire microscopique, que s'élaborent les matériaux de sécrétion, et que les produits, extraits du plasma sanguin, subissent leur transformation. La cellule doit présenter, à cet effet, une consistance plus grande et un volume plus considérable. Aussi ne trouverons-nous pas ici de cellules aplaties en lames minces, comme celles que nous avons vues dans l'endothélium.

La cellule glandulaire est de forme cubique, dépourvue de membrane, quelquefois aplatie de haut en bas, d'autres fois cylindrique. Les cellules hépatiques, qui mesurent de 0,018 à 0,226^{mm} (fig. 127), présentent la première

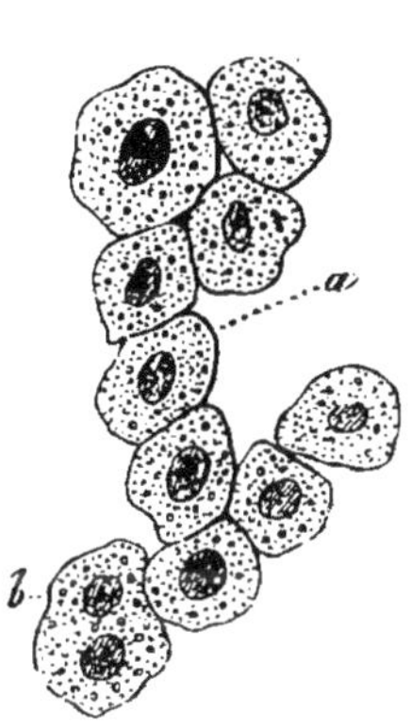

Fig. 127. — Cellules du foie de l'homme : *a*, cellule à un seul noyau ; *b*, cellule à deux noyaux.

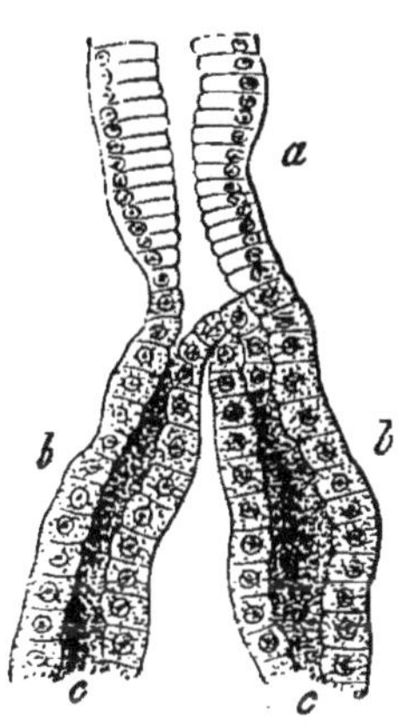

Fig. 128. — Glande muqueuse de l'estomac du chien : *a*, extrémité inférieure du conduit excréteur ; *b*, origine des canaux glandulaires.

forme. Les cellules (fig. 128, *b*) des glandes muqueuses de l'estomac du chien sont plus hautes et plus étroites.

Les éléments des glandes de *Lieberkühn* de l'intestin grêle sont cylindriques, comme le montre la figure 123, *b*.

Les cellules glandulaires à cils vibratils sont très rares chez l'homme. On n'en rencontre que dans les conduits utérins.

Beaucoup de cellules glandulaires, et particulièrement les cellules du foie et de la rate, paraissent jouir d'une assez grande stabilité ; d'autres fois, elles sont très altérables, et disparaissent, comme l'épithélium, dans le phénomène de la sécrétion.

Arrêtons-nous un instant aux *glandes sébacées* de la

peau, qui sont des glandes acineuses. La figure 129, A représente un acinus glandulaire.

Cet acinus est tapissé par plusieurs couches de cellules.

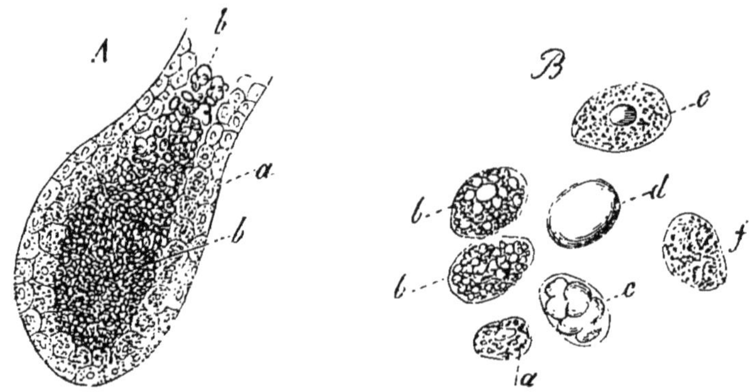

Fig. 129. — A, cul-de sac d'une glande sébacée; *a*, cellules glandulaires tapissant la paroi; *b*, cellules avec contenu graisseux, emplissant le cul-de-sac: B, cellules vues à un grossissement plus considérable; *a*, petites cellules tapissant la paroi, et renfermant peu de graisse; *b*, cellule plus volumineuse et chargée de graisse; *c*, cellule dans laquelle les granulations graisseuses se sont réunies sous forme de gouttelettes; *d*, cellule remplie d'une grosse goutte de graisse; *e*, *f*, cellules dont la graisse s'est en partie échappée.

Sa cavité *b* est remplie par une masse graisseuse, qui plus tard devient libre et prend le nom de *sebum*.

Examinons maintenant comment se forme la matière sébacée.

Les cellules périphériques, immédiatement adjacentes à la paroi de l'alvéole, se chargent déjà de granulations graisseuses, suivant le mode de dégénérescence que nous avons indiqué page 17. Cette dégénérescence graisseuse amène la destruction de l'élément histologique : ici, c'est un processus physiologique; ailleurs, c'est un phénomène pathologique. Par suite de l'accumulation de la graisse dans sa cavité, la cellule glandulaire se distend et finit par se détacher ; devenue libre dans la cavité de l'acinus, elle cesse de vivre. Aussi trouve-t-on dans le follicule sébacé des cellules ayant subi une transformation graisseuse très avancée, des débris de ces cellules, des noyaux devenus libres, ainsi que des granulations graisseuses, le tout englobé dans une substance albumineuse. C'est ainsi que se produit la matière sébacée, qui n'a qu'une importance relativement peu considérable.

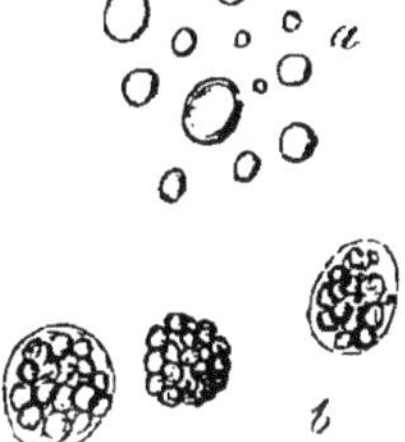

Fig. 130. — Éléments figurés du lait de la femme : *a*, globules du lait; *b*, corpuscules du colostrum.

La *glande mammaire* est une accumulation de glandes sébacées destinées à une fonction plus élevée. Le *colostrum* qui se forme dans les derniers temps de la grossesse, renferme des éléments cellulaires sphériques, de 0,0151 à 0,0563^{mm} de diamètre (fig. 130, *b*).

Connus sous le nom de *globules du colostrum*, ces petits corpuscules sont semblables aux cellules des glandes sébacées, devenues libres et chargées de graisse. Peu de temps après l'accouchement, le lait renferme une quantité innombrable de *globules de lait* (*a*), c'est-à-dire de gouttelettes de graisse nageant en liberté, entourées d'une très mince enveloppe, formée d'une substance albuminoïde coagulée, la caséine. Leur diamètre varie entre 0,003 et 0,009^{mm}. On est porté à croire actuellement que ces cellules glandulaires ont été détruites dans l'acinus, par suite d'un surcroît d'énergie dans la sécrétion ; suivant une autre hypothèse, ce serait la cellule qui, dépourvue de membrane, aurait expulsé le produit de sa sécrétion ; mais alors faudrait-il que les cellules continuassent à vivre. Ce que je considère avec *Stricker* comme tout à fait admissible.

Revenons maintenant aux cellules hépatiques. On remarque dans ces cellules, à certains moments, des molécules d'une coloration brunâtre et des gouttelettes de graisse ; ces deux éléments ne tardent pas à passer dans la bile, et constituent, les premiers, la *matière colorante de la bile;* les derniers, la *graisse biliaire.* Ici donc, la cellule glandulaire contenait aussi dans son intérieur des matériaux de sécrétion, destinés plus tard à être mis en liberté. Il n'y a donc plus à mettre en doute le passage de ces matériaux à travers les parois de la cellule qui, elle, continue à subsister.

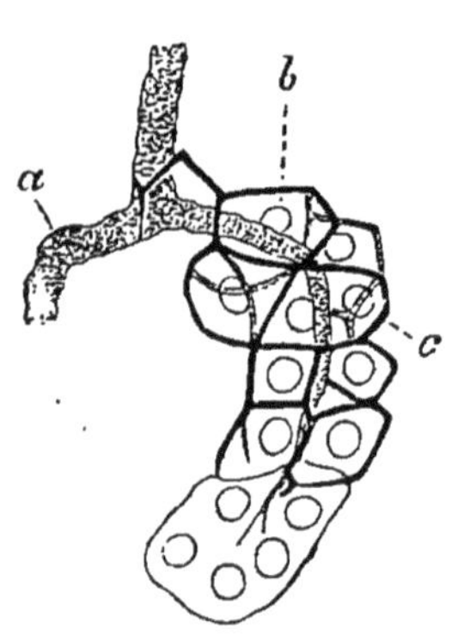

Fig. 131. — Pancréas du lapin : *a*, canalicule excréteur d'assez grand diamètre ; *b*, canalicule plus fin d'un acinus ; *c*, canalicules sécréteurs extrêmement fins.

On a récemment acquis de nouvelles preuves en faveur de la persistance des cellules dans beaucoup de glandes. On rencontre, en effet, dans les espaces intercellulaires, des canalicules glandulaires très fins, qui sont les dernières ramifications des conduits sécréteurs. La figure 131 représente cette disposition dans le pancréas. Nous y reviendrons plus tard, avec détail.

Nous venons de terminer l'étude de la membrane propre et des cellules sécrétantes ; examinons maintenant le réseau capillaire et la circulation du sang dans les glandes.

Ainsi que nous l'avons dit plus haut (p. 145), la forme

et l'agencement des éléments du tissu détermine le mode de disposition des capillaires.

Dans les glandes en tube, comme dans les glandes de la muqueuse stomacale, le réseau vasculaire (fig. 132) présente la même disposition que dans les fibres musculaires striées (fig. 97) : il est, dans ce cas, constitué par des mailles allongées ; seulement les anneaux qu'il forme autour des orifices des glandes constituent une différence importante et tout à fait spéciale.

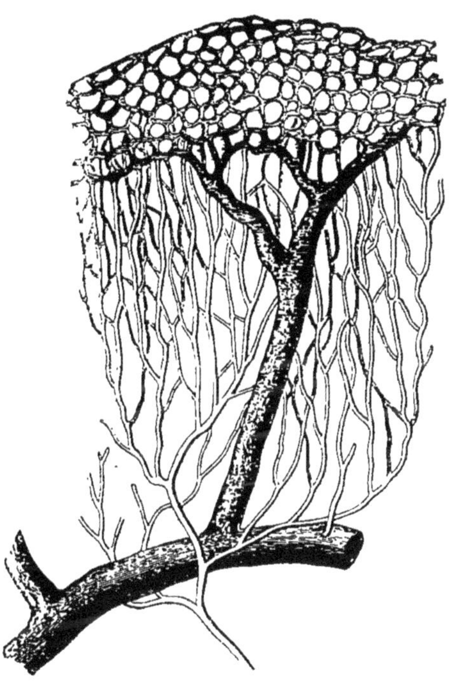

Fig. 132. — Réseau vasculaire des glandes de l'estomac de l'homme (fig. demi-schématique). L'artériole (le vaisseau le plus fin) s'épanouit en formant un réseau capillaire à mailles circulaires autour des orifices des glandes, point d'origine de la veine (figurée en noir).

Dans les glandes en grappe, le réseau capillaire ressemble à celui qui enveloppe les amas de cellules adipeuses ; il rappelle ainsi la configuration arrondie de l'acinus (fig. 99). La figure 133 représente la disposition des capillaires d'un groupe assez considérable de lobules du pancréas ; la même image pourrait servir pour les cellules adipeuses.

L'activité des phénomènes d'échange, dont les organes glandulaires sont le siège, explique leur richesse considérable en canaux lymphatiques, destinés à charrier les produits en excès, transsudés des voies circulatoires. Il y a peu de temps que l'on a découvert une partie du système lymphatique de ces organes. Il est inutile de nous arrêter

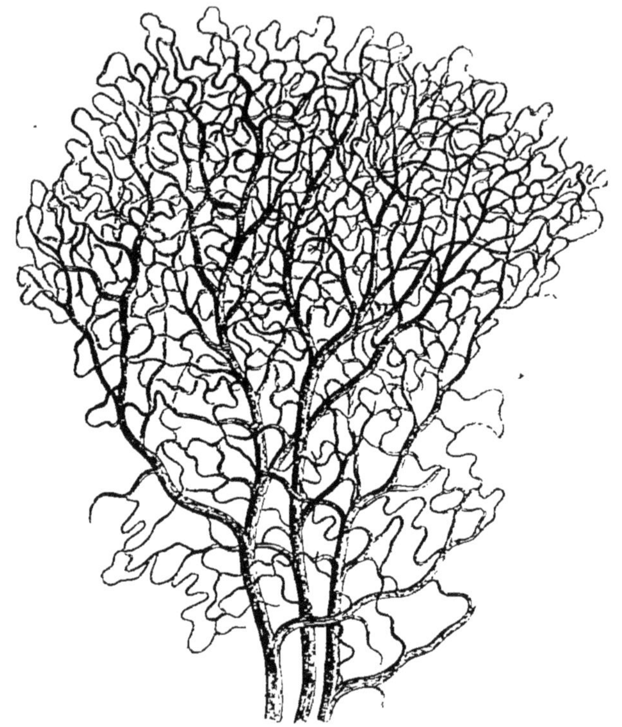

Fig. 133. — Réseau vasculaire d'une glande en grappe (pancréas).

aux fibres musculaires lisses, que l'on rencontre dans le corps de la glande ou dans la paroi du canal excréteur ; leur haute importance, au point de vue de l'expulsion de la matière sécrétée, explique suffisamment leur présence.

Nous reviendrons plus tard sur l'innervation des glandes ; nous ne possédons sur ce sujet que des notions fort obscures.

Examinons en dernier lieu le *canal excréteur*.

La figure 134 représente une glande en tube simple de l'estomac, dite *glande à pepsine*; l'espace compris entre *a* et *b* est formé de cellules sécrétantes. Au-dessus de ce dernier point, on voit un épithélium cylindrique, analogue à celui qui revêt la muqueuse stomacale, et qu'il est inutile de décrire.

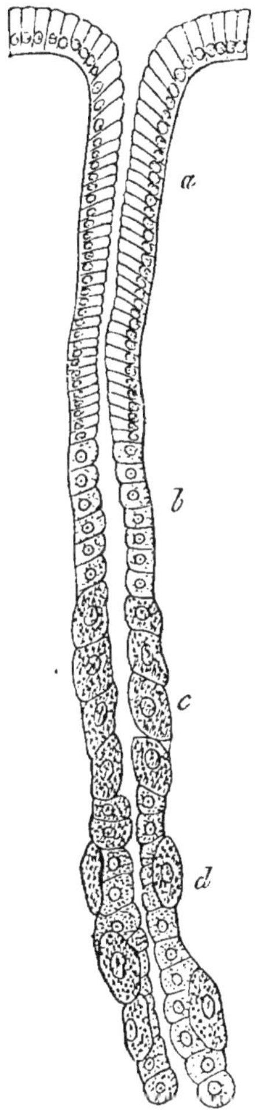

Fig. 134. — Glande de l'estomac du chat, vue de profil : *a*, conduit excréteur, *Stomach-cell*; *b*, partie intercalaire interne; *c*, partie intercalaire externe; *d*, canal glandulaire présentant les deux sortes de cellules.

Reportons-nous à quelques-unes des figures précédentes. La figure 128, qui représente une glande muqueuse de l'estomac, nous fait voir un long conduit excréteur, pourvu de cellules cylindriques semblables (*a*). Le conduit se divise en deux culs-de-sac, mais ceux-ci sont tapissés d'éléments cubiques plus petits (*b*), qui sont le siège d'une sécrétion assez peu connue jusqu'ici.

La figure 126 retrace la conformation des glandes acineuses. Il n'est plus possible ici de mettre en doute l'existence du conduit excréteur ; son revêtement cellulaire diffère fréquemment de celui des acini.

La paroi du canal excréteur est constituée simplement par des éléments conjonctifs. Dans les glandes d'un plus grand calibre, mais offrant une structure analogue, nous voyons le conduit excréteur se compliquer de plus en plus. Nous y reviendrons à propos de chacun de ces organes en particulier.

Voici une énumération rapide des différentes glandes du corps humain.

a. Dans le groupe des glandes en tube, nous trouvons : les glandes de *Bowman*, de la région olfactive ; les glandes ou tubes de la muqueuse de l'intestin grêle et du gros intestin (glandes à pepsine, glandes à mucus, glandes de Lieberkühn); enfin les glandes utérines. Mentionnons, en outre, abstraction faite de la complication qu'elles présentent, les glomérules (glandes sudoripares et glandes cérumineuses).

Nous avons dit plus haut que les reins et les testicules étaient des glandes en tubes d'une structure des plus compliquées.

b. On range dans le groupe des glandes acineuses un grand nombre d'organes de dimensions très diverses. Nous trouvons dans cette classe toutes les petites glandules des muqueuses, les glandes dites de *Brunner* du duodénum, les glandes sébacées du tégument externe et les glandes de *Meibomius* des paupières. Les glandes de plus grand volume appartenant à ce groupe sont : les glandes lacrymales, les diverses glandes salivaires, le pancréas, la glande mammaire, les glandes de *Cowper* et de *Bartholin* des voies génitales, enfin la prostate. On pourrait encore y joindre le poumon, en ne considérant que son mode de développement ; mais, suivant en cela l'exemple de nos devanciers, nous nous occuperons plus tard en détail de cet organe.

c. Les follicules clos constituent à eux seuls l'ovaire de la femme.

Tous ces organes, à peu d'exceptions près (le corps de Wolff et les glandes génitales) dérivent par leurs éléments cellulaires des feuillets supérieur ou inférieur du blastoderme, *corné* et *glandulo-viscéral* (*Remak*). La *membrane propre* et le réseau capillaire sont des productions ultérieures, provenant du feuillet moyen, qui concourt à la formation de tant de parties de notre corps.

La figure 43, représentant la formation d'un follicule pileux peut servir tout aussi bien pour les glandes du tégument externe que pour les glandes des muqueuses. Le bourgeon cellulaire donne naissance, en se bifurquant, à deux prolongements latéraux qui se transforment en une masse pleine, légèrement mûriforme (fig. 135). C'est aux dépens de cette masse que se forme, dans la partie centrale (*a*), le système acineux compliqué, qui ne tarde pas à prendre tous les caractères d'une glande parfaite.

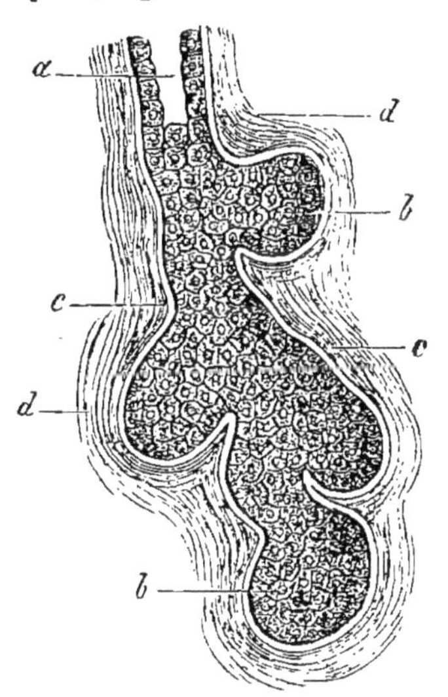

Fig. 135. — Glande acineuse en voie de développement : *a*, canal excréteur, déjà perméable ; *b*, bourgeons glandulaires pleins ; *c*, membrane propre ; *d*, tissu conjonctif ambiant.

Nous terminons ici la description générale des organes glandulaires.

CHAPITRE XIII

APPAREIL DIGESTIF ; SES GLANDES

Des tissus très variés entrent dans la composition de l'appareil digestif. Les différences que présentent, dans leur structure, la muqueuse du tube digestif et ses annexes, d'un bout à l'autre de ce long canal, sont des plus nombreuses. A la partie supérieure nous trouvons tout d'abord la *cavité buccale*, qui contient les dents, dont nous nous sommes occupés dans un chapitre précédent (p. 109 et suivantes) et la langue. Dans cette cavité, s'ouvrent les orifices des glandes salivaires, glandes acineuses, à côté desquels on rencontre les orifices de nombreuses petites glandes muqueuses.

La cavité buccale présente une muqueuse dont la surface est recouverte de saillies papillaires très étroitement serrées les unes contre les autres, et pourvues, d'un revêtement d'épithélium pavimenteux (p. 46), dont l'épaisseur peut atteindre $0,45^{mm}$. Le tissu conjonctif sous-muqueux est lisse et épaissi, comme dans les gencives ; lâche et extensible, comme dans le fond de la bouche. Il contient, dans son épaisseur, la partie renflée des petites glandes dont nous venons de parler ; les cellules qui les composent forment une couche d'éléments pâles, cubiques ou cylindriques, et peu élevés (fig. 136). On rencontre ces glandules sur les lèvres, les joues, le palais, la langue.

De toutes les glandes salivaires, la *glande sous-maxillaire* est celle qui a été l'objet des recherches les plus minutieuses (*Pflüger*, *Gianuzzi*, *Heidenhain*). La forme de ses cellules est variable; chez le lapin, ces éléments sont granuleux; chez le chien et le chat ils donnent à la glande sous-maxillaire l'aspect d'une glande muqueuse, offrant cependant en certains points un caractère différent (voy. plus loin).

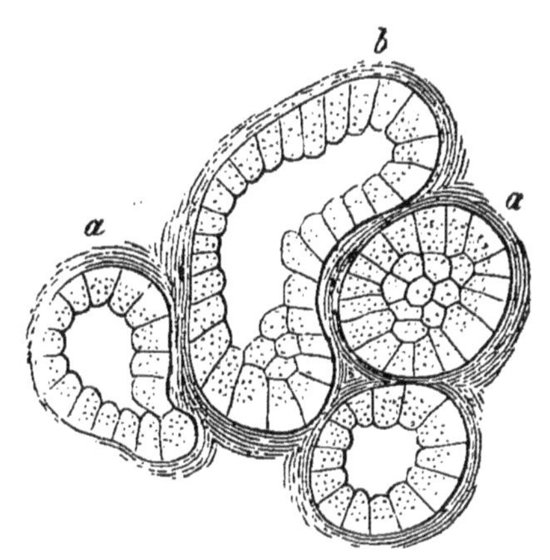

Fig. 136. — Coupe d'une glandule du palais du lapin : *a*, acinus arrondi ; *b*, acinus allongé.

Les cellules glandulaires (*a*) qui la constituent (fig. 137) sont de deux sortes. Nous trouvons d'abord de grands éléments sphériques, remplis d'une substance muqueuse homogène; puis, à la périphérie de l'acinus, de petites cellules (*c*) granuleuses, fortement pressées entre elles, et peu distinctes les unes des autres; elles affectent une forme semi-lunaire (*Gianuzzi*), et se transforment plus tard en cellules muqueuses. Les dernières ramifications des conduits glandulaires se terminent par des capillaires analogues à ceux que représente la figure 131. La membrane propre (voy. fig. 124) est tapissée de cellules plates étoilées.

Les conduits excréteurs sont revêtus de cellules cylindriques (fig. 137, *d*), à striation longitudinale au-dessous du noyau. Mentionnons, en outre, l'existence d'un réseau

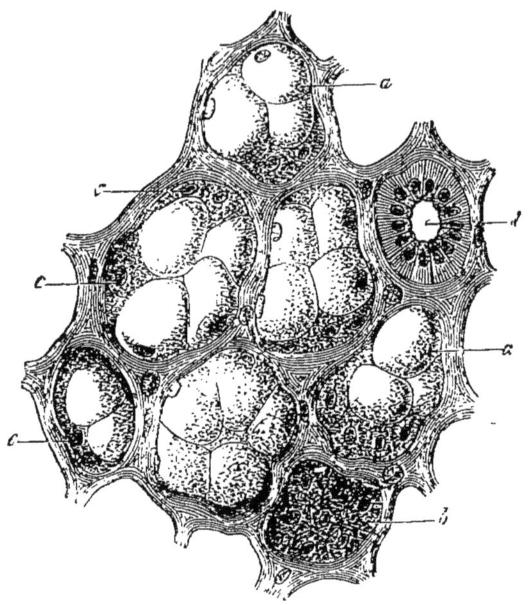

Fig. 137. — Glande sous-maxillaire du chien : *a*, cellules mucipares ; *b*, cellules du protoplasma ; *c*, cellules semi-lunaires ; *d*, coupe d'un canalicule excréteur revêtu de l'épithélium cylindrique caractéristique.

capillaire à mailles arrondies et de nombreuses voies lymphatiques entourant les lobes et les lobules.

La structure de la *glande sublinguale* de différents mammifères se rapproche beaucoup de celle de la glande sous-maxillaire, telle qu'elle se présente chez le chat et chez le chien.

La *glande orbitale* de ces deux carnivores offre aussi la même structure. La sécrétion muqueuse est encore plus énergique (*Lavdowski*).

La physiologie nous apprend que l'excitation de la

corde du tympan détermine une abondante sécrétion d'un liquide très fluide; l'excitation du grand sympathique, au contraire, provoque la sécrétion de faibles quantités d'une substance très épaisse.

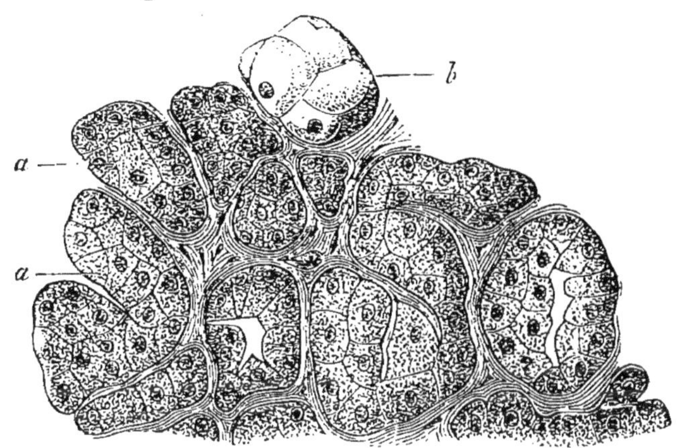

Fig. 138. — Glande sous-maxillaire du chien: *a*, cellules modifiées par une forte irritation de la corde du tympan; *b*, cellules non altérées (Heidenhain).

L'excitation prolongée des nerfs altère profondément, comme l'a démontré *Heidenhain*, la composition du contenu des acini (fig. 138). Presque toutes les grandes cellules sphériques (*a*) entrent en activité et sécrètent de la mucine, sous cette influence. Une masse granuleuse, protoplasmique, remplit alors la cavité des cellules ainsi altérées.

Cette modification des cellules est donc une première différence que l'on peut constater à l'aide du microscope, suivant que la glande est en activité ou à l'état de repos.

Lavdowski a fait la même observation pour la glande orbitale.

Il existe donc des *glandes salivaires muqueuses*.

Chez le lapin, les petites glandes muqueuses, sous l'influence de l'excitation, présentent également une transformation granuleuse de leurs cellules. Mais les cellules semi-lunaires manquent complètement.

Après ces importantes découvertes, on a encore observé ultérieurement une série de différences analogues dans les cellules des glandes au repos et des glandes actives. Seulement les indications varient[1].

Occupons-nous maintenant de la dernière glande salivaire.

Les acini de la *glande parotide* de l'homme ont de 0,034 à $0,052^{mm}$ de diamètre, et sont formés de cellules cubiques de 0,014 à $0,018^{mm}$, n'éprouvant jamais de transformation muqueuse. La parotide se rapproche des glandes dites séreuses (fig. 139). On a constaté, dans les espaces interacineux, la présence de fins canalicules sécréteurs, et, dans le conduit excréteur, un revêtement de cellules cylindriques ordinaires.

La *langue* est un organe essentiellement musculaire, dont les différents éléments sont formés par des fibres striées, entre-croisées. Sur la face dorsale de cet organe se trouve un nombre infini de papilles de formes diverses; on en distingue trois variétés : ce sont les papilles filiformes (*papillæ filiformes s. conicæ*), fongiformes (*P. fungiformes s. clavatæ*) et caliciformes (*P. circumvallatæ*), auxquelles on peut ajouter les papilles corolliformes

[1] Suivant *Schiefferdecker*, les cellules des glandes muqueuses renferment à l'état de repos un protoplasma granuleux, et lorsqu'elles sont en pleine activité un stroma réticulé que font nettement apparaître les réactifs colorés.

(*P. foliatæ*). Les papilles caliciformes et corolliformes renferment les terminaisons des nerfs qui président à la gustation et dont nous nous occuperons plus loin.

La langue est très riche en glandes acineuses. Ce sont surtout des glandes muqueuses, telles que nous les avons représentées dans la figure 136. Enfin, tout autour des papilles caliciformes et des papilles corolliformes, on rencontre des glandes présentant une structure analogue, mais renfermant un contenu différent, constitué par des cellules granuleuses, troubles (fig. 139). On a signalé la présence en grande quantité, d'organes analogues dans la muqueuse nasale, et on leur a donné le nom assez mal choisi de *glandes séreuses* (*A. Heidenhain*) ou *albumineuses* (*R. Heidenhain*). Les cellules de la glande sous-maxillaire du chien et de l'homme renferment en certains points le contenu séreux, et dans d'autres le contenu muqueux.

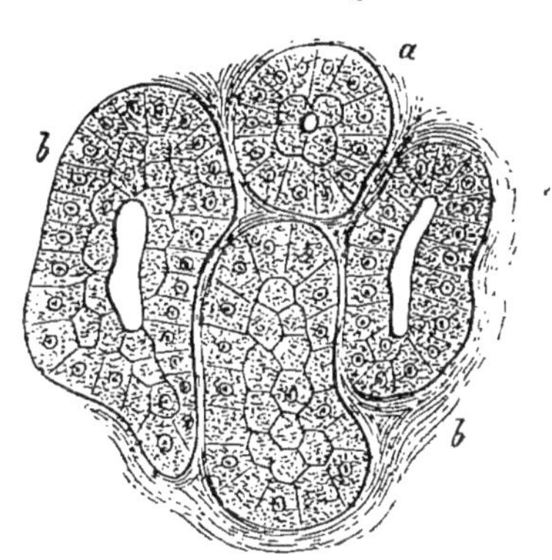

Fig. 139. — Acini d'une glande séreuse près d'une papille caliciforme du chat : *a*, acinus arrondi ; *b*, acinus oblong.

A partir du quart postérieur de la langue, la muqueuse commence à présenter les caractères du tissu lymphoïde ; la muqueuse pharyngienne prend également part à cette transformation. On y rencontre des organes lymphoïdes distincts, tels que les follicules de la langue, les amygdales et la glande pharyngienne de *Kölliker* (voy. p. 166).

Le *pharynx*, constitué par des couches de muscles

striés, possède comme la cavité buccale, un revêtement d'épithélium pavimenteux. La muqueuse qui le tapisse est épaisse et résistante, et sa partie supérieure est encore garnie de papilles; elle est, de plus, parsemée de nombreuses glandes mucipares, et son revêtement épithélial se continue sur l'œsophage.

L'*œsophage* présente deux couches musculaires, l'une longitudinale et épaisse, c'est la plus externe; l'autre, transversale et plus faible, est située en dedans de la première; les fibres striées, en descendant vers l'estomac, perdent progressivement leurs caractères et sont remplacées par du tissu musculaire à fibres lisses. La muqueuse présente des plis longitudinaux, qui renferment dans leurs intervalles des glandes acineuses mucipares.

Nous ne nous étendrons pas davantage sur la structure de l'œsophage; l'étude de l'*estomac* (*ventriculus*) réclame toute notre attention. La séreuse qui enveloppe l'estomac n'offre rien de particulier; il en est de même des couches de fibres musculaires lisses longitudinales, transversales et obliques qui lui impriment ses mouvements. La muqueuse stomacale[1] est revêtue d'une couche de cellules cylindriques mesurant de 0,0226 à 0,0323^{mm} de hauteur et de 0,0045 à 0,0056^{mm} de largeur; ces cellules ont une grande tendance à subir la métamorphose muqueuse, et du côté de leur face extérieure libre elles peuvent être fermées par une membrane d'une ténuité extrême.

[1] L'épithélium vibratil qu'on rencontre dans quelques points de la muqueuse stomacale (poissons et amphibies) doit être considéré comme le reste d'un revêtement vibratil embryonnaire.

La surface de la muqueuse n'est pas lisse, mais au contraire très inégale. Elle est pourvue de saillies isolées plus ou moins élevées (fig. 140, *a*), ainsi que de petits plis entrecroisés, qui forment des sillons dans lesquels débouchent les glandes; jamais ces glandes ne s'ouvrent sur ces saillies ou ces plis. L'aspect de la surface interne de l'estomac varie suivant les espèces. En général, la muqueuse de la première moitié de l'estomac est plus mince et plus lisse que celle de la moitié pylorique, où elle peut acquérir une épaisseur de 2^{mm}.

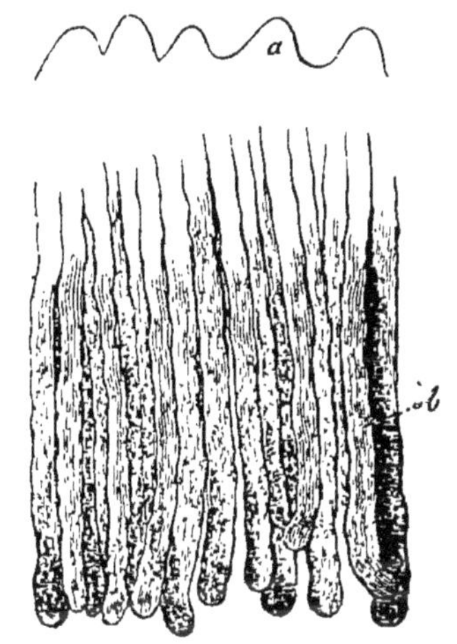

Fig. 140. — Coupe verticale de la muqueuse stomacale de l'homme : *a*, villosités; *b*, follicules gastriques.

La muqueuse stomacale présente une quantité innombrable de glandes en tubes (fig. 140, *b*), ce qui la rend très extensible et très souple; elle renferme en outre du tissu conjonctif mou, ordinaire (fig. 141, *a*), pouvant se transformer en tissu lymphoïde.

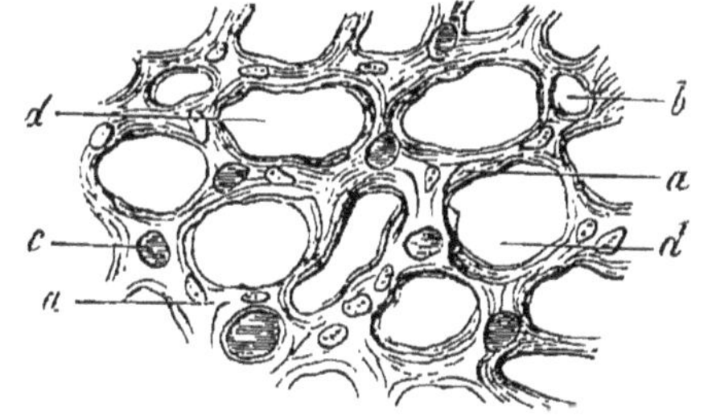

Fig. 141. — Section de la muqueuse stomacale d'un lapin : *a*, tissu muqueux; *b*, section de vaisseaux sanguins vides : *c*, section de vaisseaux injectés; *d*, lacunes occupées par les follicules gastriques.

Les glandes en tube de l'estomac se divisent en deux variétés; ce sont : *a*, les *glandes à suc gastrique*, et *b*, les *glandes muqueuses de l'estomac*.

Les premières constituent l'élément le plus abondant et le plus important de cet organe (fig. 140). Les unes s'ouvrent isolément à la surface (fig. 134), les autres réunissent leurs canaux excréteurs en un canal excréteur unique (fig. 142, 1); mais toujours l'orifice présente un contour circulaire (2 *a*); il est de plus tapissé par l'épithélium cylindrique ordinaire de la muqueuse stomacale, à cellules hautes et étroites (fig. 134, *a*, et 142, *a*).

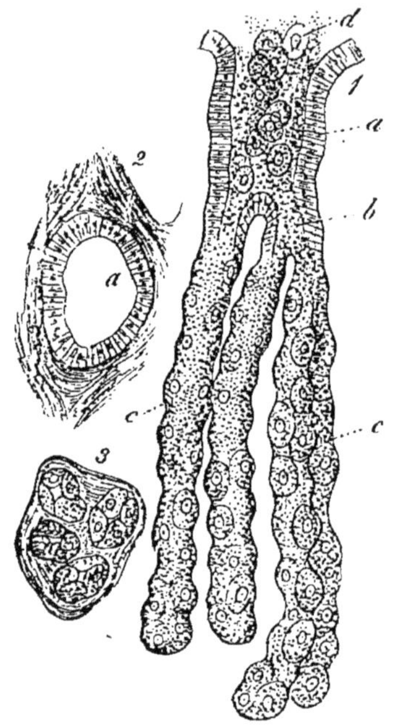

Fig. 142. — 1. Glande à suc gastrique composée du chien : *a*, conduit excréteur commun (*Stomach cell*) avec son épithélium cylindrique; *b*, division de la glande; *c*, tubes renfermant des cellules à suc gastrique; *d*, contenu glandulaire en voie d'excrétion. 2. Section de l'orifice *a*. 3. Section faite au point de division des glandes.

La glande proprement dite a la forme d'un tube dont les bords sont lisses. La membrane propre possède des cellules étoilées, aplaties, analogues à celles que nous connaissons déjà.

En pénétrant plus avant dans l'épaisseur de la glande, nous rencontrons en *b* (fig. 134) une nouvelle espèce de cellules plus larges, moins hautes et granuleuses, et plus bas, en *c*, nous voyons de grandes cellules glandulaires (glandes gastriques) : mais ce n'est qu'en *d* que ces dernières cellules possèdent tout leur développement. Au-dessus des cellules glandulaires, on peut remarquer des éléments isolés, granuleux, abrités dans des dépressions de la muqueuse, et qui ne sont autres que les *cellules de revêtement* de *Heidenhain* ; il a donné le nom de *cellules fondamentales* aux cellules immédiatement sous-jacentes.

Nous avons vu précédemment (p. 205) que l'aspect de la glande sous-maxillaire du chien présente des différences considérables, suivant qu'elle est en activité ou en repos ; il en est de même pour les glandes gastriques, qui présentent un phénomène analogue (*Heidenhain*). Chez l'animal à jeun, ces glandes sont froncées, leurs bords sont lisses, leurs cellules fondamentales transparentes. Peu de temps après l'ingestion des aliments, elles offrent un aspect tout différent; elles paraissent fortement distendues, leurs parois sont concaves, leurs cellules fondamentales agrandies, granuleuses et troubles; puis elles se dégonflent à nouveau; mais les cellules fondamentales ne reprennent pas leur transparence première.

Mais nous ne savons pas encore avec certitude, malgré de nombreuses controverses, quelles sont de ces deux espèces de cellules celles qui fournissent le suc gastrique, la pepsine et l'acide (voy. plus loin). Nous pensons, d'accord avec *Nussbaum* et d'autres, que les cellules de revêtement granuleuses (fig. 134, *d*) sont les organes sécréteurs de la pepsine[1]. Cependant *Edinger* conteste, et avec raison, qu'il existe chez l'homme une différence tranchée entre les cellules fondamentales et les cellules de revêtement.

La seconde variété des glandes de l'estomac, les *glandes*

[1] Chez les poissons et les amphibies on n'a rencontré qu'une seule forme de cellules, les cellules de revêtement.

muqueuses, a été découverte sur le porc, il y a déjà longtemps. On les rencontre sur une grande étendue de la région pylorique chez le chien, le chat, le lapin, le cochon d'Inde; sur une petite étendue chez l'homme. Elles ont également la forme de tubes, les uns simples, les autres ramifiés. Leur conduit excréteur, qui peut présenter une longueur considérable, est tapissé par l'épithélium cylindrique ordinaire de la muqueuse stomacale (fig. 128, *a*). La partie inférieure, ou la glande proprement dite, renferme des cellules plus petites, cubiques et riches en fines granulations (*b*) : elles se troublent par l'addition de l'acide acétique, et rappellent, par leurs caractères, les cellules fondamentales des glandes gastriques.

La région pylorique présente également, chez l'homme, de petites *glandes acineuses* (les avant-postes des glandes de Brunner du duodénum que nous décrirons plus loin). Des follicules lymphoïdes isolés forment les *glandules lenticulaires* que nous connaissons déjà (p. 166).

A la limite de la muqueuse et du tissu sous-muqueux, on observe un système de fibres musculaires entre-croisées, qui forment la couche musculaire de la muqueuse (*muscularis mucosæ*) (p. 118). De minces tractus de ce tissu séparent les glandes en tubes les unes des autres.

La *disposition des vaisseaux* de la muqueuse de l'estomac présente un grand intérêt (fig. 132). De fines branches artérielles traversent la couche sous-muqueuse, et se terminent en un réseau capillaire à longues mailles, qui enlace les tubes glandulaires ; le réseau forme des anneaux autour des orifices des glandes; là se forment les anastomoses capillaires avec les rameaux veineux qui se réunissent peu à peu et forment des troncs plus volumineux qui traversent verticalement la muqueuse. Les veines forment sous la muqueuse un réseau à larges mailles.

Les *vaisseaux lymphatiques*, découverts il y a plusieurs années par un savant suédois, *Lovén*, constituent des réseaux importants, situés dans la couche muqueuse; ils émettent des branches d'un certain calibre, terminées en culs-de-sac; ces branches se rendent dans les espaces interglandulaires jusqu'au niveau de la surface de l'estomac.

Le *suc gastrique* est un liquide à réaction fortement acide, qui contient un ferment particulier, la *pepsine*; il provient des granulations des cellules de revêtement et peut-être aussi des cellules fondamentales. On peut donc le considérer comme un produit de l'activité des cellules glandulaires.

Nous ne pouvons nous occuper ici du pouvoir digestif de cette sécrétion par rapport aux substances albuminoïdes; aussi passons-nous immédiatement à l'étude de l'*intestin grêle* ; nous négligerons l'examen de son revêtement séreux et de la double couche musculaire lisse; la muqueuse mérite, au contraire, une description détaillée, sa structure étant plus compliquée que celle de la muqueuse stomacale.

La couche muqueuse de l'*intestin grêle* est constituée par un nombre infini de plis, ayant la forme de croissants (dont la hauteur augmente vers le cœcum), et qui portent le nom de *valvules conniventes* (*valvulæ conniventes*,

Kergringii). La surface interne de l'intestin est, en outre, hérissée d'un nombre considérable de papilles compliquées ou *villosités intestinales ;* la muqueuse renferme encore, dans son épaisseur, de très nombreux utricules glandulaires, *glandes de Lieberkühn*, et le duodénum, de petits organes acineux, *glandes de Brunner*. Enfin, dans l'intestin grêle, nous trouvons des follicules lymphatiques clos, *solitaires*, ou *agminés* (plaques de *Peyer*).

Le tissu de la muqueuse de l'intestin grêle possède une couche musculaire sous-muqueuse, plus mince que celle de l'estomac, et au-dessous une couche formée de tissu conjonctif réticulé contenant de nombreuses cellules lymphoïdes (fig. 105, *a*). Les villosités intestinales (fig. 143), dont nous nous sommes occupés dans le chapitre précédent (page 155), sont constituées par ce dernier tissu. Leur surface elle-même est percée de nombreux orifices, très rapprochés, qu'il est facile de distinguer. La villosité présente, dans sa partie centrale, un ou même plusieurs vaisseaux chylifères, parfois anastomosés les uns avec les autres (fig. 101, *d*); ils sont recouverts par de fins tractus de fibres musculaires lisses (*c*), provenant de la couche musculaire sous-muqueuse, et sont, de plus, enveloppés par un réseau capillaire (*b*).

Le canal intestinal est entièrement tapissé par l'épithélium cylindrique, ainsi que nous l'avons dit dans le dernier chapitre ; nous savons aussi que, dans l'intestin grêle, cet épithélium est pourvu, à sa surface libre, d'un liséré épais, d'une sorte de plateau, traversé par des canalicules poreux extrêmement fins (fig. 14).

Occupons-nous maintenant des glandes. Les glandes les plus importantes de l'intestin grêle sont les glandes de *Lieberkühn* (fig. 143, *a*). Très nombreuses dans cette région, elles occupent non seulement la muqueuse de l'intestin grêle, mais encore celle du gros intestin : leur distribution rappelle la structure de l'estomac ; le réseau capillaire est également semblable à celui de ce dernier organe.

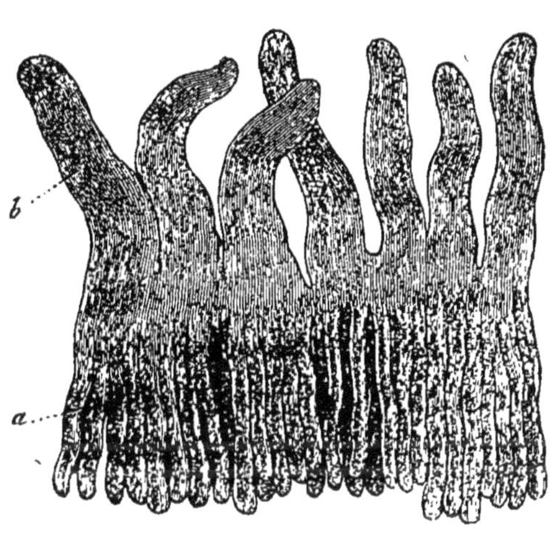

Fig. 143. — *a*, glandes de Lieberkühn du chat ; *b*, villosités intestinales.

Mais les glandes de Lieberkühn sont plus petites (elles n'ont que 0,38-0,45^{mm} de longueur, et 0,056,-0,09^{mm} de largeur). Leur membrane propre est très délicate ; le canal excréteur, simple, est recouvert par une simple couche de cellules glandulaires cylindriques (fig. 123, *b*) ; l'orifice de ces glandes se trouve toujours dans l'intervalle des replis de la muqueuse ; le produit de sécrétion porte le nom de suc intestinal.

Les glandes acineuses du duodénum, ou *glandes de Brunner*, ont un rôle beaucoup moins important (fig. 144). On les rencontre, chez l'homme, immédiatement au delà de l'estomac ; elles forment, par leur réunion, une couche glandulaire serrée, située au-dessous de la muqueuse, et s'étendent jusqu'à l'embouchure du canal cholédoque ; à ce niveau, elles sont de plus en plus isolées. Leur disposition chez les mammifères présente de nombreuses variations.

La dimension de ces glandes varie chez l'homme de 0,25 à 2^{mm}. Les acini sont sphériques, allongés, et quelquefois tubulés ; ils mesurent de 0,56 à $0,14^{mm}$. Les conduits

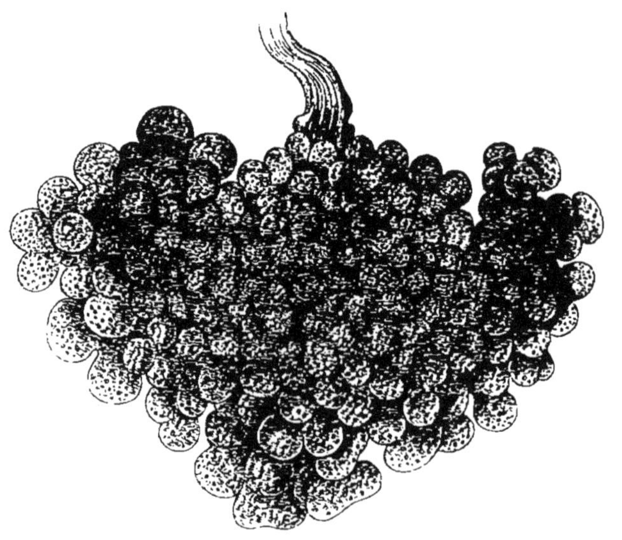

Fig. 144. — Glande de Brunner de l'homme.

excréteurs et le corps des glandes sont tapissés du même revêtement de cellules cylindriques peu élevées, pâles et irrégulières. Je considère la *glande de Brunner* comme intermédiaire aux glandes muqueuses acineuses ordinaires, aux glandes muqueuses de l'estomac et aux glandes séreuses. Nous ne connaissons pas encore le rôle physiologique de leur sécrétion.

Dans toute l'étendue de l'intestin grêle, on peut rencontrer des follicules lymphoïdes isolés (glandes solitaires). Nous en avons déjà parlé, ainsi que des follicules lymphoïdes agglomérées (plaques de Peyer) dans le onzième chapitre (page 168). Le nombre, le volume et la forme de de ces deux sortes d'éléments offrent chez l'homme de très grandes différences individuelles (*Passow*).

Rappelons, en pasasant, l'existence d'un réseau vasculaire allongé, situé autour des glandes de Lieberkühn. Ce réseau est le point de départ et d'arrivée des vaisseaux afférents et efférents des villosités intestinales, vaisseaux qui constituent le lacis représenté en *b*, sur la figure 101.

Les vaisseaux *lymphatiques*, ou *vaisseaux chylifères* des villosités intestinales, forment également, après leur passage dans la muqueuse, un réseau plus large que le précédent, mais beaucoup moins parfait. La figure 115 (*a*, *b*, *c*, *k*, à gauche) suffit pour nous donner une idée de sa disposition. Pendant la résorption du chyle, la graisse qu'il renferme, traverse, sous une forme très divisée, le corps des cylindres épithéliaux ; de là elle se rend, en suivant un canal dépourvu de parois propres, dans l'épaisseur de la substance conjonctive réticulée de la villosité, et gagne enfin le canal chylifère qui occupe l'axe de cette villosité (fig. 145).

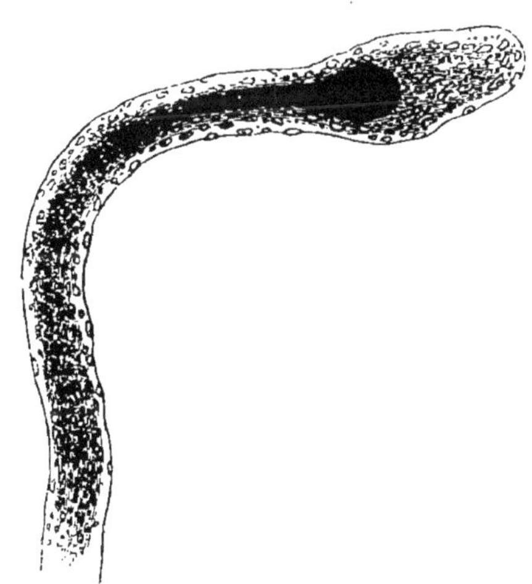

Fig. 145. — Villosité intestinale allongée d'un chevreau sacrifié au moment de la digestion, il n'y a point d'épithélium à la surface et le chylifère central est rempli de chyle.

On a bien des fois recherché les voies par lesquelles s'effectue cette migration, et on les aurait souvent trouvées. Il est vrai que lorsqu'on injecte les vaisseaux chylifères, la matière colorante pénètre dans les villosités intestinales, et cherche à se frayer une voie dans les points offrant la plus faible résistance. Si seulement on pouvait, à l'aide d'une méthode plus parfaite, mettre en évidence les canaux du suc (p. 159), on pourrait penser qu'ils existent ici. Des observations faites dans le but de combler à tout prix une lacune de nos connaissances physiologiques rencontrent naturellement une grande défiance.

Les *glandes de Lieberkühn* se continuent dans toute l'étendue de la muqueuse du gros intestin, où on leur a donné, mais à tort, et bien inutilement, le nom de *glandes du gros intestin* (fig. 146). Là, comme partout ailleurs, leur structure est la même.

Le tissu conjonctif réticulé de la muqueuse de l'intestin grêle ne tarde pas à se transformer en tissu conjonctif ordinaire; il perd en partie son caractère réticulé, et la quantité des cellules lymphoïdes qu'il contenait diminue considérablement. Enfin, les villosités font entièrement défaut dans le gros intestin. La muqueuse peut encore fournir quelques papilles dans la partie supérieure du côlon du lapin ; mais ces papilles, plus larges que les papilles ordinaires de la muqueuse, contiennent en outre des glandes en tubes (fig. 106).

Le *côlon* renferme des *follicules lymphoïdes* isolés, et dans l'appendice vermiculaire de l'homme, on rencontre une plaque de *Peyer*, très développée (p. 169).

Le réseau vasculaire du gros intestin ressemble de point en point à celui de l'estomac (fig. 132) ; on pourrait même s'y méprendre. Chez les carnassiers et les herbivores, on a également découvert des *lymphatiques* dans cette partie du tube digestif. Nous avons représenté, dans la figure 106, *g*, *f*, *e*, les lymphatiques de la partie supérieure du côlon du lapin.

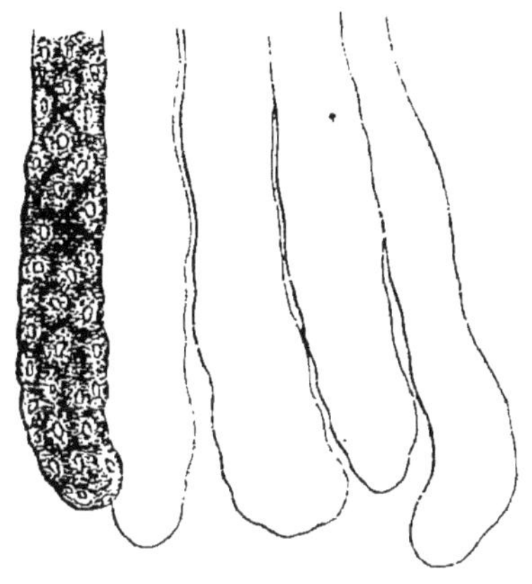

Fig. 146. — Glandes du gros intestin d'un lapin. L'un de ces tubes est rempli de cellules, les autres en sont dépourvus.

A l'*anus*, l'épithélium cylindrique simple se différencie très nettement de l'épiderme modifié de cette région. Enfin, tout à l'extrémité du *rectum*, on observe un mélange de fibres musculaires lisses et de fibres musculaires striées, rappelant la disposition de ces éléments dans l'œsophage.

CHAPITRE XIV

PANCRÉAS ET FOIE

Nous arrivons enfin aux deux organes glandulaires les plus importants de l'appareil digestif, le *pancréas* et le *foie*. Nous nous étendrons fort peu sur le pancréas ; mais la structure du foie présente de nombreuses particularités, dont l'importance nécessite des explications détaillées.

Le *pancréas* est une glande en grappe très volumineuse ; sa structure rappelle celles des glandes salivaires. Les culs-de-sac glandulaires sont arrondis, et mesurent de 0,06 à $0{,}09^{mm}$. La membrane propre renferme des cellules étoilées et aplaties. Nous avons représenté, dans la figure 133, son réseau vasculaire à mailles arrondies ; enfin, le système lymphatique de cet organe est fort peu connu ; de nouvelles recherches sont indispensables pour compléter son étude.

Les acini de cette glande sont tapissés par des cellules cubiques ; ces dernières présentent deux zones, une interne granuleuse et une externe hyaline. Le noyau se trouve au milieu. Les granulations se dissolvent dans l'eau, elles ne sont pas, par conséquent, de nature graisseuse, et on ne connaît pas bien leurs propriétés chimiques. *Heidenhain* a montré qu'elles sont détruites par la production du suc pancréatique et qu'elles se régénèrent aux dépens de la masse hyaline.

Entre les cellules glandulaires apparaît le réseau des canalicules sécréteurs, que nous connaissons déjà, d'après la figure 131 ; suivant nous, ce réseau serait formé de fissures et non de canalicules.

Le conduit excréteur du pancréas de l'homme a des parois minces et dépourvues d'éléments musculaires, et, dans sa partie inférieure, on observe de petites glandes muqueuses.

Il est tapissé de cellules d'épithélium cylindrique, qui perd peu à peu ses caractères ; dans l'intérieur de la glande, il s'aplatit de plus en plus; enfin, dans les acini eux-mêmes, cet épithélium fait place à des éléments aplatis, analogues à ceux que l'on observe dans l'endothélium des vaisseaux, et qui portent le nom de cellules *centro-acineuses* (*Langerhans*). On rencontre en outre ces éléments dans la glande parotide.

Passons maintenant à l'étude du *foie*.

Quand on examine la surface extérieure ou une coupe du foie, on aperçoit de petits champs isolés, étroitement serrés les uns contre les autres, que l'on appelle des *îlots* ou *lobules hépatiques*. Sur le foie de certains animaux, du cochon, par exemple, la délimitation de ces lobules est très nette. Il en est de même chez l'enfant; mais, chez l'adulte, toute espèce de distinction disparaît à peu près. Les îlots hépatiques ont en moyenne $2,2^{mm}$ de diamètre.

Les lobules hépatiques sont formés (fig. 147) par un

nombre considérable de cellules glandulaires et par un réseau très développé de vaisseaux capillaires qui circulent entre les cellules. Au centre, ce réseau communique avec une des branches d'origine de la veine hépatique; à sa périphérie, les lobules sont limités par des branches de la veine porte et par les canaux biliaires.

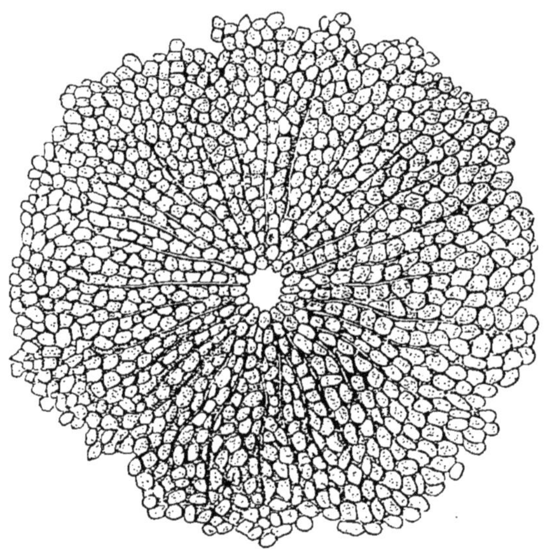

Fig. 147. — Lobule hépatique d'un enfant de dix ans, avec la section du tronc veineux central.

Nous avons déjà vu, à propos de la figure 127, que les cellules hépatiques sont des éléments épais, à angles arrondis; ils mesurent en moyenne de 0,018 à $0,023^{mm}$, et contiennent des noyaux de 0,006 à $0,007^{mm}$, pourvus de nucléoles. La cellule en elle-même, molle et granuleuse, à l'intérieur de laquelle nous ne reconnaissons aucune autre complication, malgré les indications récentes de quelques histologistes, ne présente pas de membrane d'enveloppe, et possède un faible degré de contractilité (*Leuc-*

kart). Nous avons déjà mentionné les molécules pigmentaires brunes (matières colorantes de la bile) et les gouttelettes de graisse que contient la cellule hépatique. Chez les animaux à la mamelle, chez les enfants et les animaux soumis à une alimentation grasse, on rencontre ces molécules graisseuses; leur présence constitue un état particulier du foie, désigné sous le nom de *foie gras* (fig. 148). La cellule supporte relativement bien cette surcharge graisseuse (*cd*). Lorsque le genre de vie vient à changer, ce contenu anormal disparaît bientôt.

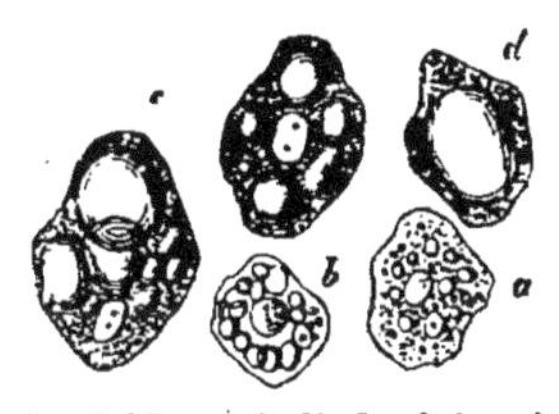

Fig. 148. — Cellules hépatiques chargées de graisse : *a*, *b*, cellules remplies de petites molécules et de gouttelettes de graisse; *c*, *d*, cellules remplies de grosses gouttes de graisse.

Dans le lobule du foie (fig. 147), les cellules affectent une disposition rayonnante, et forment des rangées simples. A la périphérie de l'îlot, ces rangées s'entre-croisent, se relient entre elles en forme de réseau, et donnent naissance à ce qu'on appelle les *ponts cellulaires* et les *réseaux des ponts cellulaires*.

Les lobules sont séparés les uns des autres par du tissu conjonctif interstitiel en quantité variable, peu abondant chez l'homme, beaucoup plus chez le cochon. Cette charpente de tissu conjonctif provient en partie de la capsule de Glisson, membrane qui enveloppe les vaisseaux sanguins et les canaux biliaires au moment où ils pénètrent dans le hile du foie.

Le foie reçoit du sang de deux sources différentes : la *veine porte*, vaisseau de gros calibre, et l'*artère hépatique*, qui présente un faible diamètre. La première envoie, autour des lobules, des veines (veines interlobulaires) de grandeur variable (fig. 100), qui forment souvent, comme chez le cochon, des anneaux plus ou moins complets. Ces rameaux se terminent promptement par un réseau de capillaires, larges de 0,009 à 0,0126^{mm}, et dont les branches convergent en rayonnant vers le centre du lobule, pour gagner l'origine de la *veine hépatique*. Les parois de ces canaux sont très délicates et très minces, et adhèrent extérieurement au parenchyme hépatique.

Les branches de l'artère hépatique cheminent à côté des rameaux de la veine porte et des canaux biliaires; elles fournissent d'abord des vaisseaux nourriciers destinés aux parois de ces deux espèces de conduits, puis des rameaux capsulaires: quelques branches, enfin, pénètrent jusqu'au lobule même. Les veines qui correspondent à cette artère se jettent dans les rameaux de la veine porte, ou se perdent dans la partie périphérique du réseau capillaire.

Les deux réseaux formés, l'un par les ponts des cellules hépatiques, l'autre par les vaisseaux sanguins, s'entre-croisent si intimement, que l'espace compris entre chaque maille de l'un des systèmes est comblé par quelque partie de l'autre système.

Sur des coupes fines, pratiquées dans le tissu hépatique, on peut voir, ainsi que *Beale* et *Wagner* l'ont démontré, un tissu réticulé remarquable, formé par un tissu conjonctif très friable, homogène, et contenant des noyaux (fig. 149, *a*).

Dans les derniers temps de la vie embryonnaire, ou chez

le nouveau-né (fig. 149), la membrane qui constitue la charpente réticulée est double en certains points : l'une des couches tient lieu de paroi aux capillaires, aussi est-elle formée par des cellules endothéliales aplaties (*Eberth*); l'autre, au contraire, circonscrit les traînées formées par les cellules hépatiques, et représente une *membrane propre* très fine.

La démonstration de l'existence des canaux biliaires et de leur disposition a longtemps offert de grandes difficultés (fig. 150) ; mais on est enfin parvenu à élucider cette question au moyen d'injections toujours fort difficiles à pratiquer (*Gerlach, Budge, Andrejevic, Mac Gillavry*)[1].

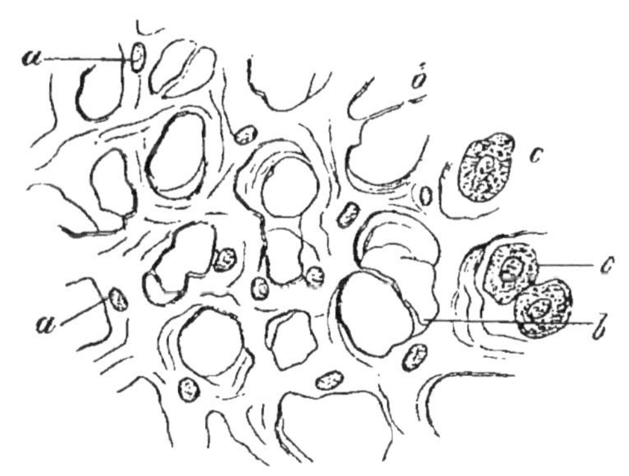

Fig. 149. — Charpente du foie d'un enfant : *a*, membrane homogène avec ses noyaux; *b*, travées filiformes provenant de cette membrane; *c*, cellules isolées qui n'ont pas été enlevées par la préparation.

L'examen des fines ramifications des voies biliaires n'offre aucune difficulté (fig. 150, 1). Elles cheminent parallèlement aux branches de la veine porte (*b*) dans les intervalles des lobules hépatiques voisins, et émettent des rameaux délicats qui enlacent la branche de la veine porte (*c*).

[1] Le premier moyen consiste à pousser l'injection par le conduit biliaire d'un animal fraîchement tué. Une autre méthode consiste à introduire dans les veines d'un animal vivant une solution de sulfate de soude et d'indigo, qui est bientôt éliminée par le foie (on peut agir de même pour le rein). (Chronszczerewski).

Ces canaux se continuent, au centre du lobule, en un réseau de capillaires à mailles élégantes, auquel on a donné le nom de *capillaires biliaires* (*d*). Ces capillaires ont en moyenne de 0,0025 à 0,0018^{mm} de diamètre (chez le lapin). Les mailles de ce réseau sont cubiques (3, *a*) et entourent chaque cellule hépatique en l'isolant des voisines (*b*) ; la surface de la cellule se trouve donc toujours

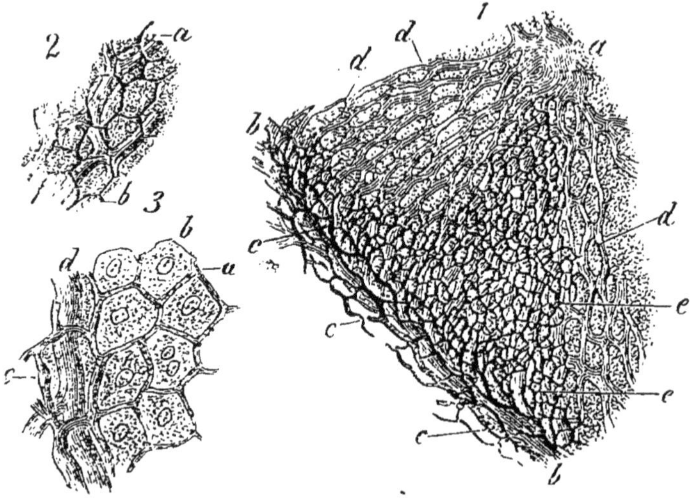

Fig. 150. — Capillaires biliaires du foie du lapin : 1, portion d'un lobule hépatique : *a*, veine hépatique ; *b*, rameau de la veine porte ; *c*, canaux biliaires ; 2, capillaires biliaires ; *b*, dans leurs rapports avec les capillaires vasculaires (*a*) ; 3, rapport des capillaires biliaires avec les cellules hépatiques ; *a*, capillaires ; *b*, cellules hépatiques ; *c*, petits conduits biliaires ; *d*, vaisseaux sanguins.

en contact, par chacun de ses côtés, avec les vaisseaux. Si la matière injectée pénètre dans les cellules hépatiques, c'est qu'elle s'est extravasée (*Hering*, *Frey*).

A côté des deux réseaux, formés par les travées cellulaires et par les capillaires, nous avons donc aussi un troisième système réticulé, le plus fin de tout le réseau des capillaires biliaires.

Cette même disposition se présente également dans les autres classes des vertébrés, mais avec quelques modifications et simplifications (*Hering*, *Eberth*); l'organe présente une structure tubuleuse. Il est à remarquer que chez l'homme on constate dans la période fœtale et dans les premières années de très grandes analogies avec cette structure (*Hering*, ainsi que *Toldt* et *Zuckerkandl*).

Les capillaires biliaires ont-ils une paroi propre, ou ne sont-ils que des conduits lacunaires? Quels sont, en outre, leurs rapports exacts avec les cellules hépatiques?

Il résulte de mes travaux sur les capillaires biliaires du lapin, que l'on ne peut plus mettre en doute l'existence d'une membrane propre extrêmement mince. On voit en effet, chez cet animal, non seulement les canalicules remplis par l'injection, mais encore les canalicules vides avoisinants (et souvent sur une grande étendue) régulièrement délimités par des lignes droites bien nettes : un système de lacunes au milieu de cellules contractiles ne pourrait guère offrir la régularité du réseau biliaire. Nous sommes donc obligés d'admettre, avec *Eberth* et *Kölliker*, l'existence d'une paroi propre. On peut également observer avec facilité cette disposition sur le foie du chat.

Andréjevic, il y a plusieurs années déjà, a soutenu, avec raison, que les capillaires biliaires et les capillaires sanguins n'arrivaient jamais au contact l'un de l'autre, et qu'ils étaient teujours séparés par l'épaisseur d'une cellule hépatique.

Le foie des amphibies et des reptiles, celui des oiseaux mêmes, permettent de se rendre un compte très exact de cette disposition ; malgré leur complication, les rapports des éléments du foie des mammifères présentent la même disposition (fig. 151). Nous voyons, sur cette figure, des vaisseaux (*a*) offrant une disposition tantôt transversale, tantôt longitudinale, et des capillaires biliaires (*c*) en contact fréquent avec les cellules hépatiques (*b*) ; mais ces derniers sont toujours séparés des capillaires sanguins par l'épaisseur des cellules.

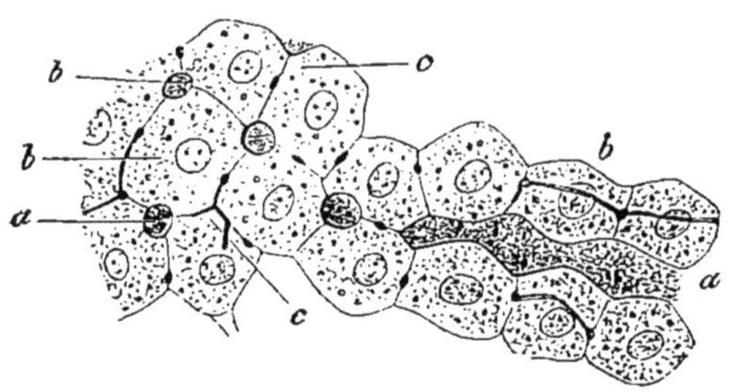

Fig. 151. — Branches terminales des canaux du foie du lapin : *a*, vaisseaux sanguins ; *b*, cellules hépatiques ; *c*, capillaires biliaires.

Cette figure montre, en outre, que les capillaires biliaires ne surgissent qu'à la surface de contact de deux cellules. Il résulte de ce fait, que l'on peut considérer la mince paroi des capillaires comme un produit solidifié des cellules avoisinantes.

Les *vaisseaux lymphatiques* sont entourés par la capsule de Glisson, comme cela a lieu pour la veine porte, l'artère hépatique et les canaux biliaires : ils enveloppent, dès leur entrée dans les lobules, les capillaires sanguins (*Mac Gillavry*, *Frey*, *Biesiadecky* et *Asp*). La paroi externe si délicate de ces lymphatiques *périvasculaires* constitue, à n'en pas douter, la *membrane propre* des travées cellulaires.

Jusqu'à présent on ne sait encore rien de positif sur la terminaison des nerfs dans les lobules hépatiques.

Occupons-nous maintenant du système des conduits excréteurs de la bile. Entre les lobules, les canaux biliaires sont encore pourvus d'une *membrane propre*, tapissée par des cellules cylindriques peu élevées. Plus tard leur paroi offre la structure du tissu conjonctif, leurs cellules augmentent en hauteur et présentent un bord traversé par des canalicules poreux très fins (p. 10).

Dans les conduits les plus volumineux émergeant du parenchyme hépatique, on trouve une couche muqueuse interne et une couche fibreuse externe. On rencontre de plus, dans la vésicule biliaire, quelques fibres musculaires lisses.

Les canaux biliaires les plus volumineux sont creusés de fossettes (destinées sans doute à retenir la bile) et munis de glandules acineuses.

On a appelé *vara aberrantia* des conduits biliaires qui dans différents points de l'organe sont placés en dehors du parenchyme glandulaire. Il s'est produit ici ultérieurement une atrophie de ce dernier (*Toldt* et *Zuckerkandl*).

CHAPITRE XV

POUMON

Le poumon se rapproche des glandes en grappe par son développement, mais il s'en distingue essentiellement par sa texture. Il est en communication avec l'air extérieur par un système de canaux qui présentent des particularités importantes ; leur étude offre le plus grand intérêt.

L'extrémité supérieure de l'arbre aérien, le *larynx*, est constitué par des cartilages hyalins, qui sont les cartilages thyroïde et cricoïde (*C. thyreoidea* et *C. cricoidea*). Les cartilages aryténoïdes (*C. arytenoïdea*) sont en partie formés par du tissu cartilagineux élastique. Les cartilages de *Santorini* et de *Wrisberg* sont formés par du tissu réticulé, ainsi que l'épiglotte. Les cartilages triticés (*C. triticæ*) sont composés d'une substance cartilagineuse hyaline ou conjonctive, et les ligaments du larynx de tissu élastique. Les cordes vocales inférieures sont essentiellement constituées par du tissu élastique; les muscles du larynx par du tissu musculaire strié. La muqueuse, assez ferme, est riche en éléments élastiques, et renferme des dépôts de cellules lymphoïdes. On trouve, dans son épaisseur, de nombreuses glandes en grappe.

La face antérieure de l'*épiglotte* est tapissée par un

épithélium pavimenteux, à couches stratifiées, qui recouvre, quoique en moins grande proportion, la face postérieure de cet organe jusqu'à sa base, ainsi que les cordes vocales inférieures. Partout ailleurs, l'épithélium est formé par des cellules à cils vibratiles, disposées en couches peu épaisses qui descendent jusque dans la profondeur du poumon.

La *trachée* est un tuyau fibreux, dont la paroi antérieure contient des demi-cerceaux de cartilage hyalin (*annuli cartilaginei*) ; en arrière, une couche de fibres musculaires lisses, à direction transversale et profondément située, relie les extrémités de ces demi-cerceaux. Dans la muqueuse de la trachée nous rencontrons, outre des cellules lymphoïdes disséminées çà et là (*Frankenhauser*), de nombreuses glandes en grappe.

Les *bronches* font suite à la trachée et peuvent être considérées comme des ramifications de ce conduit. *Dans le poumon* lui-même, les bronches se divisent dichotomiquement et forment ainsi des canaux de plus en plus fins. Les cerceaux cartilagineux incomplets disparaissent pour faire place à de simples plaques; on peut en observer jusque sur les conduits de 0,23^{mm}. La paroi amincie des conduits bronchiques ne présente plus dès lors qu'une simple couche d'épithélium à cils vibratiles, de 0,0135^{mm} d'épaisseur. Sur une assez grande partie de leur trajet, on retrouve des glandes muqueuses et des fibres musculaires lisses, qui constituent, autour des ramifications bronchiques, de véritables anneaux, et se continuent jusque dans le voisinage des alvéoles pulmonaires.

Enfin, tout à l'extrémité des dernières ramifications bronchiques (fig. 152, *a*), on trouve la partie respiratoire proprement dite du poumon, qui est le siège de l'hématose.

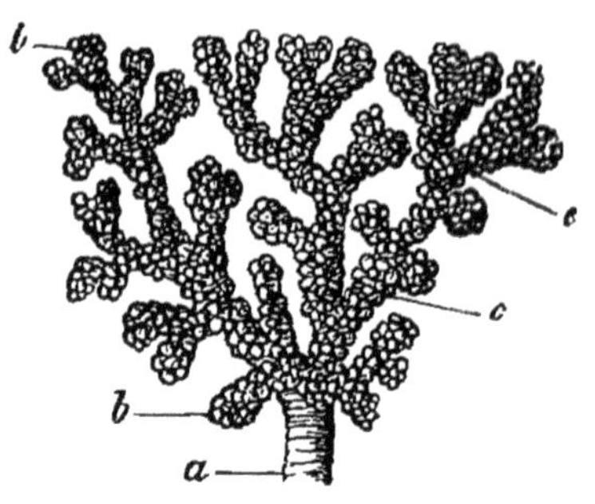

Fig. 152. — Poumon d'un singe (*cercopithecus*) injecté au mercure : *a*, extrémité d'une ramification bronchique ; *c*, conduits alvéolaires ; *b*, infundibula.

Les bronches s'ouvrent à leur extrémité dans de petits canaux à minces parois (de 0,4 à 0,2^{mm} de diamètre), constituant les *conduits alvéolaires* (*Schultze*), qui se bifurquent à angle aigu (*c*). L'extrémité de ces canaux aboutit à des organes creux (*b*), courts, coniques, qui sont les *lobules primaires* du poumon, ou *infundibula*, dénomination qui rappelle leur forme en entonnoir.

Chaque infundibulum se compose d'*alvéoles*, analogues aux acini d'une glande en grappe, dont la réunion constitue *les alvéoles* ou *cellules pulmonaires* ; mais ces dernières sont beaucoup moins séparées les unes des autres qu'elles ne le sont dans les glandes en grappe ; elles représentent seulement des cavités, creusées dans la paroi de l'infundibulum, et viennent s'ouvrir dans une cavité commune. Chez l'adulte, la paroi qui sépare les alvéoles peut subir une véritable résorption. On observe d'ailleurs, sur le trajet même des canalicules *alvéolaires*, un nombre plus ou moins grand de ces cavités transformées en alvéoles (*c*).

Sur des coupes du tissu pulmonaire, on aperçoit les

alvéoles sous forme de cavités arrondies ou ovalaires (fig. 153, *bb*). Leur diamètre varie de 0,1123 à 0,3760^{mm} et augmente avec l'âge.

Les poumons sont renfermés d'une manière si parfaite

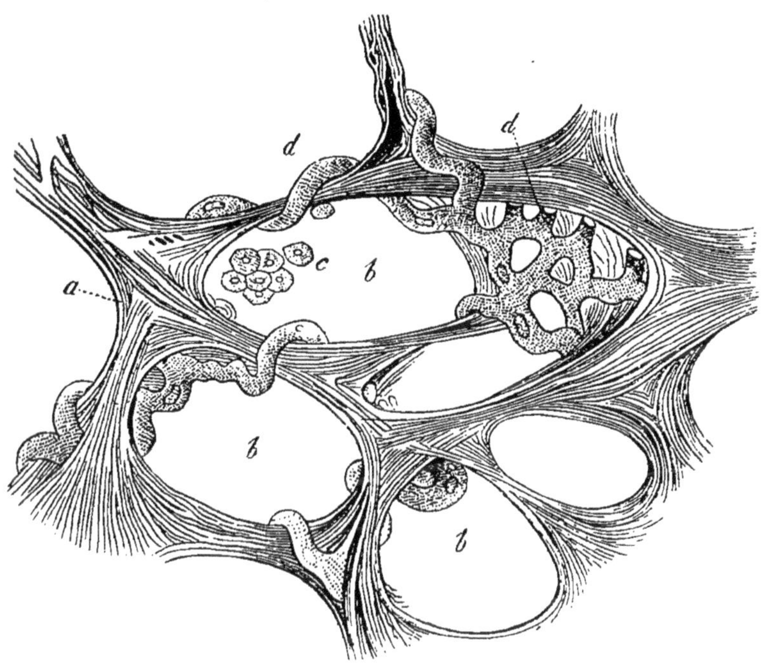

Fig. 153. — Section du tissu pulmonaire d'un enfant de neuf mois. Les cellules pulmonaires *b* sont enveloppées de réseaux fibro-élastiques, en forme de travées, qui constituent leurs parois *a* en s'unissant à la membrane mince, et sans structure; *d*, réseau capillaire avec ses canaux recourbés qui font saillie dans l'intérieur des cellules pulmonaires; *c*, restes de l'épithélium.

dans la cage thoracique que l'extensibilité des alvéoles est entièrement limitée. Leur grande dilatabilité leur permet de suivre exactement tous les mouvements d'ampliation du thorax; leur élasticité et la présence de fibres musculaires dans leurs parois, de revenir facilement sur elles-mêmes à chaque inspiration. Ce n'est qu'à l'ouverture du thorax, que le poumon s'affaisse complètement avec ses alvéoles.

La paroi des alvéoles pulmonaires est formée par une membrane de tissu conjonctif, excessivement mince, constituée par le prolongement de la paroi des canaux bronchiques. Elle est entourée de fibres élastiques fines, tantôt isolées, tantôt réunies en groupes, et disposées dans l'épaisseur des cloisons interalvéolaires. Le fond des vésicules est tapissé par des éléments élastiques de $0{,}0011^{mm}$, les uns isolés, les autres reliés entre eux sous forme de réseaux.

Les lobules primaires, qui sont très visibles chez le nouveau-né, sont reliés entre eux par une masse intermédiaire et unissante de tissu conjonctif, et constituent des lobules secondaires d'un plus grand volume. Chez l'adulte, ces derniers apparaissent très nettement sous forme de facettes de 1 à 2^{mm} de diamètre ; ils sont limités par des lignes noires. Les lobules secondaires forment, par leur réunion, les lobes du poumon, dont l'étude appartient à l'anatomie descriptive.

Enfin, nous mentionnerons la présence d'une substance noire dans le tissu conjonctif interlobulaire ; on peut également l'apercevoir entre les parois des alvéoles et dans l'épaisseur même de ces parois, ainsi que dans leurs cellules épithéliales (dont nous parlerons plus loin). Cette substance noire constitue le *pigment pulmonaire*. Ce pigment n'est pas de la mélanine, matière colorante organique de nature compliquée et qui contient du fer ; il provient du dehors ; il est simplement dû à des particules de charbon entraînées dans les poumons à chaque inspiration, à l'état de division extrême.

Cette substance ne s'observe pas chez les mammifères vivant à l'état sauvage ; elle existe au contraire chez les animaux domestiques. A la longue, et surtout chez les hommes dont la vie se passe dans une atmosphère chargée de fumée ou de poussière de charbon, le poumon devient entièrement noir. On peut se rendre compte directement de cette altération, en enfermant un chien dans un espace clos, où se forme incessamment de la suie.

Ces particules de charbon, sous une forme aussi ténue, pénètrent dans les cellules épithéliales, et sortent de ces dernières pour se répandre dans le parenchyme pulmonaire, où la plus grande partie se dépose définitivement. D'autres de ces molécules gagnent les canaux lymphatiques, et de là les ganglions bronchiques, où elles se fixent et constituent un état particulier, appelé *mélanose*.

Examinons maintenant la distribution des *vaisseaux* dans le poumon.

L'*artère pulmonaire* se divise et donne naissance à un système de canaux sanguins très fins, qui entourent les alvéoles sous forme d'anneaux plus ou moins complets (fig. 154, *a*). De ces canaux partent des vaisseaux extrêmement nombreux ; les réseaux capillaires ainsi formés, et dont les branches ont de 0,0056 à 0,0113^{mm} de diamètre, ne se trouvent séparés de l'air atmosphérique que par la membrane pariétale très mince des alvéoles (*b*). C'est en ce point que se fait l'échange des gaz de la respiration. Ces capillaires s'allongent quand les alvéoles subissent une forte dilatation; lorsqu'ils sont moins grands, ils se recourbent dans l'intérieur, en forme de tire-bouchon. Cette disposition est d'ailleurs analogue à celle qu'on rencontre dans les muscles.

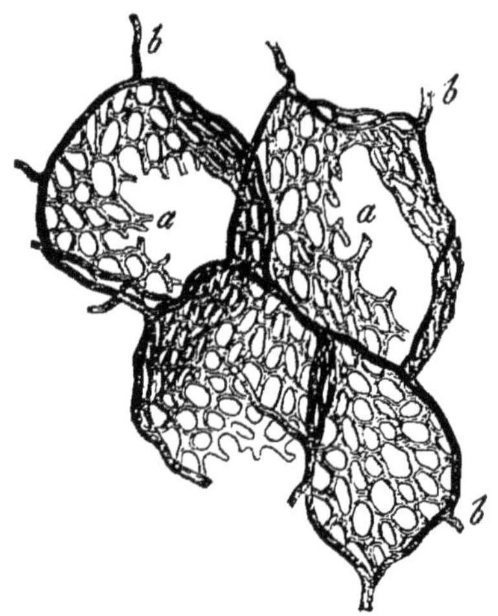

Fig. 154. — Réseau capillaire du poumon du cheval. *b*, rameaux terminaux de l'artère pulmonaire, disposés en forme d'anneaux ; *a*, capillaires.

Les *veines pulmonaires* prennent naissance dans les parois interalvéolaires. Elles se réunissent peu à peu en troncs de plus en plus épais qui accompagnent les ramifications bronchiques et celles de l'artère pulmonaire.

Les *artères bronchiques* servent de vaisseaux nourriciers aux organes respiratoires. Toutefois on n'observe aucune différence entre ces dernières et les artères pulmonaires.

Les artères bronchiques fournissent des rameaux aux parois des gros vaisseaux sanguins, aux ganglions lymphatiques voisins du tissu conjonctif interlobulaire et à la plèvre; de plus, elles donnent naissance aux réseaux capillaires des différentes couches pariétales du système bronchique efférent. Cependant, le réseau superficiel de la muqueuse a, contrairement au précédent, son origine dans le système vasculaire respiratoire.

Les *veines bronchiques* présentent une disposition remarquable. Elles ramènent seulement le sang veineux, et correspondent probablement aux branches artérielles des grandes ramifications bronchiques, et des parties de la plèvre voisines du hile du poumon. Les petits rameaux veineux qui correspondent aux dernières ramifications bronchiques vont se jeter dans les troncs des veines pulmonaires.

Les *vaisseaux lymphatiques* du poumon sont très nombreux, aussi bien au voisinage de la plèvre que dans

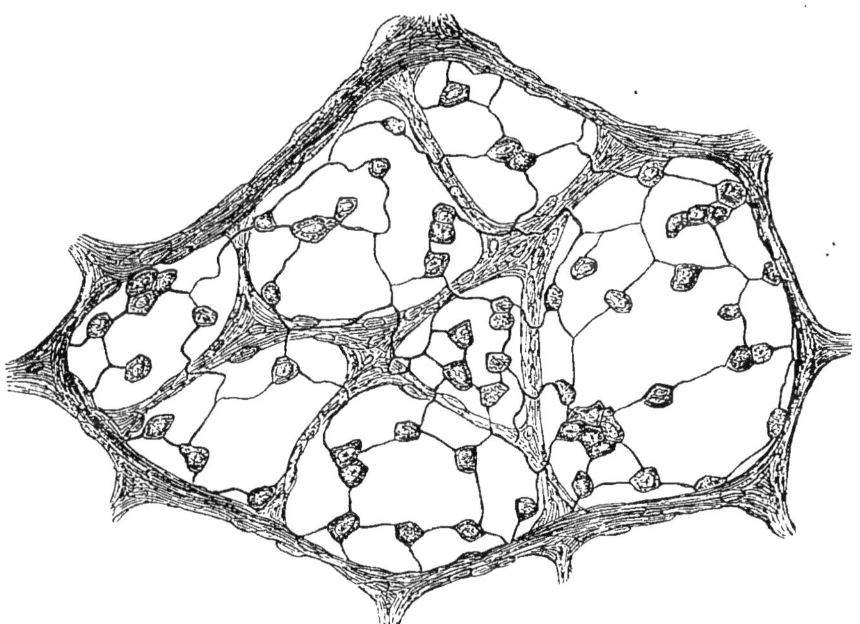

Fig. 155. — Épithélium d'un infundibulum situé sous la plèvre et imprégné de nitrate d'argent (préparation prise sur un chat adulte).

l'arbre bronchique; on observe également dans les alvéoles pulmonaires des lacunes lymphatiques dont les canaux efférents s'enroulent autour des vaisseaux sanguins (*Wywodzoff*).

Il nous reste à parler du *revêtement épithélial* des alvéoles; il a donné lieu à de nombreux travaux. Chez l'embryon humain et chez celui des mammifères, on trouve une couche continue de cellules protoplasmiques plates, pourvues de noyaux. Après la naissance, et sitôt que l'air a pénétré dans les alvéoles, cette disposition se modifie. Un petit nombre seulement de cellules conserve l'ancienne structure (fig. 155). Au niveau des anses formées par les vaisseaux pulmonaires et de toutes les autres saillies, l'élément épithélial s'est transformé en cellules aplaties, de dimensions beaucoup plus considérables et dépourvues de protoplasma et de noyau. Chez l'homme adulte l'épithélium alvéolaire conserve aussi ce caractère mixte.

CHAPITRE XVI

REIN ET VOIES URINAIRES

Le rein des mammifères présente une structure des plus compliquées. Cet organe a la forme d'un haricot; il est recouvert par une enveloppe de tissu conjonctif peu épaisse, mais résistante. Les vaisseaux sanguins et lymphatiques, qui lui sont destinés, y pénètrent par le hile avec l'uretère.

Cet organe (fig. 156) se compose de deux couches différentes : *une substance corticale* et *une substance médullaire*. La première (au-dessus de *f*) présente une teinte foncée et paraît homogène ; la seconde (*ab*), pâle, offre à l'œil nu un aspect fibreux, à direction rayonnante. Chez la plupart des mammifères, le rein se prolonge dans le bassinet sous forme d'une saillie effilée et acuminée (*a*). La masse médullaire est formée, chez l'homme, par la réunion d'un certain nombre de cônes dont la base regarde la couche corticale, et dont le sommet est tourné vers le hile. On leur a donné le nom de *pyramides de Malpighi* ou *pyramides médullaires ;* on désigne sous le nom de *colonnes de Bertin* les cloisons que la substance corticale envoie entre les faces latérales de ces pyramides.

La couche corticale et la couche médullaire sont sillonnées par une charpente de tissu conjonctif.

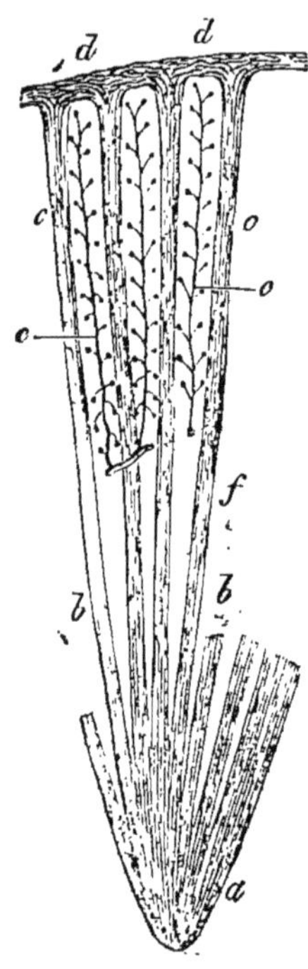

Fig. 156. — Schéma du rein des mammifères : *a*, papille ; *b*, canaux urinifères droits de la substance médullaire ; *c*, rayons médullaires de la couche corticale ; *d*, couche corticale externe ; *e*, pyramides médullaires avec leur artère qui supporte les glomérules ; *f*, couche limitante.

Ces deux couches sont constituées par les *canalicules urinifères* ou *tubes de Bellini*, éléments glandulaires qui parcourent, en rayonnant, la masse médullaire (*b*) et se divisent en branches multiples.

Ils se continuent dans la couche corticale sous forme de faisceaux de fibres droites (*c*), et portent le nom de *rayons médullaires*. On observe dans leurs intervalles des faisceaux peu nets de substance corticale (*e*), comparables à des pyramides tronquées. Ce sont les *pyramides corticales*. Les tubuli glandulaires se contournent un grand nombre de fois et finissent par présenter des dilatations ampullaires qui embrassent les *glomérules* dits *de Malpighi* ; on ne trouve ces derniers que dans cette région (fig. 102).

Commençons notre étude par la description des *papilles rénales*. Ces papilles supportent les orifices, au nombre de 10 à 30, des canaux excréteurs de la glande (fig. 157, *a*).

En suivant ces canaux, on les voit se diviser brusquement, à angles aigus, en branches de premier et de second ordre (*b c*), qui à leur tour se ramifient deux ou trois fois encore. Par suite de ces subdivisions nombreuses, leur calibre diminue : de 0,3 à 0,2^{mm} de diamètre à leur origine, leur dimension s'abaisse bientôt à 0,05^{mm}. A 4 ou 5^{mm} du sommet de la papille, ces canalicules cessent de se diviser, s'allongent et conservent pendant tout leur trajet le même diamètre.

Henle a découvert un autre système de canalicules en anse beaucoup plus fins (*d*). Ces canalicules ont deux branches : l'une que nous appellerons *branche descendante*, qui provient de la partie corticale, et l'autre, *branche ascendante*, qui se dirige vers la surface de l'organe. Le diamètre de la première est plus faible que celui de l'autre. Le nombre des canalicules en anse croît à mesure que l'on se rapproche de la substance médullaire.

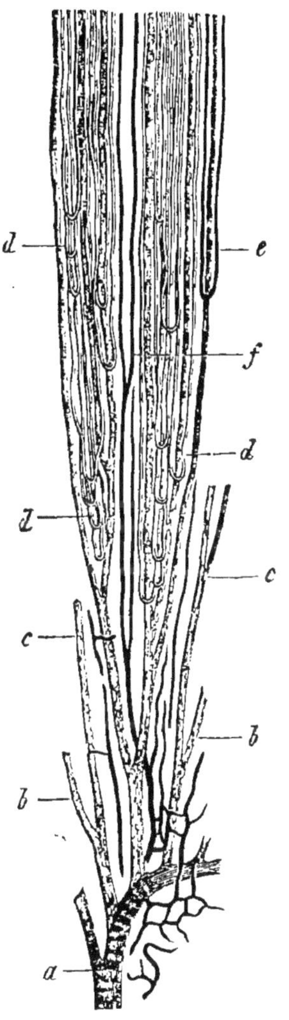

Fig. 157. — Section verticale d'une pyramide d'un rein de cochon (figure en partie schématique) : *a*, tronc d'un canal urinifère qui vient déboucher au sommet de la pyramide ; *b* et *c*, branches de ce conduit ; *d*, canaux, urinifères contournés en anse ; *e*, anses vasculaires ; *f*, ramifications des vaisseaux droits (*vasa recta*).

L'extrémité des canaux excréteurs est entourée par l'enveloppe fibreuse du sommet des papilles, et n'a pas encore de membrane propre. Cette dernière apparaît sur les branches de division, mais elle est beaucoup plus nette et plus résistante sur les canaux en anse. La couche interne de ces canaux est tapissée par un revêtement de cellules de 0,03 à 0,02^{mm} et peu élevées (fig. 158, *a*). Dans les derniers rameaux, les cellules ne possèdent plus que 0,016^{mm} de hauteur.

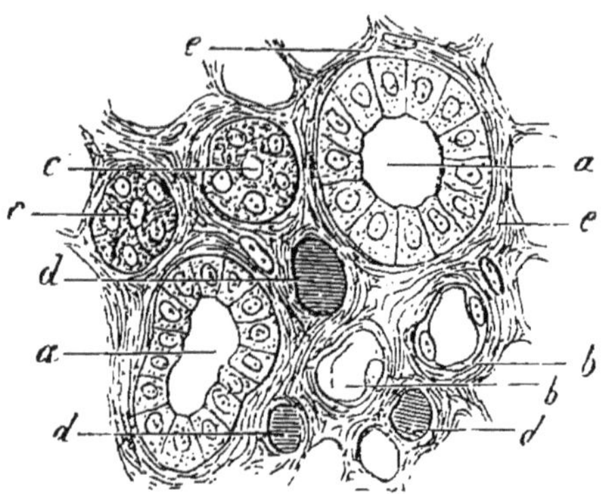

Fig. 158. — Section d'une pyramide du nouveau-né : *a*, tubes urinifères tapissés d'épithélium cylindrique ; *b*, branche descendante des canaux de Henle, tapissée de cellules plates ; *c*, branche ascendante avec ses cellules granuleuses ; *d*, section de vaisseaux ; *e*, charpente de tissu conjonctif.

Quittons un instant l'étude de l'*appareil excréteur*, et examinons la *portion sécrétante* du rein ; commençons par les pyramides corticales (fig. 156, *e*). Ces pyramides contiennent dans leur axe un rameau de l'artère rénale, à l'extrémité duquel on observe de nombreuses branches collatérales ; elles forment de petits renflements, désignés sous le nom de *glomérules* (fig. 156, *e*, et 161).

Toutefois la pyramide corticale n'est absolument constituée que par des canalicules urinifères contournés. Ces derniers prennent leur origine dans la membrane qui enveloppe le glomérule et porte le nom de *capsule de Müller* ou *de Bowman*. Ce n'est que plus tard que l'on a découvert leur relation directe avec le canalicule.

La portion externe de la couche corticale (*cortex corticis de Hyrtl*) est la seule région qui ne présente pas de glomérules vasculaires caractéristiques (fig. 156, *d*, et 161, *d*).

La face interne de ces capsule est revêtue d'une couche de cellules endothéliales aplaties.

La surface extérieure est tapissée par un revêtement de cellules plus petites et plus élevées. C'est aussi ce que j'ai constaté autrefois. D'après *Heidenhain*, ces derniers éléments seraient, au contraire, tout à fait aplatis. Suivant *Drasch*, les glomérules extérieurs sont plus petits; les intérieurs, ceux qui sont tournés du côté de la substance médullaire, sont plus gros. Cela est exact. On rencontrerait aussi des différences dans leur revêtement épithélial et la disposition des vaisseaux. Pour le moment, nous nous abstenons d'émettre une opinion à ce sujet.

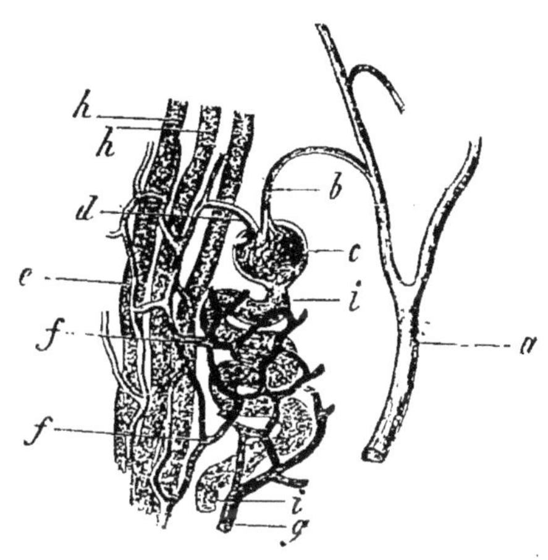

Fig. 159. — Préparation prise dans un rein de cochon (figure demi-schématique) : *a*, branche artérielle; *b*, vaisseau afférent du glomérule *c*; *d*, vaisseau efférent; *e*, formation du réseau capillaire du rayon médullaire aux dépens du vaisseau efférent; *f*, réseau arrondi des canalicules contournés *i*; *g*, origine de la branche veineuse.

Les *canalicules urinifères* contournés sont revêtus à l'intérieur, d'un épithélium cubique, granuleux, trouble; leur diamètre est très faible A leur partie inférieure, ils suivent un trajet rectiligne, s'allongent et gardent encore un certain volume; leurs cellules glandulaires ne subissent aucune modification. Immédiatement avant d'entrer dans la substance médullaire, ils se rétrécissent considérablement, et constituent ainsi les branches descendantes, étroites, des canalicules en anse de *Henle*. En même temps, il se produit une modification dans le revêtement épithélial; les éléments primitifs sont remplacés par des cellules extrêmement minces, aplaties, analogues aux cellules endothéliales des vaisseaux (fig. 158, *b*).

Dans la branche ascendante, qui est plus large, on retrouve l'hépithélium glandulaire des canalicules urinifères contournés; mais telle n'est pas l'opinion de *Ludwig*.

La branche ascendante se termine en dernier lieu dans la substance corticale, plus ou moins près de sa surface, sous forme d'un organe élargi, sinueux, qui n'est autre que le *canal de communication*. Ces canaux de communication se jettent pour la plupart dans les tubes collecteurs, qui se réunissent à leur tour pour former des canaux de plus en plus grands. Tel est l'ensemble de la structure du rein.

Heidenhain a fait tout récemment une intéressante découverte sur l'épithélium trouble des canalicules contournés de la branche descendante de l'anse et du canal de communication. Cet épithélium se compose de cellules dont le protoplasma s'est transformé, en grande partie, en une quantité considérable de cylindres ou de bâtonnets très fins. Autour du noyau de ces cellules et dans les intervalles des bâtonnets, on peut encore trouver un amas de protoplasma non altéré. Ces bâtonnets, par l'intermédiaire desquels les cellules glandulaires reposent sur la membrane propre, donnent aux coupes des canalicules urinifères un aspect strié et radié.

Les rayons médullaires traversent la couche corticale.

Ils sont formés par les prolongements corticaux du système canaliculé de la masse médullaire. Ces prolongements, qui vont jusqu'à la surface du rein, reçoivent l'extrémité supérieure, amincie, des branches descendantes des canalicules en anse.

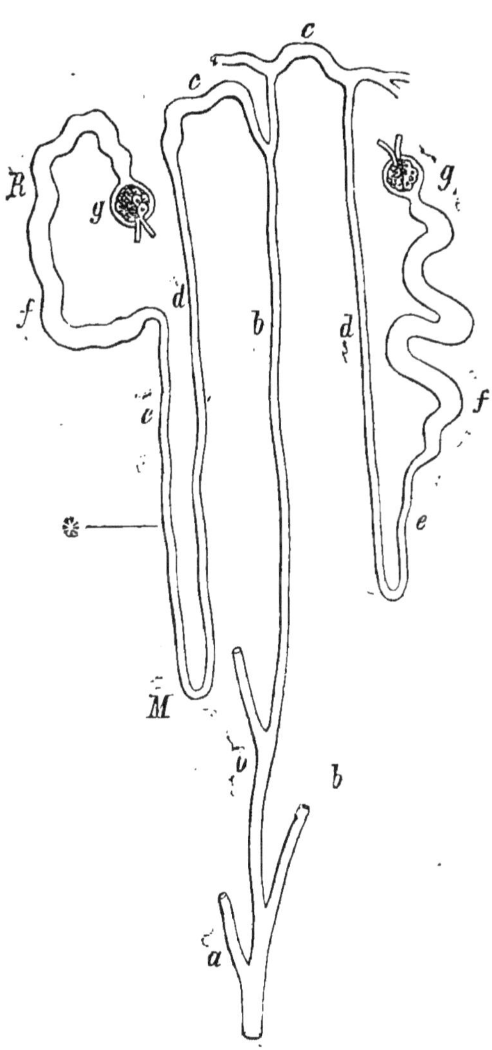

Fig. 160. — Figure schématique des canalicules du rein (coupe longitudinale) : R, substance corticale; M, substance médullaire; *, limite de ces deux substances; *a*, système des tubes excréteurs avec leurs ramifications *b*; *c*, canaux de communication; *d*, portion ascendante et *e*, portion descendante du canalicule ou tube en anse; *f*, canalicule contourné de la substance corticale; *g*, capsule avec son glomérule.

En un mot, du glomérule (fig. 160, *g*) et des canalicules contournés de la couche corticale (*f*), le produit de la sécrétion urinaire se rend dans la branche descendante étroite (*e*) du tube en anse et de là dans la branche ascendante; le canal de communication (*c*) enfin le fait parvenir dans le système excréteur (*b* et *a*). Tel est le long trajet que parcourt l'urine.

Le stroma de la couche corticale est constitué par un système de cloisons peu nombreuses, formées de tissu conjonctif rare, qui devient plus important dans la substance médullaire; la partie centrale de cette substance est très riche en cellules (fig. 158, *c*).

Examinons maintenant les vaisseaux sanguins et lymphatiques du rein.

Les vaisseaux sanguins du rein (fig. 161) présentent une disposition des plus compliquées, qui n'est pas encore parfaitement connue.

Chez l'homme les vaisseaux artériels et veineux pénètrent dans le rein par le hile, en se divisant. Ils envoient des branches à l'enveloppe fibreuse du rein, qu'ils traversent en dehors des calices; chaque branche veineuse accompagne toujours un rameau artériel. Ils s'avancent ainsi jusqu'au niveau de la base des pyramides, entre lesquelles ils cheminent (*a h*); là, ils décrivent des arcs, moins complets pour les artères que pour les veines.

Les artères émettent les rameaux (*b*) qui supportent les glomérules; ces branches suivent l'axe des pyramides corticales, et, arrivées à la périphérie de l'organe, elles donnent naissance aux vaisseaux afférents (*vasa afferentia*) des glomérules (*c*). Chez les animaux inférieurs, comme la grenouille, la couleuvre, le glomérule ne décrit qu'une seule et unique circonvolution contournée. Chez l'homme et les mammifères (fig. 102), le vaisseau afférent se divise à angles aigus; ces branches de division se réunissent de nouveau pour former le vaisseau efférent (*vas efferens*) unique[1].

Le vaisseau efférent (fig. 159, *d*, et 161) se perd ensuite dans un réseau capillaire (*Key*), qui enveloppe de ses mailles allongées les rayons médullaires (fig. 159, *e*, et 161, *g*).

[1] D'après une opinion très répandue, il ne serait pas possible d'injecter le glomérule par la veine. J'y suis cependant quelquefois parvenu assez facilement sur des reins de mammifères en suivant la méthode de Chrszonzcewky. J'ai mentionné ce fait dès 1865 dans la deuxième édition de mon *Microscope*. Cela pour vérifier une erreur commise par Steinach.

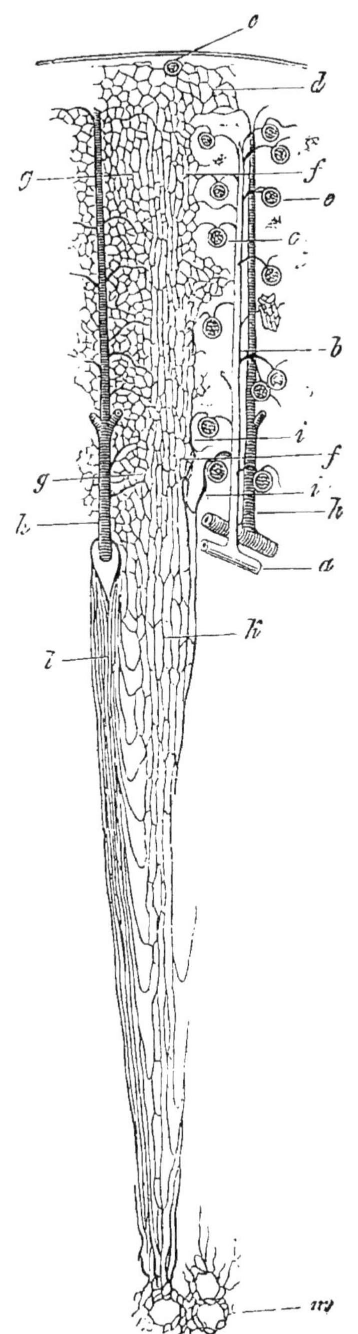

Fig. 161. — Disposition des vaisseaux du rein (coupe verticale) : *a*, branche artérielle située à la limite des couches corticale et médullaire ; *b*, artère du glomérule ; *c*, vaisseaux afférents des glomérules ; *d*, réseau capillaire de la couche corticale externe ; *e*, veines de cette région ; *f*, réseau capillaire allongé des rayons médullaires ; *g*, réseau à mailles arrondies, disposé autour des canalicules contournés des pyramides corticales ; *h*, branche veineuse de la couche corticale ; *i*, vaisseaux efférents des glomérules situés très près de la couche médullaire ; *k*, leur réseau capillaire ; *l*, rameau veineux de la masse médullaire ; *m*, réseau capillaire de la papille.

La portion la plus externe de la couche corticale (*cortex corticis de Hyrtl*) reçoit des capillaires par l'intermédiaire des vaisseaux efférents des glomérules superficiels et des branches terminales des artères qui forment les glomérules (fig. 161, *d*).

Si nous passons au système veineux de la couche corticale, nous voyons, à la surface du rein, des racines veineuses à forme étoilée, les *étoiles de Verheyen* (*stellulæ Verheyenii*) (*e*). De plus, on trouve dans la pyramide corticale un long rameau veineux (*h*) en communication, d'une part, avec ces étoiles, et, d'autre part, intimement adhérent à l'artère glomérulaire. Ce sont ces rameaux collatéraux qui reçoivent le sang du réseau capillaire des pyramides corticales. Ce long rameau veineux se jette lui-même, à la limite des couches corticale et médullaire, dans les arcs veineux que nous avons déjà indiqués.

La distribution des vaisseaux dans la substance médullaire a été interprétée bien différemment. On a donné le nom de *vaisseaux droits* (*vasa recta*) (fig. 157 *f*, et 161, *k* et *l*) aux faisceaux vasculaires allongés qui se trouvent dans la partie supérieure de la masse médullaire, dans ce qu'on appelle la *couche limitante* (fig. 156, *f*). Ils s'anastomosent entre eux plus ou moins haut, et on pourrait les confondre avec des canalicules en anse (fig. 157, *e*). Ces vaisseaux droits constituent ensuite un réseau élégant qui entoure l'orifice des canaux urinifères au sommet des pyramides médullaires (fig. 161, *m*).

Ils offrent généralement, mais pas toujours, les caractères des vaisseaux veineux (*l*), et sont formés par les prolongements du réseau capillaire situé dans les pyramides corticales.

Les canaux sanguins de la masse médullaire naissent également de la terminaison des vaisseaux efférents des glomérules profonds (161, *i*).

Nous accordons peu d'importance aux branches artérielles isolées que fournit l'artère glomérulaire avant la naissance des vaisseaux afférents des glomérules; mais de nombreux micrographes ont attaché une grande valeur à l'existence de ces *artérioles droites* (*arteriolæ rectæ*).

Les vaisseaux droits se réunissent généralement de la même manière avec les racines veineuses (*l*), et se terminent sous forme de bouquets. Leurs affluents sont les branches descendantes des canaux en anse et les canaux des sommets des papilles. Les racines veineuses vont se jeter en partie dans l'extrémité des veines corticales, en partie dans les anastomoses en arcs, qui se trouvent au niveau de la limite de la substance corticale et de la substance médullaire[1].

Nous ne connaissons le *système lymphatique* du rein que chez le chien (*Ludwig* et *Zawarykin*). Les conduits occupent les interstices du tissu conjonctif lacunaire, situé au-dessous de la capsule fibreuse du rein. Ils communiquent avec les vaisseaux lymphatiques de la capsule, et forment ensuite, dans les pyramides corticales, des conduits délicats, profondément situés entre les canalicules

[1] Steinach a admis l'existence d'une communication encore imparfaitement connue entre des branches artérielles et veineuses d'un plus gros calibre que ces vaisseaux capillaires et celles des glomérules. Nous ne partageons pas cette opinion.

urinifères, les capsules des glomérules et les vaisseaux sanguins. On peut injecter les vaisseaux lymphatiques ténus des rayons médullaires, et enfin ceux de la substance médullaire elle-même. La disposition de ce système dans le rein rappelle celle des testicules, que nous étudierons plus loin. Au niveau du hile, on voit de véritables vaisseaux lymphatiques pourvus de valvules.

On peut se demander si l'urine est sécrétée au niveau des glomérules ou du réseau capillaire qui enlace les canalicules urinifères. On attribue ce rôle au glomérule, en ne laissant au réseau capillaire des canalicules que celui d'organe de résorption (*Ludwig*). *Bowman* prétend que les glomérules sont spécialement chargés d'éliminer l'eau, tandis que les cellules des tubes urinifères, jouant le rôle de cellules glandulaires, fournissent les éléments solides de l'urine, que l'eau ne tarde pas à dissoudre. La théorie de *Bowman* se trouve confirmée par une observation nouvelle, et exacte à la fois, de *Heidenhain* : si l'on vient à injecter une solution de sulfate de soude et d'indigo dans les veines d'un animal vivant, on peut remarquer que cette substance n'est point éliminée par les glomérules, mais l'est, au contraire, par les canalicules glandulaires contournés des pyramides corticales.

Terminons ce chapitre par quelques mots sur les *voies urinaires*. Les *calices* et les *bassinets* sont pourvus d'une couche externe de tissu conjonctif, d'une couche moyenne formée de fibres musculaires lisses entre-croisées (surtout dans le bassinet), puis d'une muqueuse présentant un épithélium pavimenteux, tel que celui que nous avons décrit à la page 48. On peut y rencontrer des glandes muqueuses.

Dans l'*uretère*, la couche musculaire devient plus épaisse ; elle est composée de fibres extérieures longitudinales et de fibres intérieures transversales. Ces deux couches se trouvent renforcées à la partie inférieure de l'uretère par un troisième plan, plus interne, de fibres longitudinales.

La *vessie* présente une structure analogue. La couche musculaire, d'une épaisseur très considérable, est composée par des faisceaux obliques et transversaux anastomosés en forme de réseaux ; elle s'épaissit au niveau du col de la vessie pour former le *sphincter de la vessie*. Sur le sommet et sur la face antérieure de cet organe, on remarque des masses de fibres longitudinales qui portent le nom de *detrusor urinæ*. La muqueuse est tapissée par de l'épithélium pavimenteux ; la hauteur des cellules de cet épithélium varie avec l'état de dilatation ou de contraction de la vessie (*Paneth*, *London*, *Schiefferdecker*). On observe également quelques glandes muqueuses simples. Le système lymphatique de la vessie a été étudié, il y a quelques années par *Hoggan* et *Gattin*.

L'*urèthre* de la femme est constitué par une muqueuse qui présente des plis longitudinaux et des papilles. Cette muqueuse est très vasculaire, et contient dans son épaisseur beaucoup de glandes muqueuses, dont les plus volumineuses portent le nom de *glandes de Littre*. La couche musculaire, très développée, est formée par des fibres longitudinales et transversales. Elle est pourvue d'un épithélium pavimenteux stratifié.

CHAPITRE XVII

APPAREIL GÉNITAL DE LA FEMME : OVAIRE ET SES ANNEXES

L'*ovaire* constitue la partie la plus importante de l'appareil génital de la femme. Sa forme rappelle celle d'un ovoïde aplati, quelquefois allongé, par le hile duquel pénètrent et sortent de nombreux vaisseaux sanguins et lymphatiques.

L'ovaire se compose d'une sorte de substance médullaire, formée de tissu conjonctif extrêmement vasculaire, appelée *zone vasculaire de Waldeyer*, et d'un parenchyme glandulaire, la *zone parenchymateuse*, qui entoure la première.

La substance médullaire commence au hile de l'organe; elle est sillonnée par de nombreux vaisseaux, et son aspect rappelle celui du tissu caverneux des voies génito-urinaires. Ce tissu envoie à la périphérie de l'ovaire un système de cloisons rayonnantes, qui traversent la couche corticale glanduleuse et forment, par leur réunion à la surface de l'organe, une enveloppe résistante et continue (fig. 162, *b*). L'ovaire entier est pourvu d'un simple revêtement de cellules cylindriques peu élevées (*a*), considéré autrefois comme une enveloppe séreuse; on le désigne aujourd'hui sous le nom d'*épithélium germinal*, terme dont nous reconnaîtrons plus loin la justesse.

Nous pouvons cependant dire immédiatement que l'épithélium germinal peut être formé de deux couches, qu'il ne peut exister que dans certains points et que chez les femelles des mammifères avancées en âge il peut même manquer. Ses rapports avec l'épithélium péritonéal sont encore controversés.

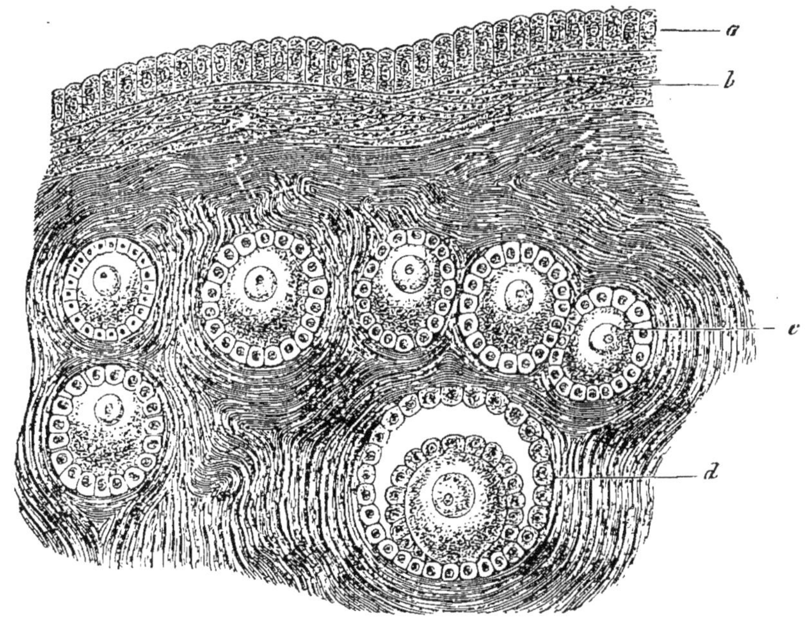

Fig. 162. — Ovaire du lapin : *a*, épithélium germinal ; *b*, couche fibreuse corticale ou externe ; *c*, follicule jeune ; *d*, follicule à un degré de développement plus avancé.

Occupons-nous tout d'abord des éléments glandulaires de l'ovaire ; ce sont de beaucoup les plus importants.

Au-dessous de la couche de tissu conjonctif qui constitue la tunique de l'organe, on trouve une couche presque dépourvue de vaisseaux qu'on a désignée sous le nom de *couche corticale* ou de *zone des follicules primordiaux* (fig. 162, *c*).

Nous retrouvons dans cette couche les cellules que nous avons déjà représentées dans la fig. 4, 1 ; ce sont des éléments sphériques, de 0,0587^{mm} de diamètre, renfermant un noyau sphérique et granuleux de 0,0226^{mm}, entouré d'une masse de protoplasma, dépourvu de membrane d'enveloppe et renfermant des molécules de graisse. Chaque ovule est entouré d'une couronne de petites cellules munies de noyaux ; tout cet ensemble, enfin, est enveloppé de tissu conjonctif. Ce sont là les *follicules primordiaux*.

Quelques-uns de ces follicules (fig. 4, 2) peuvent acquérir de plus grandes dimensions ; l'ovule, qui s'est agrandi aussi, apparaît entouré d'une enveloppe plus épaisse, de transparence vitreuse. Les petites cellules qui le revêtent forment maintenant une double rangée (*a*).

A mesure que le follicule croît, les deux couches de cellules commencent à se séparer, de manière à intercepter un espace qui se remplit bientôt d'un liquide albumineux et clair (fig. 162, *d*).

Cette cavité augmente de plus en plus de volume, et les petites cellules, tout en se multipliant, se constituent et prennent peu à peu l'aspect d'un épithélium stratifié. Sur un des points de la face interne de la paroi, on trouve appliqué l'*ovule*, entouré d'un amas de petites cellules stratifiées. Un réseau capillaire très riche s'est en même temps développé dans l'épaisseur même de la paroi.

L'ovaire, à l'état normal, loge ordinairement une petite quantité de follicules glandulaires mûrs (au nombre de

12 à 20) : ce sont les *follicules de Graaf* (fig. 163), découverts il y a déjà longtemps par *Régnier de Graaf*. Leur volume varie suivant la taille des mammifères : dans l'espèce humaine, ils atteignent de 6 à 9^{mm} de diamètre.

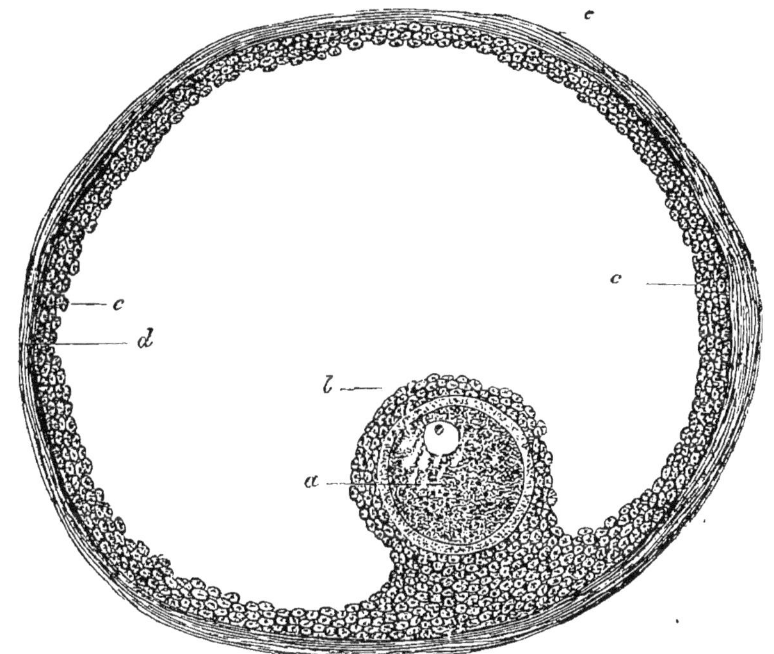

Fig. 163. — Follicule à l'état de maturité; *a*, ovule; *b*, couche épithéliale environnante; *c*, cavité tapissée par le même épithélium; *d*, paroi formée de tissu conjonctif; *e*, surface externe du follicule.

On distingue dans la paroi des follicules deux couches : l'une interne, pourvue d'un épais réseau capillaire; l'autre externe, à la surface de laquelle rampent des vaisseaux sanguins de gros calibre. Cette paroi (*e*, *d*) est formée par du tissu conjonctif imparfaitement développé, dans lequel on rencontre les cellules granuleuses du tissu conjonctif que nous avons mentionnées à la page 79. De plus, ces cellules peuvent former autour des vaisseaux une sorte de revêtement. Le diamètre des petites cellules épithéliales du follicule varie de 0,0079 à 0,0113^{mm} (*c*).

L'œuf, arrivé à maturité (*a*), se présente habituellement enveloppé d'une épaisse couche épithéliale (*b*); situé généralement dans un point éloigné de la surface du follicule (*Schrön*, *His*), il se trouve parfois à la périphérie et dans le voisinage de l'épithélium germinal (*Waldeyer*).

Chez les mammifères, le diamètre de l'ovule ne s'élève pas au-dessus de 0,2 à 0,3^{mm}; aussi n'a-t-il été découvert que fort tard par *K. E. von Baer* (1827), illustre naturaliste. Il est extrêmement difficile de l'apercevoir à l'œil nu, sans le secours d'une loupe ; il apparaît alors sous forme d'un petit point blanc. Cette découverte a été le point de départ de nos connaissances actuelles.

Examinons maintenant les détails de structure de l'ovule (fig. 164). En débarrassant cet organe de son enveloppe de cellules cylindriques, on remarque tout d'abord la zone pellucide ou *chorion* (*a*), capsule épaisse et résistante, transparente, mesurant de 0,009 à 0,0113^{mm} d'épaisseur. Elle est formée par un amas de petites cellules de revêtement qui, vues à un fort grossissement, paraissent très souvent traversées par des canalicules radiés extrêmement fins, appelés canalicules poreux. Il n'existe pas dans la zone pellucide

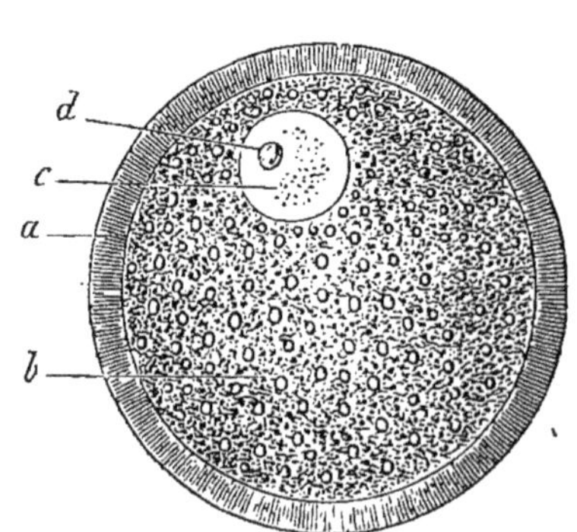

Fig. 164. — Ovule de lapin, à maturité : *a*, zone pellucide ; *b*, vitellus ; *c*, vésicule germinative ; *d*, tache germinative.

de l'œuf des mammifères et de la femme un canal plus large (*micropyle*), qui servirait à la pénétration des spermatozoïdes.

La masse de la cellule (*b*) est dense, plus ou moins trouble, et renferme des granulations albuminoïdes ; elle contient aussi de petites gouttelettes de graisse, dont le nombre, parfois considérable, augmente beaucoup l'aspect foncé de la masse de la cellule chez les mammifères. On lui a donné le nom de *jaune de l'œuf* ou de *vitellus*.

Le *noyau de l'ovule* (*c*) se présente sous l'aspect d'une vésicule sphérique, dont les contours sont délicats ; il occupe une position *excentrique* ; son diamètre varie de 0,0377 à 0,0451^{mm}. On l'a appelé *vésicule germinative* ou *vésicule de Purkinje*.

Il renferme un *nucléole* (fig. 164, *d* et fig. 10) presque toujours unique, brillant, formé de graisse et mesurant de 0,0046 à 0,0068^{mm} de diamètre. Ce nucléole est connu sous le nom de *tache germinative* ou *tache de Wagner*[1].

Les vaisseaux sanguins de l'ovaire arrivent au hile de l'organe et se ramifient dans la substance médullaire. Ils forment un réseau tellement abondant que le tissu conjonctif n'est plus représenté que par une légère trame de substance conjonctive. La surface extérieure des parois veineuses adhère intérieurement à ce tissu conjonctif, et les cellules fusiformes qu'on rencontre dans cette masse

[1] Tous ces termes désignent, comme on le voit, des éléments que nous avons déjà appris à connaître et qu'on rencontre partout ailleurs dans la cellule. On a, en outre, donné les noms de *theca* à la paroi du follicule ; de *formatio* ou de *membrana granulosa* à son revêtement épithélial ; et celui de *cumulus proligerus* à la masse des cellules d'enveloppe.

peuvent être considérées comme des éléments musculaires, car l'ovaire jouit d'une certaine contractilité (*His*, *Frey*). De la substance médullaire partent de nombreux et élégants faisceaux vasculaires qui cheminent entre les follicules de la couche corticale, et forment autour d'eux le système réticulé dont nous avons parlé plus haut. La zone corticale seule est presque entièrement dépourvue de vaisseaux.

Les *vaisseaux lymphatiques* sont également très abondants dans la substance médullaire, et s'anastomosent en réseaux autour des follicules.

L'*organe de Rosenmüller* représente les débris du corps de Wolff; il se compose de canaux ondulés, revêtus de cellules à cils vibratiles.

C'est également aux dépens du corps de Wolff que se développe l'ovaire, tandis que le rein provient de la transformation du conduit excréteur de la même glande. Nous regrettons de ne pouvoir nous étendre davantage sur ce sujet; il faut remarquer toutefois en passant, avec *Waldeyer*, que l'on voit apparaître très tôt, chez l'embryon de poulet, à la surface interne du corps de Wolff, un amas d'épithélium dans lequel le tissu conjonctif pénètre sous forme de mamelons. Ce tissu conjonctif constitue le stroma de l'ovaire; l'épithélium donne naissance à l'épithélium germinal et aux cellules épithéliales du follicule de Graaf; les cellules de ce dernier sont destinées à se transformer en *ovules*.

La figure 165, empruntée à l'excellente monographie de *Waldeyer*, représente assez bien ce processus de développement.

Les premiers ovules embryonnaires, ou *ovules primordiaux*, ont donc une origine épithéliale.

Pflüger avait fait, avant *Waldeyer*, d'intéressantes remarques sur l'ovaire du nouveau-né.

A certaines époques, peu de temps après la naissance et

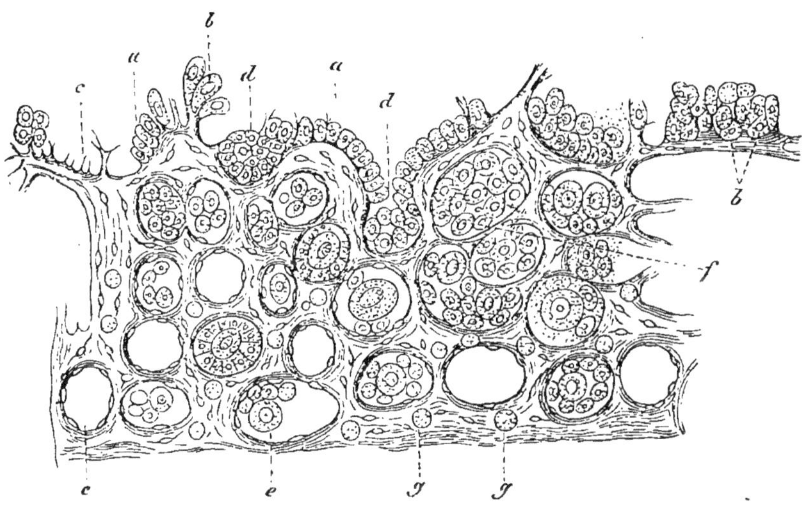

Fig. 165. — Ovaire d'un fœtus humain de 32 semaines (section verticale): *a*, épithélium germinal; *b*, cellules ovulaires (ovules primordiaux); *c*, travée de tissu conjonctif en voie de développement; *d*, cellules épithéliales s'engageant dans une dépression dont les parois se refermeront sur elles; *e*, follicules primordiaux; *f*, groupes de cellules appartenant à un ovule et à l'épithélium germinal; *g*, cellules lymphoïdes.

vers le moment de la parturition chez les mammifères adultes, on peut se rendre un compte exact de la nature épithéliale de l'ovule. L'épithélium germinal, en effet, envoie dans l'épaisseur de l'ovaire des bourgeons qui se détachent de leur point d'implantation, en donnant ainsi naissance à des masses irrégulières, parfois cylindriques ou fusiformes, qui constituent les chaînes de follicules de *Pflüger*. Je leur ai donné le nom de *cordons ovulaires* (fig. 166). Dans leur axe, on trouve des cellules épithéliales, agglomérées, dont la réunion constitue des ovules. Ces cordons, en s'étranglant de distance en distance (2, *a*), fournissent de nouveaux follicules de Graaf. Leur paroi est formée d'une couche de tissu fibreux, mais ne constitue jamais une véritable membrane propre homogène.

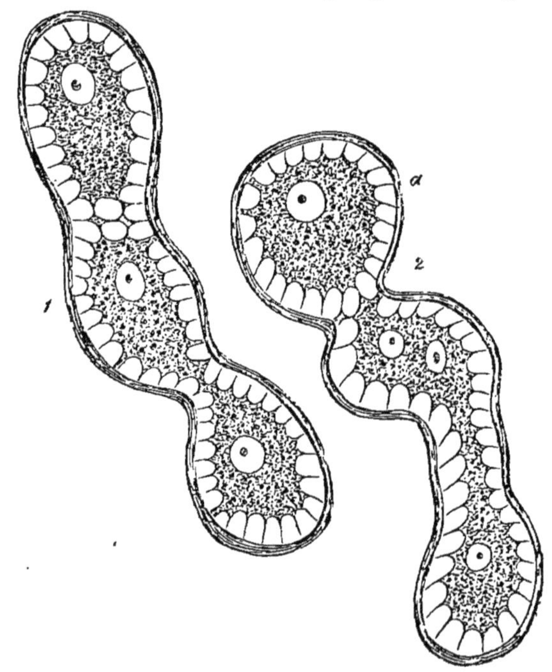

Fig. 166. — Cordons ovulaires de l'ovaire du veau : 1, ovules en voie de formation ; 2, en *a*, formation de la vésicule de Graaf par étranglement.

Que se passe-t-il pendant ce temps dans les follicules ovariques ?

Avant la puberté, un grand nombre d'entre eux subissent un processus de dégénérescence qui les détruit (*Slavjansky*, *Frey*). Pendant la période d'activité sexuelle une partie des follicules est également détruite. Dans ces derniers temps on s'est beaucoup occupé de ce phénomène aussi bien chez la femme que chez les femelles des mammifères. L'atrophie de l'épithélium folliculaire et du vitellus, la disparition de la vésicule germinative, l'épaississement de la zone pellucide et la diminution du volume total de l'ovule sont les phénomènes que j'ai observés fréquemment chez la femelle du lapin. En outre, *Schulin* nous a communiqué sur le même sujet d'intéressantes observations.

Mais plus tard les choses se passent autrement. Les follicules les plus rapprochés de la surface de l'organe se vident par déhiscence ; la rupture du follicule se fait naturellement dans la région où la résistance est la plus faible, c'est-à-dire vers la surface pauvre en vaisseaux. Le liquide contenu dans le follicule sort de l'organe, avec l'ovule, par la voie qui lui est ouverte. Le follicule, après s'être ainsi déchiré, se transforme en *corps jaune* (*corpus luteum*) ; il se produit une véritable cicatrice, formée de tissu conjonctif, qui disparaît dans la charpente de l'organe.

Chez la femme, la rupture du follicule se fait normalement à l'époque de la menstruation ; c'est au moment du rut qu'elle s'effectue chez la femelle des mammifères.

L'ovule ainsi expulsé de l'ovaire est recueilli par l'oviducte, et là, s'il a été fécondé, s'effectue la segmentation du vitellus. Mais nous ne parlerons de cette segmentation que dans le chapitre suivant, en nous occupant des éléments du sperme. Mais la plupart des ovules de la femme ne présentent pas ce phénomène. Non fécondés, ils subissent dans les voies génitales un processus qui les détruit peu à peu.

Les *oviductes* ou *trompes de Fallope* possèdent, au-dessous de leur tunique séreuse, une couche de fibres musculaires lisses, à direction longitudinale et transversale. La muqueuse est dépourvue de glandes [1]; elle présente une série de papilles et de plis disposés d'une façon fort complexe. La surface interne de la muqueuse est revêtue d'un épithélium à cils vibratiles.

La *matrice* ou *utérus* est soumise, par le fait de la menstruation et de la grossesse, à de nombreuses modifications anatomiques; et, sauf l'ovaire, il est impossible de trouver un organe doué d'une activité formatrice aussi puissante.

La masse charnue de l'utérus est formée par des fibres lisses, longitudinales, transversales et obliques. Des fibres circulaires forment le sphincter utérin (*sphincter uteri*).

La muqueuse de l'utérus, dont la structure rappelle celle du tissu conjonctif lymphoïde, est tapissée par un épithélium à çils vibratiles, qui se continue avec l'épithélium pavimenteux du vagin. La surface de la muqueuse est lisse au niveau du fond et du corps de l'utérus; elle présente de nombreux plis transversaux dans la partie supérieure du col ; on observe de nombreuses papilles à l'extrémité cervicale.

Au fond, et dans le corps de l'utérus, on trouve de nombreuses *glandes utérines* cylindriques, enroulées, qui peuvent, du reste, affecter diverses dispositions. Elles sont revêtues de cellules cylindriques vibratiles (*Lott*). Les

[1] Jusqu'à présent, on n'a pu y découvrir aucun élément nerveux.

glandes utérines disparaissent vers la partie inférieure de l'organe.

Le *système vasculaire* de l'utérus est extrêmement développé. Les veines sont larges et adhèrent par leurs parois au tissu de l'organe, de façon qu'elles restent béantes à la coupe de ce tissu.

Le *système lymphatique* de l'utérus présente également un grand développement, surtout dans le tissu conjonctif de la muqueuse, puis dans la couche musculaire et enfin dans la couche sous-séreuse (*Léopold*). Il offre du reste des différences suivant les différentes espèces animales, et il semble d'autant plus compliqué que l'animal est plus grand (*Hoggan* et *Frau*).

Dans la grossesse, l'accroissement considérable de l'utérus porte principalement sur les couches musculaires. La muqueuse primitive, qu'on désigne alors sous le nom de membrane caduque, se détache pour recouvrir l'ovule; après l'accouchement, une nouvelle muqueuse, destinée à la remplacer, se forme à la surface de la cavité utérine. Toutefois, cette question n'est pas encore complètement élucidée, et l'étude de cette fonction chez les différents mammifères présente de grandes difficultés.

Le *vagin* renferme deux couches musculaires: l'une externe, circulaire; l'autre interne, longitudinale. La muqueuse est pourvue de nombreuses saillies et de plis, qui constituent les *colonnes du vagin* (*columnæ rugarum*). On ne trouve aucune glande dans cette muqueuse, tapissée d'ailleurs par de l'épithélium pavimenteux.

L'*hymen* est formé par un repli vasculaire de la muqueuse vaginale.

Le capuchon du *clitoris* est formé par un dédoublement de la muqueuse, et le clitoris est recouvert par une muqueuse très riche en papilles. Les corps caverneux et le bulbe du vagin ont une structure analogue à celle des parties caverneuses des organes génitaux de l'homme.

Les *petites lèvres* ou *nymphes* sont formées par des replis de la muqueuse couverts de papilles et parsemés de nombreuses glandes sébacées.

Les *grandes lèvres* (*labia majora*), au contraire, sont très riches en tissu adipeux ; leur face interne présente la structure de la muqueuse des organes génitaux externes ; leur face externe possède la structure de la peau.

Dans le *vestibule* et dans la *vulve*, on trouve de nombreuses glandes muqueuses ; les plus développées sont les *glandes de Duverney* ou *de Bartholin*.

La *glande mammaire*, qui, à une certaine époque de la vie, présente le même développement chez l'homme et chez la femme, n'arrive pas chez le premier à un entier développement et ne sort du repos, où elle reste si longtemps chez la femme, qu'au moment de la grossesse.

Cette glande est constituée par la réunion d'un certain nombre de glandes en grappes dont les nombreux canaux (de 18 à 20 et plus) s'ouvrent à la surface de l'organe (*canaux galactophores*).

L'étude de cet organe, faite à une époque peu avancée de la vie, nous apprend qu'il est composé simplement d'un système de canaux ramifiés, dont l'extrémité libre se trouve à la surface ; les extrémités terminales, renflées en forme d'ampoules, sont remplies d'une masse de cellules fortement serrées les unes contre les autres. A ce moment, les glandes ne constituent pas encore de véritables acini sécréteurs.

Telle est la glande mammaire chez l'homme et chez la femme pendant l'enfance ; mais la mamelle de la femme prend peu à peu, avec l'âge, un développement plus complet.

La puberté n'exerce aucune influence sur la glande mammaire de l'homme ; il n'en est pas de même pour la femme. Chez elle, en effet, il se fait, à cette époque, un travail de prolifération à l'extrémité des canaux de la glande, qui se trouve ainsi pourvue de nombreuses alvéoles terminales. Leur formation, jointe au développement des cellules adipeuses, donne aux seins naissants de la femme leur aspect bombé. Dans cet état, la glande mammaire est prête à entrer en fonction. Mais il faut l'intervention d'une grossesse pour que l'appareil sécréteur du lait parvienne à son entier développement.

Examinons la structure de cet organe à son summum d'activité chez une femme nourrice (fig. 167).

Les alvéoles de la glande, sphériques ou allongées, ont en moyenne de 0,1128 à 0,1872^{mm} de diamètre ; elles sont constituées par une *membrane propre*, où l'on trouve des cellules étoilées aplaties, et tapissées par une couche unique de cellules cylindriques peu élevées (0,0113^{mm}). On est arrivé à faire pénétrer des injections dans les canalicules sécréteurs si ténus, dont nous avons parlé plus haut, à la page 197.

Les conduits excréteurs sont tapissés également par de l'épithélium cylindrique. Il serait bon de faire de nouvelles recherches dans le but de déterminer le rôle que joue l'altération des cellules glandulaires dans la sécrétion lactée, et d'établir si les cellules se contentent ou non d'expulser de leur masse contractile et dépourvue d'enveloppe, les substances de nature grasse qu'elles auraient élaborées ou absorbées. On rencontre souvent aussi dans les alvéoles de la glande des cellules lymphoïdes migratrices (*Rauber*, *Winkler*).

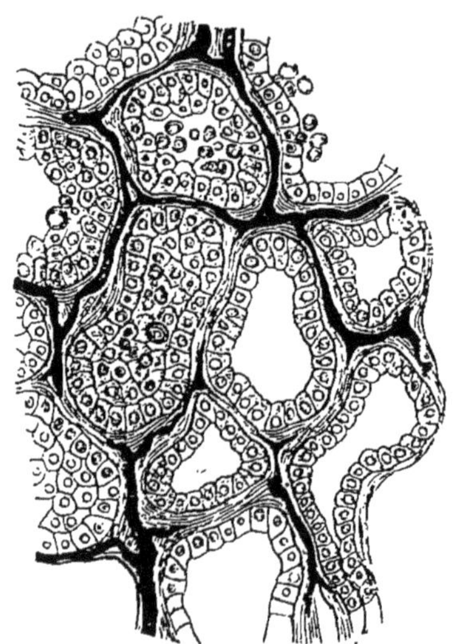

Fig. 167. — Sein d'une femme nourrice, avec ses cellules et ses capillaires.

Avec l'âge, la mamelle perd ses propriétés et sa fonction ; les vésicules terminales disparaissent, et la glande présente de nouveau l'aspect qu'elle avait chez l'enfant (*Langer*).

Le *colostrum* (fig. 130) contient, outre des globules de graisse entourés d'une mince enveloppe albuminoïde, des cellules glandulaires et des débris de cellules ayant de 0,0151 à 0,0564^{mm} de diamètre.

Le lait ordinaire ne renferme que les premiers éléments, ou *globules lactés*, de 0,0023 à 0,009^{mm} de diamètre.

CHAPITRE XVIII

APPAREIL GÉNITAL DE L'HOMME : TESTICULE ET SON APPAREIL EXCRÉTEUR

La *glande séminale* ou *testicule* joue chez l'homme le rôle de l'ovaire chez la femme. Nous renvoyons le lecteur à l'anatomie descriptive pour la structure macroscopique de cet organe.

Le testicule est enveloppé par une membrane fibreuse, solide, appelée *tunique albuginée* (*albuginea*) ; elle envoie dans l'intérieur des cloisons nombreuses, incomplètes et rayonnantes, qui se réunissent à la partie supérieure pour constituer une masse conique, épaisse, le *corps d'Highmore* (*corpus Highmori*). Le parenchyme est ainsi divisé en lobules coniques dont les sommets correspondent au corps d'Highmore.

Chacun de ces lobules est composé d'un nombre considérable de canaux, diversement contournés, excessivement longs ; ces canaux se divisent, s'anastomosent entre eux en formant des anses, mais ne se terminent jamais en cul-de-sac (*Mihalkovics*). On leur a donné le nom de *canalicules séminifères* (fig. 168, *a*, *d*).

Au sommet du lobule, les canalicules se réunissent en

un conduit excréteur droit (tube droit, *tubulus rectus*, *b*) qui s'anastomose avec d'autres tubes semblables dans le corps d'Highmore, forment des réseaux de tubes plus larges, qui constituent le *rete testis*. De ce dernier nais-

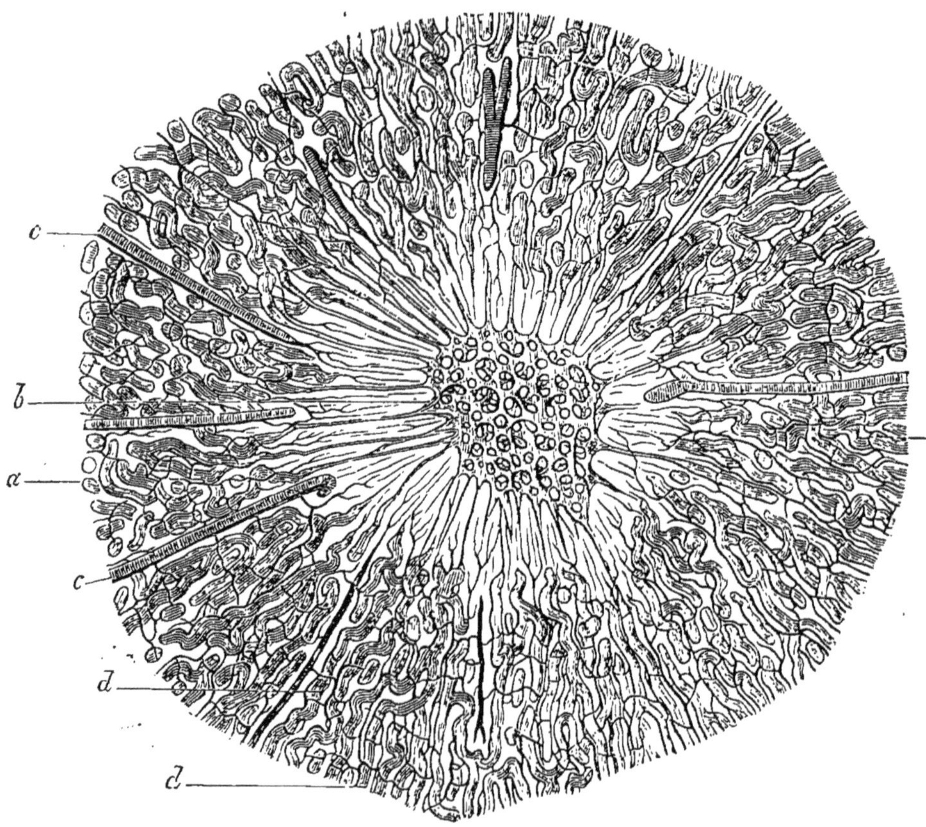

Fig. 168. — Coupe transversale à travers le testicule du bouc. Canalicules séminifères *a* et *d* contournés, *b* droits et leur réseau dans le *rete testis* ; *c*, vaisseaux sanguins des cloisons.

sent 9 à 17 canaux plus larges, les *vaisseaux efférents*, dont le trajet est d'abord rectiligne ; ils passent ensuite à travers la tunique albuginée ; puis ils forment en se rétrécissant et en décrivant de nombreuses flexuosités, un certain nombre de lobes coniques, les *cônes vasculaires* (*coni vasculosi*), qui constituent la *tête de l'épididyme* (*caput epididymidis*). Ces canaux se réunissent peu à peu en un canal unique de 0,3767 à 0,45^{mm} de diamètre, qui, décrivant de nombreuses sinuosités, forme la *queue de l'épididyme* (*cauda epididymidis*).

Peu à peu le canal de l'épididyme prend de plus grandes dimensions ; il a alors près de 2^{mm} de diamètre, et prend le nom de *canal déférent* (*vas deferens*). Souvent aussi il reçoit une branche latérale assez courte, terminée en cul-de-sac : c'est le *vas aberrans de Haller* (*vas aberrans Halleri*).

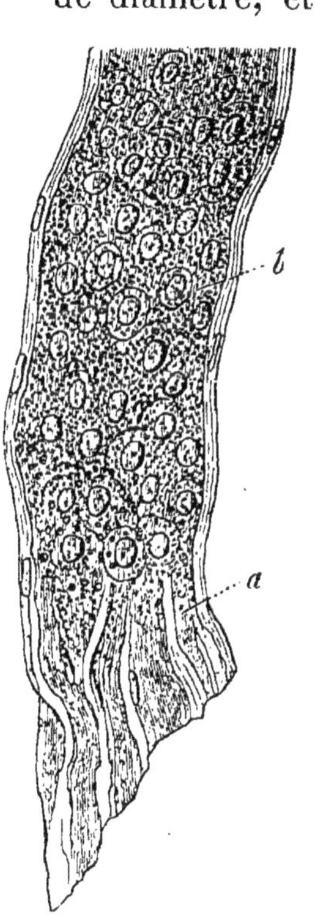

Fig. 169. — Canalicules séminifères de l'homme : *a*, enveloppe ; *b*, cellules.

Passons maintenant à la texture histologique du testicule.

Les *canalicules séminifères* (fig. 169) conservent le même volume à peu près dans toute leur longueur. Leur diamètre est, chez la plupart des mammifères, de 0,1 à 0,25^{mm}, et, chez le rat, de 0,4^{mm}. Chez les animaux de petite taille, leur paroi est constituée par une couche unique de cellules endothéliales intimement soudées entre elles. Sur des animaux plus grands, ainsi que chez l'homme, ce revêtement de cellules est recouvert par d'autres couches également formées de cellules aplaties et pourvues de noyaux, mais qui interceptent entre elles des espaces libres (*Mihalkovics*). Nous reviendrons plus tard sur les cellules centrales ; remarquons, en passant, que les canaux droits (*ductuli recti*) excréteurs sont tapissés par une autre couche épithéliale, formée de cellules cylindriques. Le *rete testis* est dépourvu de membrane glandulaire ; les cellules qui le tapissent sont des cellules pavimenteuses ; mais à l'extrémité terminale du *rete*, on commence à rencontrer l'épithélium cylindrique de l'épididyme.

Le canalicule séminifère, *à l'état de repos*, est rempli entièrement (fig. 169, *a b*), ou à peu près, de cellules polygonales, à angles arrondis, mesurant de 0,0113 à 0,0142^{mm}. Les cellules périphériques présentent un aspect radié, et leur corps peut contenir chez l'homme un pigment jaunâtre. C'est à tort que l'on a considéré comme un deuxième système cellulaire les amas albumineux coagulés et denses que l'on voit entre les cellules des canaux séminifères.

Nous avons dit plus haut que le stroma du testicule était formé aux dépens de la face interne de l'albuginée et du système des cloisons que cette membrane envoie dans l'intérieur de l'organe.

Chez certains mammifères (homme, chien, lapin), ce stroma est composé de tissu conjonctif fibreux ; chez d'autres (rat, chat, sanglier), ce tissu disparaît entièrement. Chez le lapin, les faisceaux du tissu conjonctif sont enveloppés par les éléments cellulaires que nous avons décrits précédemment (fig. 58, *a*) — cellules plates à noyaux avec du protoplasma au centre et des bords à aspect vitreux ; on peut même y rencontrer des membranes cellulaires endothéliales, tapissant les canalicules séminifères et les vaisseaux. Chez les animaux du deuxième groupe on trouve un très grand nombre de cellules granuleuses de tissu conjonctif ou de cellules plasmiques (fig. 170, *b*), qui deviennent beaucoup plus rares ou disparaissent même entièrement chez les animaux du premier groupe.

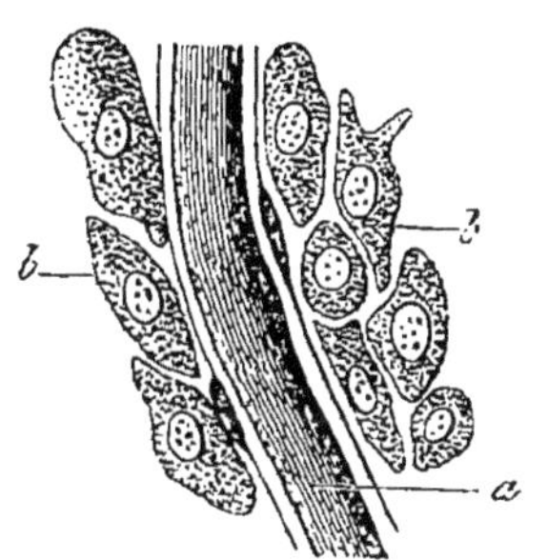

Fig. 170. — *b*, cellules plasmiques interstitielles du testicule du rat ; *a*, vaisseaux capillaires.

Les cellules granuleuses sont ordinairement arrondies ou polygonales, rarement pourvues de prolongements, riches en protoplasma, en graisse et en pigment d'une couleur brun-jaunâtre, analogue à celui de la cellule hépatique (fig. 127). Ces cellules se présentent ordinairement sous forme de cordons ou de colonnes. On observe très souvent autour des vaisseaux une couche de ces cellules.

Les *vaisseaux sanguins* (fig. 169 et 105, *c*) enveloppent les canalicules séminifères d'un réseau capillaire assez étendu et à mailles allongées. Les mailles de ce réseau ont une forme plus arrondie dans l'épididyme, ce qui tiendrait d'ailleurs à l'activité glandulaire de cette partie (*Mihalkovics*).

Occupons-nous maintenant du *système lymphatique* (fig. 105). C'est à *Ludwig* et *Tomsa* que nous devons nos premières connaissances à ce sujet ; des travaux plus récents, auxquels je me suis associé, n'ont fait que confirmer les données de ces deux observateurs.

Les *voies lymphatiques*, formées de cellules endothéliales, occupent les lacunes du tissu conjonctif. Leurs canaux les plus ténus sont limités par des cellules aplaties de tissu conjonctif, disposées en forme de membrane, mais laissant entre elles des espaces libres. Nous avons déjà vu précédemment (p. 51) que ces deux formes différentes de cellules se ressemblent beaucoup.

Les canaux lymphatiques du testicule forment un réseau très riche ; sur des coupes transversales des canalicules séminifères, ils apparaissent comme de véritables anneaux, entourant les canalicules, et renflés au niveau des anastomoses. Une injection bien réussie pénètre, à travers les lacunes des cellules aplaties, jusque dans les couches externes des parois des canalicules séminifères. La couche interne solide de ces canaux s'oppose seule au passage de la matière injectée (*Mihalkovics*). On rencontre çà et là un vaisseau sanguin entouré par un réseau lymphatique; mais cette disposition est exceptionnelle.

Des lymphatiques plus importants passent de la partie glanduleuse dans le système des cloisons, et de là se dirigent, en convergeant, vers la tunique albuginée. Les canaux de cette enveloppe présentent des valvules, et se réunissent aux vaisseaux lymphatiques de l'épididyme; les canaux lymphatiques terminaux suivent le trajet du cordon.

Le testicule se forme, comme l'ovaire, sur la face interne du corps de *Wolff*. Les canaux du corps de Wolff constituent l'épididyme qui représente, au point de vue embryologique, l'organe de *Rosenmüller*; le conduit excréteur de cet organe (qui s'atrophie chez la femme) donne naissance, chez l'homme, au canal déférent (*vas deferens*). Nous ne pouvons nous étendre davantage sur ce sujet sans empiéter sur le domaine de l'embryologie.

Nous venons d'étudier la texture de la glande génitale à l'état de repos et de non-activité. Voyons maintenant quelles modifications elle éprouve quand elle est en pleine activité fonctionnelle.

Examinons d'abord le produit spécial qu'elle élabore : le *sperme*. Le sperme n'est pas sécrété uniquement par les canalicules contournés du testicule; l'épididyme et les glandes accessoires du testicule lui fournissent de plus sa partie liquide, tandis que ses éléments fondamentaux et essentiels dérivent du premier de ces organes.

Le sperme est un liquide blanchâtre, épais et filant ; examiné au microscope, il offre une composition qui a vivement étonné les observateurs, et qui a reçu autrefois de bizarres explications.

On voit nager dans un liquide aqueux d'innombrables éléments filiformes, doués de mouvements très vifs, et auxquels on a donné le nom de *spermatozoïdes* (fig. 171). Leurs mouvements, observés depuis longtemps déjà, ont fait admettre que ces éléments étaient des animalcules doués d'une existence indépendante, et leur ont valu la dénomination de *spermatozoaires* ou *animalcules du sperme*.

Nous savons aujourd'hui que ces mouvements sont analogues à ceux des cils vibratiles (p. 52); nous avons appris de plus que ces animalcules spermatiques pouvaient être considérés comme des éléments histologiques, comme des cellules modifiées, sujettes à de nombreuses variations dans le règne animal. Nous nous contenterons de les étudier dans la classe des mammifères.

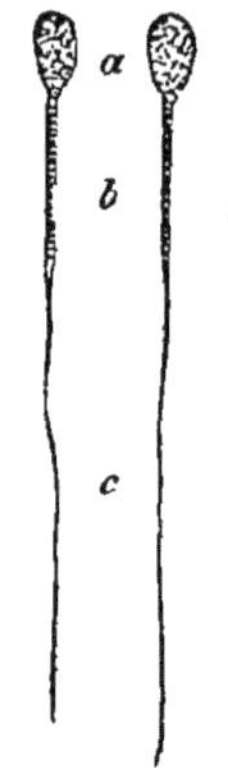

Fig. 171. — Spermatozoïdes du mouton : *a*, tête; *b*, partie moyenne ; *c*, queue.

Ces filaments si ténus présentent une *tête* (*a*), une partie moyenne filiforme, un peu renflée, adhérente à la tête, et que l'on appelle *le corps* (*b*), et enfin une *partie terminale* ou *queue* (*c*), qui s'amincit d'une façon remarquable. Autrefois, ces deux parties du spermatozoaire étaient considérées comme n'en faisant qu'une.

On n'a pu déterminer jusqu'alors la structure intime de ce singulier élément.

La tête du spermatozoïde de l'homme a la forme d'un disque ovale un peu élargi en arrière ; la longueur moyenne est de $0{,}0045^{mm}$, la largeur est moitié moindre et l'épaisseur est seulement de $0{,}0013$ à $0{,}0018^{mm}$. La longueur totale du filament peut atteindre $0{,}0451^{mm}$; mais la queue est trop mince pour qu'on puisse en distinguer l'extrémité.

Au moment de la fécondation, les spermatozoïdes traversent la *zone pellucide* de l'œuf, s'engagent dans les canalicules poreux de cette enveloppe (fig. 164, *a*), et pénètrent dans le vitellus, c'est-à-dire dans l'ovule proprement dit.

Schenck a réussi, il y a quelques années, à produire la fécondation artificielle de l'œuf du lapin et du cochon d'Inde.

On admettait généralement autrefois que les spermatozoïdes, après leur pénétration dans le vitellus, disparaissaient peu à peu en subissant une dégénérescence graisseuse.

Mais on sait maintenant avec certitude qu'il n'en est pas ainsi. De nombreuses recherches toutes récentes nous ont fait découvrir tout un monde de processus des plus remarquables et tout à fait inattendus (fig. 172).

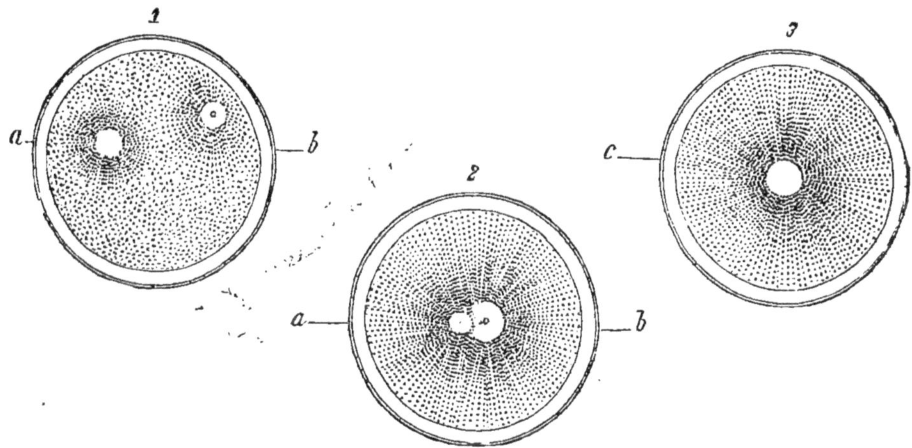

Fig. 172. — Fécondation de l'œuf de l'oursin. 1. *a*, noyau de l'œuf; *b*, noyau spermatique très petit entouré d'une auréole de protoplasma sans granulations. 2, noyau de l'œuf et noyau spermatique en contact. 3, noyau de segmentation.

Il paraît que dans l'œuf même la tache germinative a disparu bien avant la fécondation et qu'une partie de la vésicule germinative est bientôt poussée vers la surface du vitellus. Le reste (*noyau de l'œuf*) (1, 2, *a*) est refoulé en dedans. Il est évident qu'ici des mouvements protoplasmiques jouent le rôle principal. La tête d'un spermatozoïde introduit dans le vitellus se transforme en un deuxième produit pourvu d'un noyau (*noyau spermati-*

que) (1, 2, *b*) entouré par une auréole de protoplasma sans granulations et plus tard par des séries radiées de granulations vitellines. Ces deux formations nucléaires finissent par se confondre en un nouveau noyau (*noyau de segmentation* (3, *c*), et pendant ce temps les granulations du vitellus ont pris une disposition tout à fait radiée. C'est là que commence ensuite, par une série de processus très compliqués et décrits très différemment, la division karyokinétique nucléaire et cellulaire de l'œuf, déjà mentionnée précédemment (p. 21), ou la *segmentation du vitellus*.

Actuellement nous ne pouvons rien indiquer de plus.

Mais s'il existe encore beaucoup d'incertitude au sujet des différents processus, nous en connaissons au moins le résultat.

Aux dépens de l'ovule, qui se segmente de plus en plus, il finit par se former un amas de petites cellules dérivées extrêmement nombreuses. C'est avec ces matériaux vivants que s'édifie le nouvel organisme, à peu près comme l'architecte construit une maison avec les pierres. Cependant ces dernières, qui sont inanimées, ont été apportées de tous côtés, tandis que les premiers constituent des dérivés immédiats d'une seule cellule, des membres d'une famille vivante. C'est la différence du vivant et du mort.

Le processus de segmentation dont il a déjà été question précédemment se produit également chez le mammifère en l'absence des spermatozoïdes; mais il s'arrête bientôt. Au contraire, quand les spermatozoïdes ont mélangé leur tête avec le vitellus, la segmentation karyokinétique du vitellus continue (par un mécanisme encore inconnu) jusqu'à la formation des éléments innombrables dont nous venons de parler.

Quelle est l'origine des spermatozoïdes?

On a admis depuis longtemps qu'ils provenaient des canaux contournés du testicule. Mais c'est le mode de leur développement qui a provoqué les explications les plus variées et les plus contradictoires; les erreurs commises étaient dues à l'imperfection des instruments et des méthodes de nos devanciers.

De nos jours cette question a fait de grands et réels progrès, mais nous doutons qu'elle soit complètement épuisée.

Examinons donc les faits acquis à la science et qui résultent des récents travaux de *Neumann*, de *von Ebner*, de *Mihalkovics*. Toutefois nous devons dire que d'autres observateurs, la plupart très sérieux (parmi lesquels nous nous contenterons de nommer *Lavalette Saint-Georges*), sont arrivés dernièrement à d'autres résultats très différents.

Nous avons vu précédemment (p. 271) que les cellules de la couche externe du canal séminifère à l'état de repos possédaient une forme prismatique, radiée. Ce sont ces cellules qui donnent naissance aux spermatozoïdes. Toutes les cellules situées en si grand nombre à l'intérieur de ce conduit glandulaire n'ont pas de destination spéciale; elles jouent uniquement le rôle de cellules de revêtement.

Quand le testicule entre en activité fonctionnelle, ce qui ne se produit que périodiquement chez les mammifères, ordinairement une fois par an, et d'une manière continue chez l'homme pendant toute la durée de l'aptitude génératrice, ces cellules pariétales prismatiques subissent une remarquable transformation (fig. 173, *b*).

Vers sa partie interne, du côté qui est dirigé vers l'axe du canal séminifère, la cellule épithéliale émet un prolongement de protoplasma supporté par une portion allongée en forme de col. Ce bourgeon, parvenu à un certain développement, se divise en une certaine quantité de prolongements en forme de massue, qui se séparent à angle aigu.

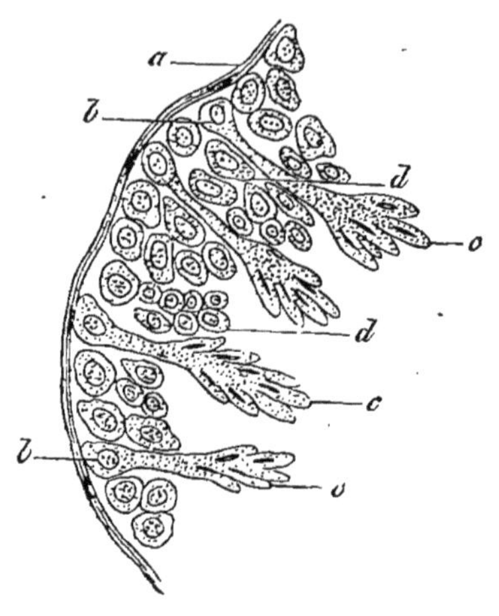

Fig. 173. — Canal séminifère du rat : *a*, paroi contenant des noyaux ; *b*, cellules pariétales et spermatoblastes ; *c*, spermatoblastes contenant de petits corpuscules étroits, nucléolaires ; *d*, couches de cellules.

L'organe qui résulte de ces transformations porte le nom caractéristique de *spermatoblaste* (*von Ebner*).

Dans chaque prolongement se développe un noyau (*c*) ; mais nous ignorons de quelle manière. Ce noyau formera la tête du spermatozoïde. Le protoplasma, enfin, se transforme en filament ou queue du spermatozoïde. C'est ainsi que chaque spermatoblaste donne naissance à une certaine quantité de spermatozoïdes (de 8 à 12). Ces derniers deviennent libres et sont disposés dans la lumière du canal contourné, la queue dirigée suivant l'axe de ce conduit et en arrière (fig. 174, *bc*, 2).

Les ovules et les spermatozoïdes ont donc des origines complètement différentes. Les premiers représentent des cellules parvenues à un haut degré de développement ; les seconds résultent simplement de transformations cellulaires.

Passons maintenant à l'étude de l'appareil excréteur.

Le *canal déférent* est formé par trois couches concentriques; l'une externe, de tissu conjonctif; une moyenne, composée de trois plans musculaires; et, enfin, une interne, muqueuse, revêtue d'un épithélium cylindrique; à la partie inférieure du canal cette muqueuse devient plus épaisse et plus étendue.

Les *vésicules séminales* et les *canaux éjaculateurs* ont une structure analogue.

La *prostate* représente un système de petites glandes en grappe plongées dans une masse de tissu conjonctif très abondant et qui ne se développent entièrement qu'à la puberté. L'épithélium de ces glandes est formé de deux couches de cellules (*Langerhans*).

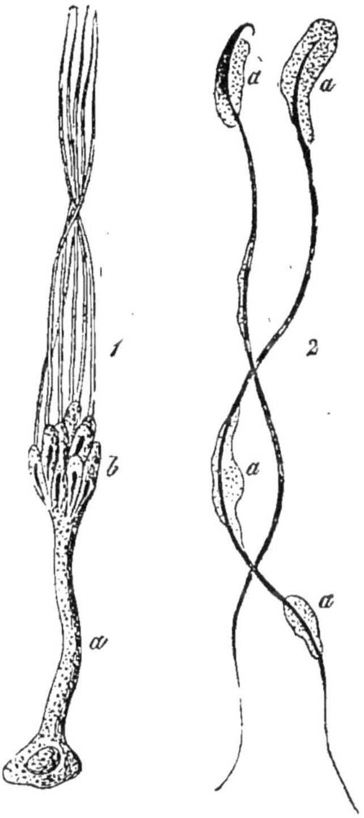

Fig. 174. — Développement des spermatozoïdes du rat. 1. *a*, spermatoblastes; *b*, têtes; *c*, queues de spermatozoïdes en voie de formation. 2. Spermatozoïdes presque entièrement développés auxquels adhèrent des restes de protoplasma *a*.

Les *glandes de Cowper* appartiennent également au groupe des glandes en grappe. Les cellules qui les tapissent sont cylindriques et diminuent de hauteur dans le canal excréteur des glandes.

Rappelons, en passant, que l'*urèthre* se divise en trois portions distinctes : une *portion prostatique* (*pars prostatica*), une *portion moyenne, membraneuse* (*pars membranacea*), et une *dernière portion caverneuse* (*pars cavernosa*), qui se prolonge dans le pénis.

Cette dernière portion est enveloppée par un tissu caverneux, le corps spongieux de l'urèthre (*corpus spongiosum urethræ*), qui se termine en avant par le *gland.* A ces parties viennent s'ajouter les *corps caverneux* de la verge.

La muqueuse de l'urèthre est tapissée par des cellules aplaties qui, plus bas, font place à des cellules cylindriques. Elle est enveloppée par une couche de tissu conjonctif lâche, très riche en vaisseaux, qui lui ont fait donner le nom de tissu caverneux, puis par une couche de fibres musculaires lisses. Dans la portion prostatique on remarque des glandes acineuses, et la muqueuse présente des plis longitudinaux. Dans la portion moyenne et inférieure, l'épaisseur de la couche musculaire diminue de plus en plus. Cette dernière portion de l'urèthre renferme des excavations, appelées *lacunes de Morgagni*, et de petites glandes muqueuses non développées : ce sont les *glandes de Littre.* Vers le méat, l'épithélium prend les caractères de l'épithélium pavimenteux et stratifié.

La peau de la *verge*, mince et lâche, recouvre un tissu cellulaire sous-cutané, lâche et dépourvu de graisse, mais parsemé de fibres musculaires lisses. Le tissu conjonctif extensible qui réunit les deux feuillets du prépuce ne renferme pas de cellules adipeuses, et contient du tissu musculaire lisse.

La membrane mince qui recouvre le *gland* présente de nombreuses rangées de papilles qui disparaissent sous le revêtement épithélial; la surface interne du prépuce a la consistance d'une muqueuse; elle est couverte de nombreuses papilles.

Les *glandes de Tyson* sont situées à la face interne du prépuce, parfois sur le gland, principalement sur le frein. Elles ne participent que fort peu à la formation de la matière caséeuse qui entoure le prépuce (*smegma præputii*).

Les corps caverneux possèdent une tunique solide, élastique, pauvre en éléments musculaires, la tunique albuginée. De cette enveloppe partent, vers le centre du corps caverneux, de nombreux prolongements trabéculaires et lamellaires. Ces prolongements sont réunis entre eux par du tissu conjonctif, des fibres élastiques et des fibres musculaires lisses. Ces travées incomplètes se divisent, s'anastomosent entre elles de la façon la plus variée, et constituent un système de lacunes et de cavernes rappelant, par leur ensemble, une éponge; toutes ces cavités sont revêtues par des cellules endothéliales, et reçoivent du sang veineux. Cette disposition caractérise le tissu caverneux.

Nous ne nous arrêterons pas aux particularités peu importantes qui caractérisent la structure des différents corps caverneux.

Ces réservoirs sont toujours remplis de sang; ils peuvent même en être surchargés; cet afflux sanguin produit l'*érection de la verge*.

Le sang qui y afflue vient en partie de l'artère dorsale de la verge (*arteria dorsalis penis*), et surtout des artères périnéales profondes (*a. profundæ*). Ces vaisseaux, renfermés dans l'épaisseur des cloisons, pénètrent dans les espaces caverneux par l'intermédiaire d'un réseau capillaire ou par anastomose directe (*Langer*). On a décrit sous le nom d'artères hélicines (*arteriæ helicinæ* de J. Müller) des artères repliées sur elles-mêmes en tire-bouchons ; ce sont des produits artificiels (*Rouget, Langer*).

Les veines efférentes (*venæ emissariæ*) sont chargées de ramener au dehors le sang des corps caverneux.

L'urèthre et les organes génitaux de l'homme sont très riches en vaisseaux lymphatiques (*Teichmann, Belajeff*).

Quant à la théorie de l'érection, nous ne nous y arrêterons pas, elle est du domaine de la physiologie.

CHAPITRE XIX

TISSU NERVEUX

Le *tissu nerveux* est le plus parfait de tous les tissus organiques. Comme les tissus composés dont il fait partie, il renferme deux espèces d'éléments figurés : des fibres et des cellules. Les fibres portent le nom de *fibres nerveuses*, *tubes nerveux* ou *fibres primitives* ; les cellules, celui de *cellules nerveuses* ou *corpuscules ganglionnaires*.

Les tubes nerveux de l'homme se présentent tantôt sous l'aspect d'éléments foncés sur les bords, et contenant une substance médullaire (fig. 175), tantôt sous la forme d'éléments pâles et dépourvus de moelle (fig. 180, *b*).

Les premiers étant de beaucoup plus répandus et constituant des éléments du système nerveux périphérique, c'est par eux que nous commencerons.

Ces tubes, comme les tubes sans moelle, sont des filaments non ramifiés, dont le diamètre, très variable, varie de 0,0226 à 0,0018^{mm} et moins. On distingue, en conséquence, des *tubes nerveux épais* ou *larges* (fig. 175, *a*), et des *tubes fins* ou *minces* (*c*,*d*,*e*). Le tube nerveux de largeur moyenne (*b*) sert de trait d'union entre ces deux extrêmes.

A l'état frais et vivant, les tubes nerveux épais et contenant de la moelle apparaissent sous la forme d'une masse homogène, d'aspect vitreux et lactescent.

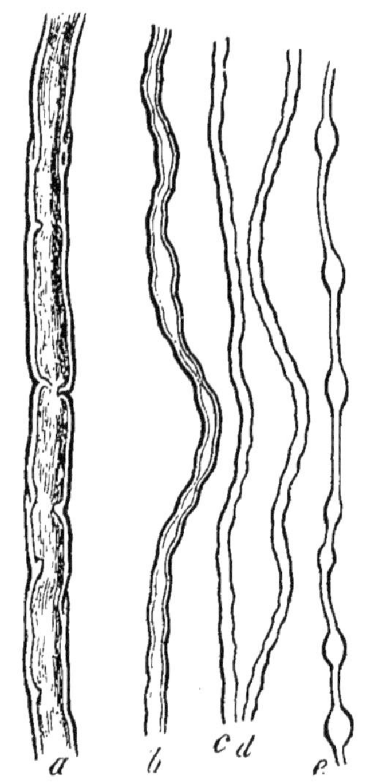

Fig. 175. — Tubes nerveux de l'homme. *a*, tube large ; *b*, tube moyen ; *c*, *d*, *e*, tubes plus minces.

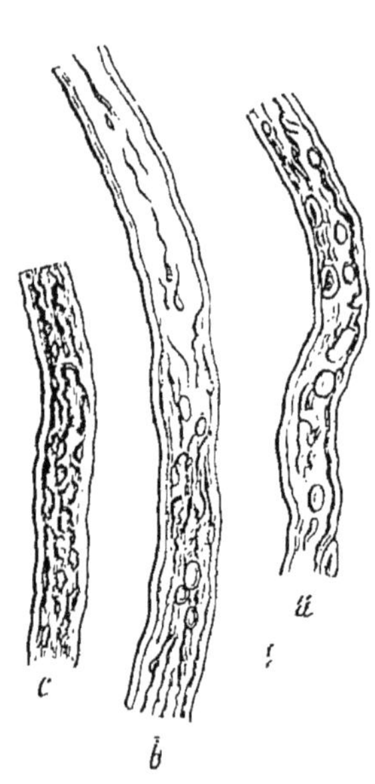

Fig. 176. — Fibres nerveuses de l'homme à divers degrés de coagulation.

Leur texture est des plus variables ; ils s'altèrent facilement et changent rapidement de forme sous les yeux de l'observateur et malgré lui.

Les tubes nerveux larges se composent de trois parties.

Ils sont entourés par une enveloppe fibreuse très fine, le *névrilème*, *gaine de Schwann* ou *gaine primitive* (fig. 177, *b*, et 179, *c*). Cette membrane présente, d'espace en espace, un noyau allongé et peut offrir une épaisseur parfois considérable (fig. 179, *c*).

Dans l'axe du tube, on trouve un filament cylindrique, pâle, de nature albuminoïde, qui occupe du cinquième au quart de la largeur totale de la fibre; c'est le *cylindre-axe*, la seule partie essentielle des tubes nerveux (fig. 177, *a*, *b*, *c*, *e*, et 179, *e*).

Ce cylindre-axe est entouré par la *moelle nerveuse* ou *myéline*, qui renferme des substances albuminoïdes, telles que la *lécithine* et la *cérébrine*. Cette gaine est la première qui recouvre le cylindre-axe.

Dès qu'on essaye d'isoler les tubes nerveux larges, leur gaine de myéline prend un aspect caractéristique (fig. 176), *elle se coagule*. Mais cette coagulation se montre à des degrés différents que l'on peut observer successivement sur le trajet d'une seule et même fibre.

On aperçoit tout d'abord un double contour de chaque côté de la fibre, l'un externe, net, mais foncé; l'autre interne, fin, très rapproché du premier (fig. 175, *a*, *b*, et 176, *b*, en haut).

A un degré plus avancé d'altération, ces deux lignes cessent d'ordinaire d'être parallèles, et le contour intérieur n'est plus continu (fig. 176, *b*, partie inférieure). La ligne de contour interne devient de plus en plus irrégulière, et dans l'axe de la fibre, jusqu'ici homogène, on voit se former des blocs irréguliers, à bords foncés (*a* et *b*). La coagulation peut s'arrêter là. La couche corticale coagulée forme alors un revêtement protecteur pour les parties intérieures. Fréquemment aussi le cylindre-axe n'échappe pas lui-même à l'altération, et il se transforme complètement, ainsi que la couche corticale, en une masse plus ou moins granuleuse (*c*).

Ce n'est qu'au prix de laborieuses recherches que l'on est arrivé à connaître la structure des tubes nerveux, telle que nous la connaissons aujourd'hui; l'existence du cylindre-axe a surtout été l'objet des discussions les plus vives. Actuellement, rien n'est plus simple

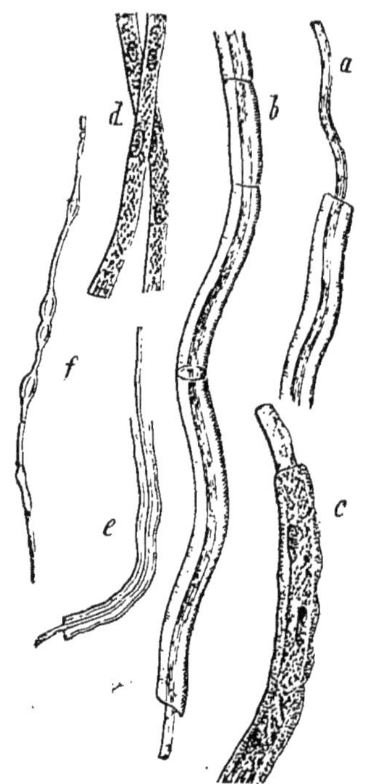

Fig. 177. — Fibres nerveuses: *a*, fibres traitées par l'alcool absolu ; *b*, fibres traitées par le collodion ; *c*, fibre de la lamproie ; *d*, fibres du nerf olfactif du veau ; *e* et *f*, fibres du cerveau humain.

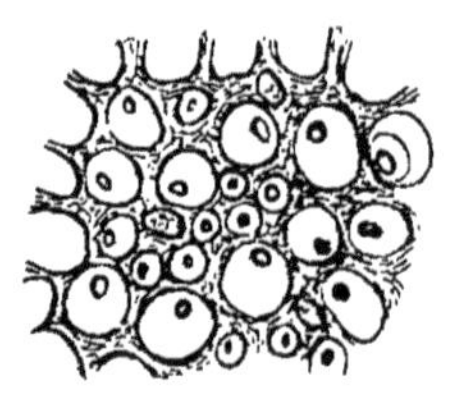

Fig. 178. — Section de fibres nerveuses du cordon postérieur de la moelle épinière de l'homme.

que de démontrer sa présence sur la section d'un nerf périphérique durci, ou, ce qui revient au même, sur celle d'un cordon blanc de la moelle épinière (fig. 178).

Les tubes nerveux de dimension moyenne ont la même composition. Il en est de même pour les fibres nerveuses fines ; on y distingue également la membrane d'enveloppe, le cylindre-axe et la gaine de myéline. Cette dernière (fig. 175, *cd*) paraît toujours plus claire que le reste, même quand elle est altérée; son contour est simple. L'acide osmique, qui jouit de la propriété de colorer en noir la myéline des fibres nerveuses épaisses et les autres substances grasses, agit ici avec beaucoup plus de lenteur et moins de perfection, ce qui prouve incontestablement une différence de structure entre les deux substances fibreuses.

Les plus fins de ces tubes présentent, en outre, une particularité intéressante.

Si l'on vient à exercer une violence quelconque, mécanique ou chimique, sur l'un de ces tubes, on voit la myéline se déplacer, et, de plus, on observe, sur le trajet du tube, des étranglements et des renflements arrondis (fig. 175, *e*), contrairement à ce qui existe normalement. On a donné à ces renflements le nom de *varicosités* et à ces fibres celui de *fibres variqueuses*. Pendant la vie, on n'observe jamais de disposition semblable.

Le savant histologiste *Ranvier* a appelé, dans son *Traité technique*[1], l'attention sur une disposition spéciale des tubes nerveux. Il a décrit des étranglements que l'on rencontre sur le trajet de certaines fibres larges, à myéline, du système périphérique; on ne les observe pas dans le système central.

Jusqu'alors on avait considéré ces étranglements comme résultant de la préparation. Ces rétrécissements (fig. 179) sont disposés d'une manière assez régulière, et, au milieu de l'espace qui les sépare, on trouve dans la gaine de

[1] Paris, 1882.

Schwann (*a*) un noyau. On peut observer cette disposition chez les mammifères, les oiseaux et les amphibies; chez les poissons, toutefois, le nombre des noyaux que l'on rencontre ainsi est beaucoup plus grand.

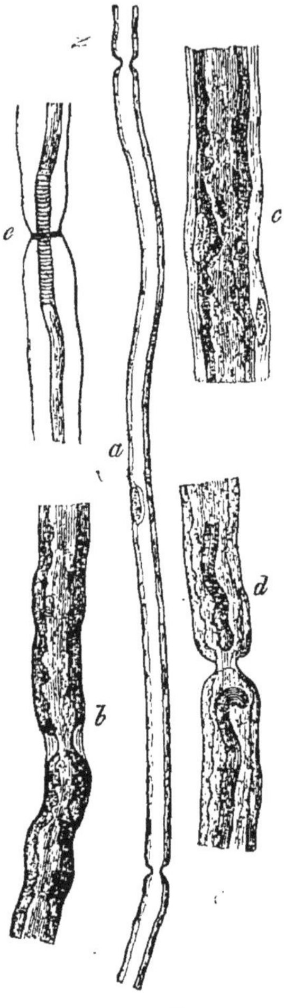

Fig. 179. — Fibres nerveuses de la grenouille. *a*, fibres traitées par le picrocarminate d'ammoniaque; *b*, *c*, *d*, fibres traitées par l'acide osmique; *e*, fibres traitées par le nitrate d'argent.

Les *anneaux de Ranvier* (tel est le nom qu'ils portent en Allemagne) méritent de fixer notre attention. La gaine de myéline isole le cylindre-axe, cela est certain; mais il est probable que ces solutions de continuité de la myéline facilitent l'introduction des matériaux nutritifs et l'issue des produits de décomposition du cylindre-axe.

Sur ce point, je suis complètement d'accord avec *Ranvier*. La substance médullaire se composerait de fragments cylindriques courts avec surfaces terminales obliques dirigées dans le sens de l'axe de la fibre (fig. 185, *x*); cette disposition, décrite avec détails par *Lantermann*, nous semble aussi tout à fait admissible. Mais le névrolème ne pénètre pas dans les intervalles.

Nous ne pouvons pas admettre sans hésitation l'indication de *Ewald* et *Kühne*, d'après laquelle la moelle nerveuse serait contenue dans une double enveloppe formée d'une substance analogue à la kératine. La couche extérieure de cette gaine très mince serait placée au-dessous de l'enveloppe de tissu conjonctif de *Schwann*, l'intérieure entourerait le cylindre-axe, et toutes les deux seraient réunies par des trabécules fibreux transversaux et obliques. Nous avons sur ce point les mêmes doutes que *L. Gerlach*, *Engelmann*, *Pertik* et d'autres. Ce ne doit être qu'un effet de la préparation.

Examinons maintenant les *tubes nerveux pâles, dépourvus de substance médullaire.*

C'est sous cette forme que se montrent tout d'abord, pendant la vie fœtale, tous les tubes nerveux primitifs de l'homme.

Chez un des poissons inférieurs, la lamproie (*Petromyzon*), le tube nerveux conserve cette disposition pendant toute la vie (fig. 177, *c*). Une gaine, pourvue de noyaux, entoure le cylindre-axe; mais on n'y observe pas de fibres nerveuses avec substance médullaire.

On trouve également cette disposition dans le nerf olfactif de l'homme et dans les ramifications du grand sympathique; ces fibres pâles ont reçu le nom de *fibres de Remak*. Ce sont des filaments très ténus, mesurant de 0,0038 à $0,0068^{mm}$ de diamètre et pourvus de noyaux (fig. 180, *b*).

Tel est à peu près l'état de nos connaissances sur cette question; il existe encore de nombreuses lacunes à remplir, mais nos moyens d'investigation actuels ne nous permettent pas d'aller plus loin.

Tout porte à croire que le cylindre-axe sans enveloppe, la partie essentielle des tubes nerveux, est constitué par un faisceau de filaments d'une ténuité extrême. Mais cela est aussi contesté. Ces fibrilles (fig. 181) si ténues paraissent être entourées d'une substance finement granuleuse. On leur a donné le nom de *fibrilles d'axe* (*Waldeyer*) ou *fibrilles primitives* (*Schultze*).

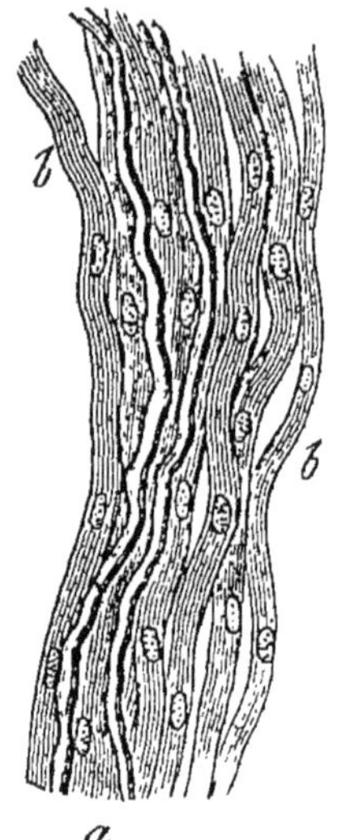

Fig. 180. — Ramification du nerf sympathique chez un mammifère : *a*, deux tubes nerveux à bords sombres ; *b*, masse de fibres de *Remak* qui les enveloppe.

C'est à *Remak*, le fondateur de l'embryologie moderne, que l'on doit la découverte des éléments qui composent le cylindre-axe, découverte qu'il a faite sur les fibres nerveuses de l'écrevisse de rivière.

Depuis, on a attaché une importance considérable à la présence des étranglements et des dilatations que l'on distingue sur ces fibrilles primitives (*M. Schultze*). Nous reviendrons plus tard sur cette question.

Examinons maintenant les éléments cellulaires du tissu nerveux. Ces cellules nerveuses se trouvent placées exclusivement dans la substance grise, périphérique et centrale; la substance blanche n'est composée que de tubes nerveux.

Les *éléments cellulaires* ou *corpuscules ganglionnaires* (fig. 182, B) se présentent sous des aspects bien différents. C'est une des plus belles formes de cellules que possède notre corps. Ils sont sphériques, ovales ou piriformes. Leur dimension peut varier de 0,0992 et de 0,0451 à 0,0226^{mm}.

Ils renferment dans leur intérieur une substance finement granuleuse, gélatiniforme, ordinairement incolore, mais quelquefois pigmentée en brun ou en noir, au milieu de laquelle on trouve un noyau sphérique vésiculeux, à contour mince, de 0,0180 à 0,009mm de diamètre; ce noyau renferme lui-même un nucléole granuleux, doué d'un éclat mat, et ayant un diamètre de 0,0029 à 0,0045mm.

Cet élément est enveloppé d'une membrane épaisse, qui semble au premier abord composée de tissu conjonctif à noyaux; mais on a trouvé un revêtement de cellules endothéliales à la face interne de la capsule.

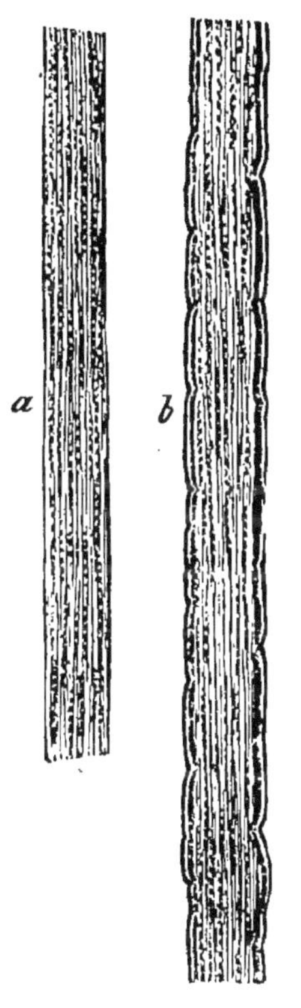

Fig. 181. — Structure fibrillaire du cylindre-axe : *a*, cylindre-axe de la moelle épinière du bœuf; *b*, fibres nerveuses du cerveau de la torpille.

L'épaisseur de cette membrane d'enveloppe diminue beaucoup à la périphérie des cellules ganglionnaires chez les vertébrés inférieurs, les poissons (fig. 183) et les amphibies.

A un examen superficiel et tel que le permettaient les faibles ressources des premiers histologistes, toutes les cellules ganglionnaires périphériques paraissent privées de prolongements ou *apolaires*. Aujourd'hui, on nie l'existence des cellules apolaires, ou, lorsqu'on les admet, on ne les considère que comme des éléments embryonnaires, ayant subi un arrêt de développement et destinés à périr.

Vers 1850 *Kölliker* a découvert, dans le grand sympathique des vertébrés, des corpuscules ganglionnaires, pourvus à leur extrémité d'un filament pâle, enveloppé d'une gaine de myéline, et constituant une fibre nerveuse (fig. 183, 184 et 185).

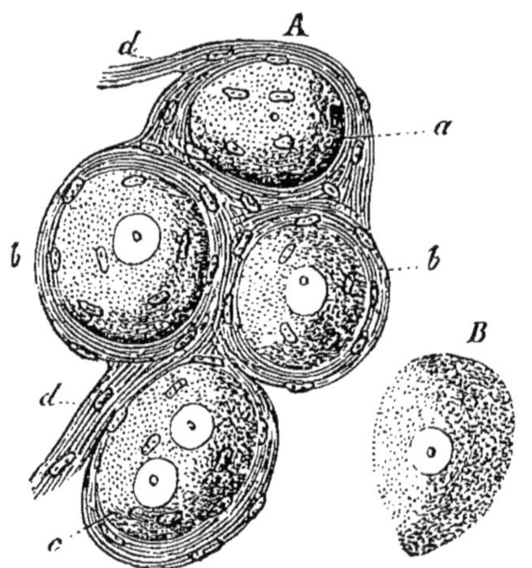

Fig. 182. — Cellules ganglionnaires d'un mammifère : A, cellules avec enveloppe conjonctive d'où partent des fibres de Remak, *dd*; *a*, cellule dépourvue de noyaux; *b*, cellule à un seul noyau; *e*, cellule à deux noyaux; B, corpuscule ganglionnaire sans enveloppe.

On avait déjà observé ces éléments chez les invertébrés. Les cellules ganglionnaires qui donnent naissance à cette fibre nerveuse constituent les cellules *unipolaires*.

Bientôt après, *R. Wagner*, *Robin* et *Bidder* découvrirent des éléments présentant une disposition analogue; ce sont les cellules *bipolaires*.

Chacun sait que les nerfs qui ont leur origine dans la moelle naissent par deux racines, dont l'une antérieure passe au-devant du ganglion spinal, pendant que l'autre, postérieure, traverse ce renflement.

Charles Bell a démontré que la racine antérieure était composée de fibres motrices, et que la racine postérieure ne contenait que des fibres sensitives.

Si l'on vient à dissocier les éléments du ganglion spinal des poissons (de la raie par exemple), on voit (fig. 183) que chaque fibre nerveuse pénètre dans l'extrémité d'une cellule ganglionnaire, et en sort par le pôle opposé (*ab*). Ce sont les fibres les plus larges qui traversent les plus grandes cellules; les plus minces se rendent dans les cellules les plus petites.

Ces dernières fibres paraissent être les rameaux sen-

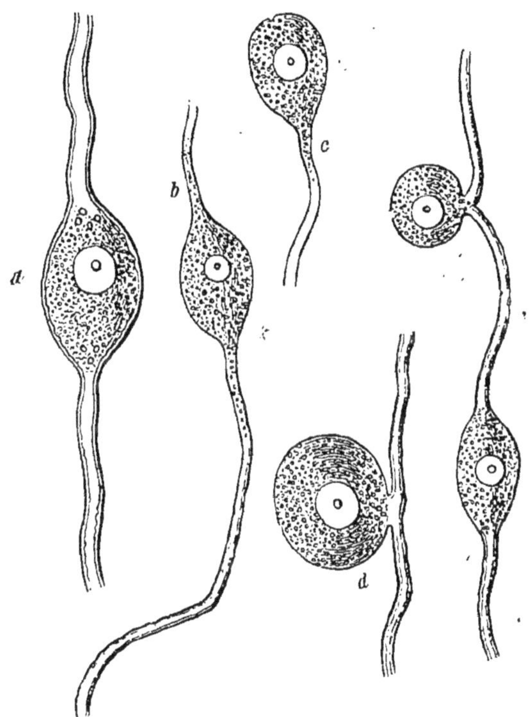

Fig. 183. — Cellules nerveuses prises dans les ganglions périphériques du *Gadus lota*; *a*, *b*, cellules bipolaires; *c*, cellule unipolaire ; *d*, *e*, cellules anormales.

sitifs du grand sympathique. On observe également des dispositions particulières des fibres et des cellules, qui donnent lieu aux éléments anormaux que nous avons représentés en *d*, *e*.

Mais il est à remarquer que toutes les cellules nerveuses

des ganglions spinaux et des ganglions cérébraux équivalents des animaux appartenant aux classes élevées ne sont qu'unipolaires (fig. 184).

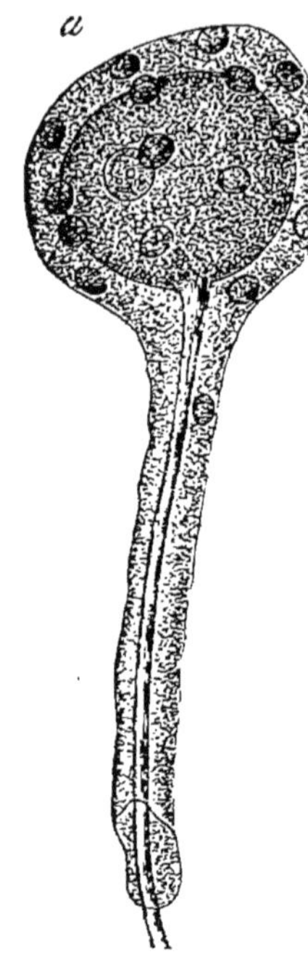

Fig. 184. — Cellule unipolaire d'un ganglion spinal de l'homme. *a*, enveloppe avec noyaux.

On voit très nettement que la membrane d'enveloppe de ces différentes cellules se confond avec la gaine primitive de la fibre qui est reliée aux cellules.

Les cellules ganglionnaires *multipolaires* constituent une troisième forme d'éléments cellulaires. C'est en 1838 qu'elles ont été observées pour la première fois (*Purkinje*) dans les ganglions du grand sympathique, dans la rétine et dans la substance grise du cerveau et de la moelle de l'homme.

C'est dans les cornes antérieures de la moelle épinière que l'on observe la forme cellulaire que nous avons représentée sur la figure 187.

D'une masse cellulaire privée de membrane d'enveloppe part un nombre variable et parfois considérable d'expansions finement granuleuses (*b*), présentant de nombreuses divisions dichotomiques, de plus en plus fines. Ces prolongements sont pourvus latéralement de fibrilles fort ténues, que l'on a voulu considérer comme les fibrilles primitives du cylindre-axe (*Deiters*); cette hypothèse n'est pas encore justifiée.

Parmi toutes ces expansions, auxquelles on a donné le nom de *prolongements du protoplasma*, on en rencontre toujours une, de dimensions plus considérables, qui prend naissance le plus souvent dans le corps même de la cel-

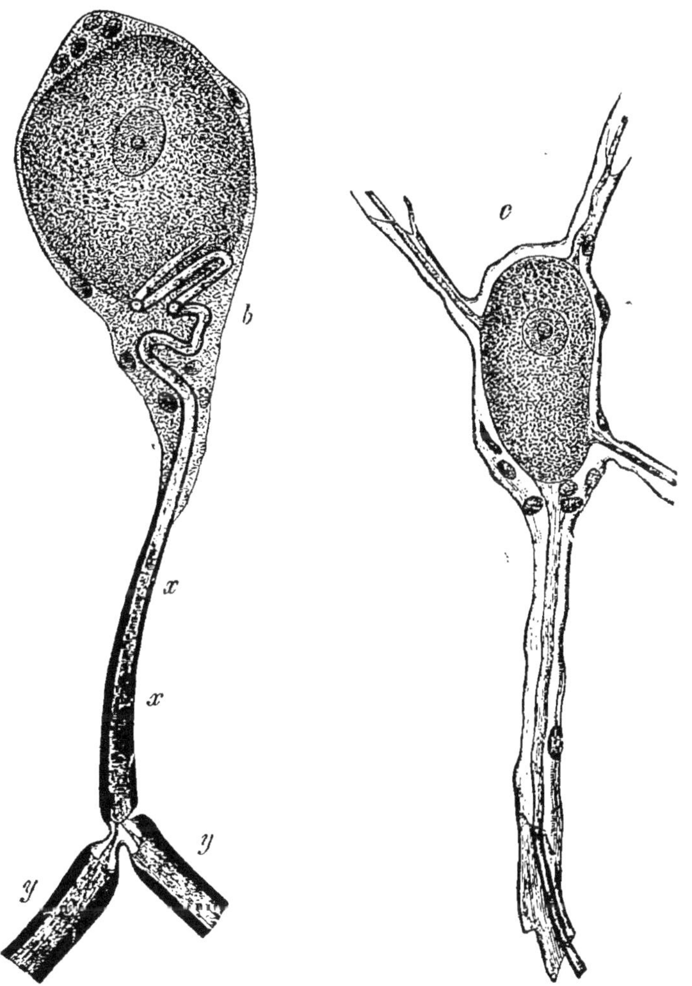

Fig. 185. — Cellule du ganglion de Gasser du lapin avec enroulement de la fibre à son origine (*b*), les fragments cylindriques (*xx*) de Lantermann (voy. p. 290) et la division en T de la fibre nerveuse.

Fig. 186. — Cellule ganglionnaire du grand sympathique de l'homme; *c*, enveloppe.

lule, plus rarement dans l'une des plus larges ramifications. Ce prolongement qui ne se ramifie jamais, et présente des contours excessivement nets, n'est autre chose

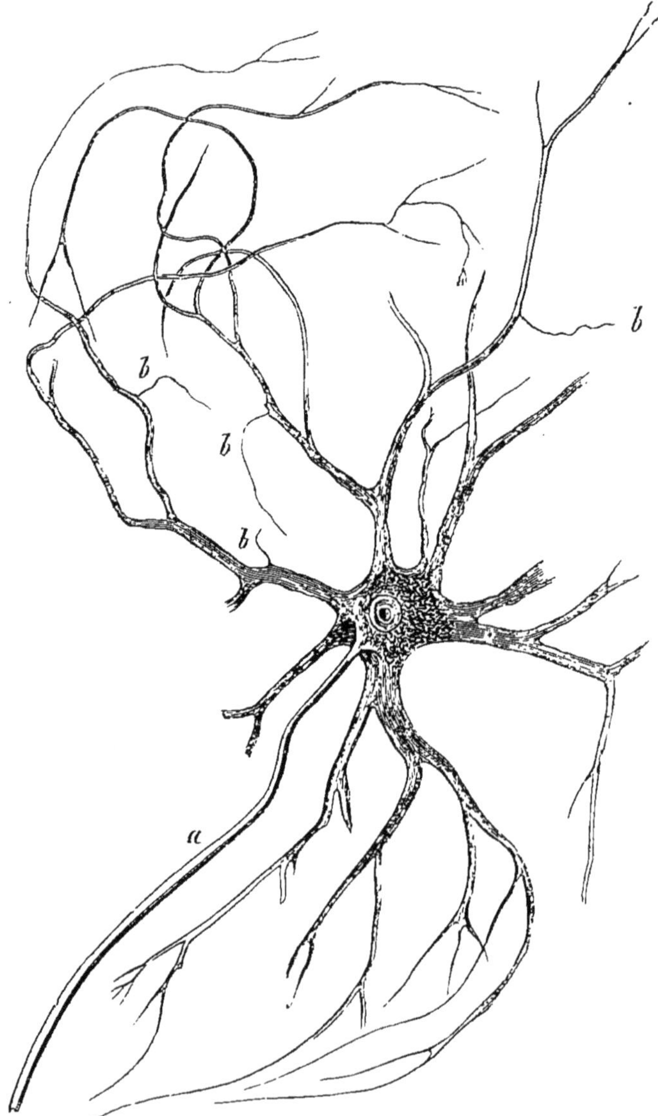

Fig. 187. — Cellule ganglionnaire multipolaire prise dans la corne antérieure de la moelle épinière (chez le bœuf), avec le cylindre-axe *a*, et les prolongements ramifiés du protoplasma, d'où partent en *b* des fibrilles excessivement fines.

que le *prolongement* du *cylindre-axe* (*a*). Il se transforme plus tard en fibre nerveuse, et est entouré ensuite par une gaine de substance médullaire. Ce dernier fait a été mis en doute par *Golgi*.

Beale et *Arnold* ont trouvé dans le grand sympathique de la grenouille des cellules d'une structure toute particulière (fig. 188). Ces cellules sont arrondies, piriformes ou réniformes; de leur intérieur part un prolongement rectiligne du cylindre-axe (*c*) qui est enveloppé plus tard (*e*) d'une gaine de myéline.

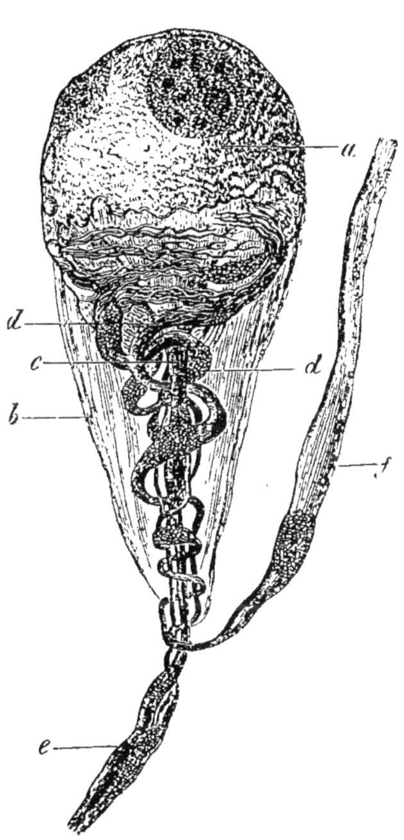

Fig. 188. — Cellule ganglionnaire du grand sympathique du graisset: *a*, corps de la cellule; *b*, enveloppe de la cellule; *c*, fibre nerveuse droite; *d*, fibres spirales; *e*, prolongement de la première; *f*, prolongement de la seconde.

De la surface de la cellule on voit naître un ou deux autres filaments qui décrivent des tours de spires très rapprochés; ces tours s'allongent de plus en plus autour du cylindre-axe, lui deviennent ensuite parallèles (*d*), et s'en séparent plus loin (*b*), pour continuer leur chemin en ligne droite. On ignore encore si la fibre spirale est une fibre de nature élastique, ou si elle est réellement une fibre nerveuse; avec *Key* et *Retzius*, nous adoptons cette opinion.

On aperçoit enfin, dans l'intérieur des cellules (fig. 189),

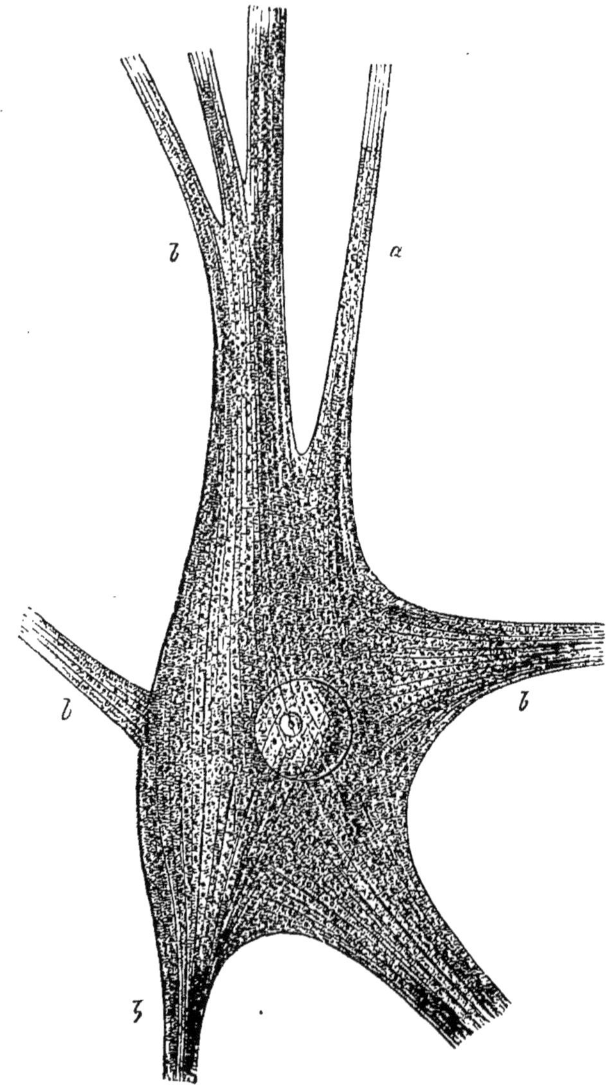

Fig. 189. — Cellule ganglionnaire de la corne antérieure de la moelle épinière du bœuf. *a*, cylindre-axe; *b*, prolongements de la cellule.

une structure fibrillaire analogue à celle que nous avons

trouvée dans le cylindre-axe (p. 291). Ces fibrilles, qui proviennent aussi bien des prolongements de protoplasma que du prolongement du cylindre-axe, sont excessivement délicates, et affectent des dispositions très variables. Mais ici également tout est incertain.

CHAPITRE XX

DISPOSITION ET TERMINAISON DES FIBRES NERVEUSES

Les nerfs du cerveau et de la moelle épinière doivent leur couleur blanche à la présence de la gaine de myéline que renferment leurs fibres; les branches du grand sympathique se distinguent par leur coloration grise; ce fait tient à l'absence de substance médullaire dans les fibres.

A leur sortie des centres nerveux, les nerfs sont enveloppés d'une membrane de tissu conjonctif très mince, renforcée par de nombreux faisceaux de tissu fibreux provenant de la *dure-mère*. L'ensemble de ces deux couches constitue la gaine des nerfs, le *périnèvre* ou *névrilème*. Ce tissu conjonctif s'étend à l'intérieur, entre les faisceaux de fibres nerveuses, sous forme de lames ou de gaines, de consistance assez lâche et assez molle. Il fournit aussi aux tubes nerveux une gaine primitive, parcourue par un réseau capillaire peu riche, à mailles allongées. Les injections pratiquées dans les espaces lymphatiques pénètrent également sous le périnèvre et entre les faisceaux nerveux (*Key* et *Retzius*).

Les fibres nerveuses primitives cheminent parallèlement les unes aux autres dans les troncs nerveux, sans s'anastomoser. Au point où les troncs nerveux se ramifient, presque toujours à angle aigu, les faisceaux de fibres modifient leur trajet pour passer d'un faisceau principal dans un faisceau secondaire.

Les anastomoses font communiquer ensemble des groupes de fibres nerveuses en établissant un échange entre deux espèces différentes de fibres.

A mesure que les gros troncs nerveux diminuent de volume en se ramifiant, leur périnèvre s'amincit proportionnellement et finit par se transformer en une substance fibreuse, striée ou homogène, pourvue de cellules atrophiées.

La question de la *terminaison des fibres nerveuses* à la périphérie des organes a occupé de tout temps les anatomistes et les histologistes; on pensait autrefois que les fibres nerveuses se terminaient en anse.

De nos jours, cette question n'est pas encore complètement élucidée, et nos connaissances à cet égard sont encore très imparfaites; aussi nous contenterons-nous de rapporter ici les points essentiels de cette question, en négligeant les détails trop incertains pour lesquels le lecteur pourra consulter le Traité technique de *Ranvier*.

Nous commencerons cette étude par la *terminaison des nerfs moteurs dans les muscles striés*.

En suivant le trajet des ramifications d'un nerf dans l'épaisseur d'un muscle strié (les muscles minces de la grenouille se prêtent bien à cette étude), on aperçoit quelques fibres nerveuses peu nombreuses, larges, à double contour, et entourées d'une gaine de transparence vitreuse.

Chacune de ces fibres peut elle-même se diviser, mais il se produit en même temps une modification qui se traduit par la formation d'un *anneau de Ranvier* (p. 290). Ordinairement la fibre se divise en deux branches; en se divisant ainsi de plus en plus, le tube nerveux finit par perdre ses caractères et ses éléments. Les dernières branches, quoique très fines, conservent encore, pendant un certain temps, leurs parois à double contour; en dernier lieu, enfin, elles ne sont plus limitées que par une simple ligne.

Chez les vertébrés inférieurs, cette ramification du tube nerveux prend des proportions considérables. Chez les poissons, la fibre nerveuse peut avoir jusqu'à 50 et même 100 terminaisons. *Reichert* a examiné, il y a longtemps déjà, le muscle pectoral de la grenouille; il a constaté que ce muscle contenait 160 à 180 fibres, innervées seulement par 7 à 10 tubes nerveux perdus dans la masse musculaire.

Chez les vertébrés inférieurs, une fibre nerveuse motrice étend son action à un certain nombre de fibres musculaires striées; chez les mammifères (de même que chez les reptiles et les oiseaux) on observe une disposition différente. La fibre primitive ne fournit que peu de divisions; aussi la différence qui existe entre le nombre des fibres nerveuses et celui des fibres musculaires devient-elle bien moindre.

La terminaison ultime des fibres nerveuses présente des dispositions variables chez les vertébrés inférieurs et chez les vertébrés supérieurs; néanmoins elle se fait toujours dans l'épaisseur de la fibre musculaire et sous le sarcolemme.

Nous étudierons la terminaison des nerfs d'abord dans les muscles des vertébrés des classes inférieures, des poissons et des amphibies, puis dans ceux des reptiles, des oiseaux et des mammifères des groupes élevés.

Chez les grenouilles, les tubes nerveux, après avoir atteint la fibre musculaire, se ramifient rapidement et forment un grand nombre de branches à bords sombres. Ce sont les *ramuscules terminaux de Kühne*. Ceux-ci, après avoir perforé le sarcolemme, continuent leur marche à l'intérieur de la fibre musculaire, sous forme de filaments intramusculaires pâles (cylindres-axes), garnis çà et là de noyaux, et ils finissent par se confondre en apparence avec la masse musculaire.

Passons maintenant aux vertébrés des classes élevées, et étudions la fibre musculaire des mammifères (fig. 190).

Dans les muscles des mammifères, la fibre nerveuse (*a b*), entourée de sa gaine primitive et chargée de noyaux (*c d*), se dirige vers la surface de la fibre musculaire; en ce point son névrilème se confond avec le sarcolemme (*g*). Au point où la fibre traverse le sarcolemme, on trouve une masse moléculaire, ayant la forme d'une plaque ou d'une lame circulaire ou ovale, pourvue de noyaux (*c f*); concave en dedans, convexe en dehors. Il n'y a qu'une seule de ces plaques pour chaque fibre musculaire; on les a désignées sous le nom de *plaques terminales* (*Krause*, *Rouget* et *Engelmann*) et de *mamelons nerveux* (*Kühne*). En *f* cette masse est vue de côté; en *e* on la voit de face.

Ses dimensions varient de 0,0399 à 0,0602^{mm}, le nombre des noyaux varie de 4 à 20 par plaque.

La délicatesse et l'altérabilité de ces plaques terminales

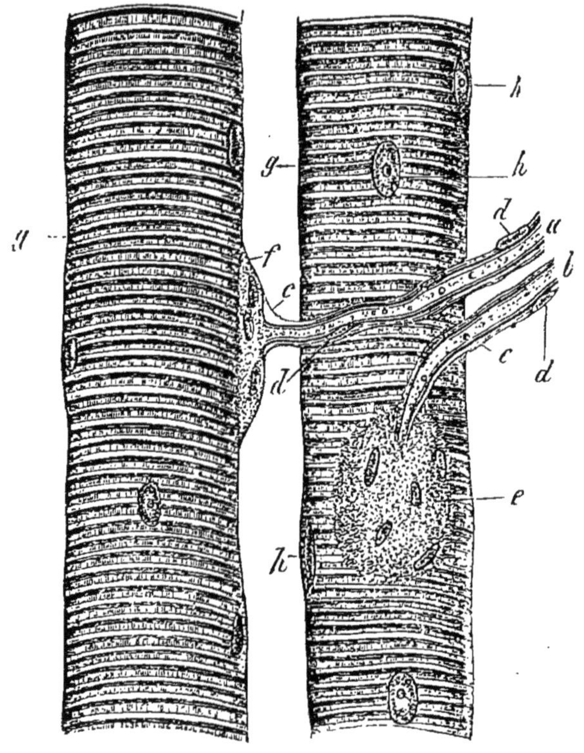

Fig. 190. — Deux fibres musculaires du psoas d'un cochon d'Inde avec les terminaisons de leurs fibres nerveuses : *a*, *b*, fibres primitives qui se réunissent et se confondent avec les deux plaques terminales *e*, *f*; *c*, névrilème avec des noyaux *d*, *d*; il se confond avec le sarcolemme *g*, *g*; *h*, noyaux musculaires.

en rendent l'étude fort difficile. La plaque n'est-elle qu'une modification du cylindre-axe étalé en surface? Celui-ci ne se termine-t-il que dans l'intérieur de la plaque, qui, dans ce cas, ne servirait qu'à le supporter comme le ferait un coussin?

Ce sont là des questions auxquelles on ne peut répondre d'une manière certaine.

Les fibres musculaires du lézard offrent, dans certains cas, une disposition remarquable (fig. 191). Au moment où le cylindre-axe de la fibre nerveuse (*b*, *c*) arrive au niveau de la plaque terminale, on le voit se diviser et perdre brusquement sa substance médullaire ; il présente alors l'aspect que nous lui voyons en *d*, *d*. Il est formé d'une série de rameaux pâles, à extrémité mousse ressemblant aux cornes d'un cerf. C'est au-dessous de cette expansion du cylindre que se trouve la substance moléculaire à noyaux. C'est à *Kühne* que nous devons cette intéressante observation. J'ai pu moi-même constater ce fait et contrôler la véracité de son assertion. *Kühne* a donné à cet élément le nom de *plaque terminale proprement dite.*

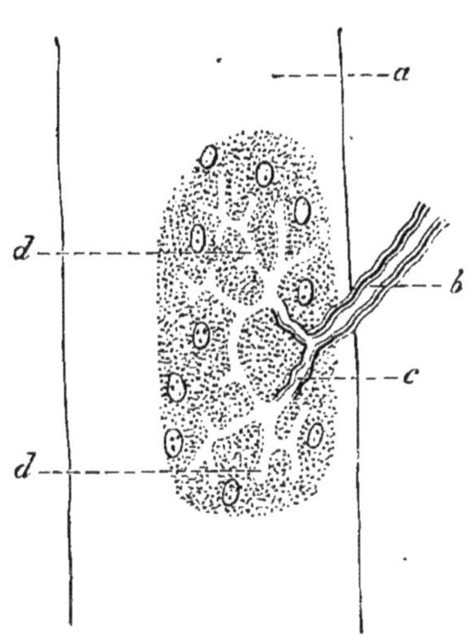

Fig. 191. — *a*, fibre musculaire du lézard ; *b*, fibre nerveuse ; *c*, ses ramifications ; *d*, terminaison des fibres.

Tel est l'état actuel de nos connaissances. Cependant d'autres auteurs, par exemple *Arndt* et *J. Gerlach*, ont émis des opinions tout à fait différentes. Nous devons aussi mentionner que, suivant *Tschiriew's Bremer*, il existerait chez la grenouille des formes de terminaison intermédiaires, entre celle que nous avons décrite en premier lieu et les plaques terminales des vertébrés des classes supérieures. Mais malheureusement cet observateur s'est servi dans ses recherches exclusivement de la méthode si trompeuse par le chlorure d'or.

Relativement à la terminaison des nerfs dans le muscle du cœur, nous ne possédons jusqu'à présent que des indications incertaines. Chez les grenouilles, suivant *L. Gerlach*, des fibrilles nerveuses très fines arriveraient au contact des éléments contractiles et y pénétreraient.

Les notions que nous possédons sur l'innervation des *muscles lisses* sont peu satisfaisantes.

Il y a de longues années, divers observateurs (*Beale*, *Arnold*, *His*, *Klebs*, etc.) avaient signalé dans le tissu musculaire lisse l'existence de lacis ou de réseaux, formés de fibres nerveuses, avec des noyaux à leur point d'entrecroisement. On a voulu considérer ce réseau comme l'élément terminal de la fibre nerveuse. D'autres sont allés plus loin.

Voici les conclusions d'*Arnold*; il a parfaitement étudié ces dispositions.

Les rameaux nerveux du tissu musculaire lisse sont composés de fibres, les unes pourvues, les autres privées de substance médullaire. Ces fibres privées de myéline s'amincissent sous forme de filaments, renfermant des noyaux, de 0,0018 à 0,0023^{mm} de diamètre. Avant de pénétrer dans la substance musculaire, ces fibres forment, dans l'épaisseur du tissu conjonctif ambiant, un réseau à larges mailles, garni de cellules ganglionnaires, et qui porte le nom de *plexus fondamental d'Arnold*. Ce plexus donne naissance à des fibres pourvues de myéline, qui se transforment en rubans pâles, striés, renfermant des noyaux, et de 0,0041 à 0,0005^{mm} de diamètre. Ces rubans diminuent de plus en plus de volume; enfin ils ne possèdent plus que 0,0018 à 0,0023^{mm} de largeur.

Ces derniers éléments constituent à leur tour un deuxième réseau à mailles assez larges, et à leur point d'entre-croisement on trouve également des noyaux. Ce réseau constitue le *plexus intermédiaire d'Arnold.* Quelquefois il repose directement sur le muscle lisse ; souvent aussi il est enveloppé d'une gaine de tissu conjonctif qui le sépare des différentes couches du tissu musculaire.

Ce deuxième plexus émet des fibres très fines, pourvues de noyaux. Ces fibres s'amincissent et pénètrent entre les fibres-cellules contractiles ; après de nombreuses divisions, elles se transforment en fibrilles de 0,0005 à 0,0003^{mm} de diamètre, qui, à leur tour, forment un troisième réseau à mailles très étroites, situé entre les cellules fusiformes du tissu, et appelé *plexus intra-musculaire.*

Jusque-là nous sommes d'accord. Mais nous ne pouvons admettre que ces fibrilles finissent par pénétrer dans le noyau des fibres-cellules contractiles. Nous n'avons jamais rien vu de semblable.

Rollett, *Sachs* et *Golgi* ont fait récemment d'intéressantes observations sur une terminaison des nerfs (probablement des nerfs sensibles) dans les tendons.

Des fibres nerveuses avec substance médullaire, provenant d'un plexus, se terminent en se ramifiant par des plaques fasciculées qui sont analogues aux plaques terminales du muscle strié. Nous les appelons *corpuscules nerveux des tendons*. *Rollett* leur a donné le nom de *tubercules nerveux*.

Depuis quelques années, on a étudié avec beaucoup de soin les *nerfs de la cornée*. Dans cet organe, les nerfs présentent deux modes de terminaison, l'un qui est propre au tissu cornéen proprement dit, l'autre qui appartient au revêtement épithélial de la surface libre. Les extrémités nerveuses de ce dernier tissu sont certainement de nature sensitive ; celle du premier, au contraire, sont évidemment de nature motrice.

Les nerfs pénètrent dans la cornée par la périphérie et sous forme de faisceaux de fibres fines, pourvues de substance médullaire. La gaine de myéline ne tarde pas à disparaître ; il ne reste plus alors que des filaments pâles, que nous pouvons considérer ici, comme dans le tissu musculaire lisse, comme des cylindres-axes et des fibrilles primitives.

La cornée présente, dans son épaisseur, une série de plexus nerveux superposés d'arrière en avant et garnis de ramifications très manifestes, dont la majeure partie va se terminer dans le tissu cornéen d'une façon qui nous est inconnue. D'après *Kühne*, les fibrilles primitives se rendraient en dernier lieu dans les cellules de la cornée (page 83) ; ce dernier fait a été également avancé par *Izquierdo* et *Waldeyer*. Mais avons-nous affaire ici à des fibres motrices ou à des fibres sensitives ?

Le plexus nerveux le plus superficiel de la cornée

fournit, ainsi que l'ont fait voir *Hoyer et Cohnheim*, des filaments nerveux extrêmement fins (*fibrilles primitives* ou faisceaux *de Hoyer*), qui pénètrent dans l'épithélium stratifié de la conjonctive cornéenne. Ces fibrilles suivent un trajet ascendant, se ramifient et enfin disparaissent dans les couches les plus superficielles des cellules aplaties (fig. 38, *d*, *e*, *f*).

Nous n'avons aucune donnée certaine sur la terminaison des nerfs dans les *organes glandulaires*. La sécrétion de la glande sous-maxillaire est entièrement soumise à l'influence du système nerveux (p. 205); c'est un fait acquis à la physiologie depuis longtemps déjà. Les découvertes de *Pflüger*, relatives à la glande parotide et au foie, n'ont pas encore été confirmées. Les assertions de *Krause* ont également besoin d'être contrôlées, et nous n'avons que peu de confiance dans les autres indications qui ont été fournies depuis.

Pour les *nerfs sensitifs* véritables, dont nous allons maintenant nous occuper, nous devons nier l'existence de *plexus terminaux sensitifs*, dans lesquels des fibres nerveuses, après s'être ramifiées, communiquent entre elles en formant des anastomoses; mais nous reconnaissons positivement trois dispositions différentes :

a) Certaines fibres se terminent par des organes plus ou moins volumineux et très compliqués.

b) D'autres se rendent dans de petits corpuscules logés dans l'épithélium, nommés *papilles terminales*.

c) Enfin, les nerfs des trois organes des sens les plus importants se terminent par des éléments cellulaires spéciaux, caractéristiques, que l'on appelle *cellules des organes des sens* ou *épithélium nerveux.*

Nous allons commencer par les deux premiers groupes, nous réservant de décrire le troisième mode de terminaison avec les organes des sens.

Les éléments terminaux des nerfs sensitifs sont :

1° Les renflements terminaux de *Krause;* 2° les *corpuscules de Pacini;* 3° les *cellules du tact de Merkel;* 4° les *corpuscules du tact de Wagner* et de *Meissner;* 5° les *corpuscules nerveux génitaux,* et enfin 6° les *corpuscules nerveux articulaires.*

Occupons-nous d'abord des corpuscules terminaux découverts par *Krause.* Ces éléments sont isolés et fort difficiles à découvrir dans les muqueuses; leur existence même a été contestée pendant longtemps par les histologistes, bien que *Kölliker* et moi en ayons dès le début soutenu la réalité.

Krause avait dès le principe distingué deux organes différents, bien qu'ayant beaucoup de ressemblance : les renflements terminaux *vrais,* de forme ovale, des mammifères, et les renflements *sphériques* chez les singes et chez l'homme.

D'après *Krause,* les renflements terminaux existent dans la conjonctive oculaire, dans la muqueuse de la langue, dans les papilles fungiformes et caliciformes de cet organe, dans le gland et dans le clitoris. Ces corpuscules se rencontrent également en grand nombre chez les mammifères.

En examinant le trajet des nerfs à travers la muqueuse

conjonctivale du veau (fig. 192), on observe d'abord, à une certaine distance (*), une division dichotomique de la fibre nerveuse à double contour (c); puis, après un trajet plus ou moins long, chacune de ces branches ainsi divisées se termine par un organe particulier (*a*). Cet organe a la forme d'une massue allongée, ovalaire, parfois légèrement recourbée, de 0,0751 à 0,1400^{mm} de longueur; la largeur équivaut au quart environ de la longueur. On distingue dans cet organe une membrane d'enveloppe d'un éclat mat, dans laquelle on observe des noyaux d'une épaisseur moyenne et renfermant une substance limpide, homogène et assez dense.

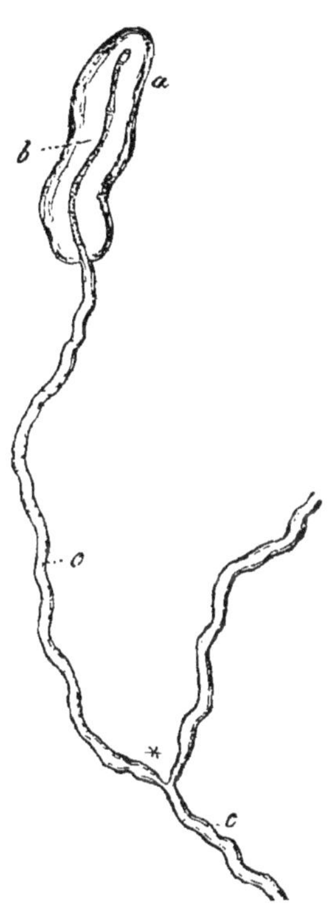

Fig. 192. — Massue terminale de la conjonctive oculaire du veau : *a*, massue terminale; *c*, fibre nerveuse, se ramifiant en *; *b*, cylindre-axe.

La gaine primitive du rameau nerveux fournit son névrilème pour la formation de cette enveloppe; ou plutôt c'est l'épaississement du névrilème qui constitue la paroi du corpuscule.

On pourrait croire, à un premier examen, que la fibre nerveuse se termine dans ce renflement; mais il n'en est pas ainsi. Après s'être dépouillé de sa gaine de myéline, le cylindre-axe, partie la plus importante de la fibre, traverse le corpuscule pour ne se terminer qu'à son extrémité, quelquefois même par un très léger renflement.

Occupons-nous maintenant des renflements terminaux de l'homme, tels qu'ils ont été décrits plus tard par *Longworth* (fig. 193). Les fibres nerveuses (*a c*), avant de pénétrer dans ces organes, ou immédiatement après leur pénétration, forment de grosses sinuosités et peuvent même donner lieu à l'intérieur des renflements à une véritable glomérule. Enfin, après de nombreuses modifications, elles se terminent sur ou dans des cellules (*d c*) qui, contrairement à ce qui a lieu pour le renflement des mammifères, remplissent la capsule.

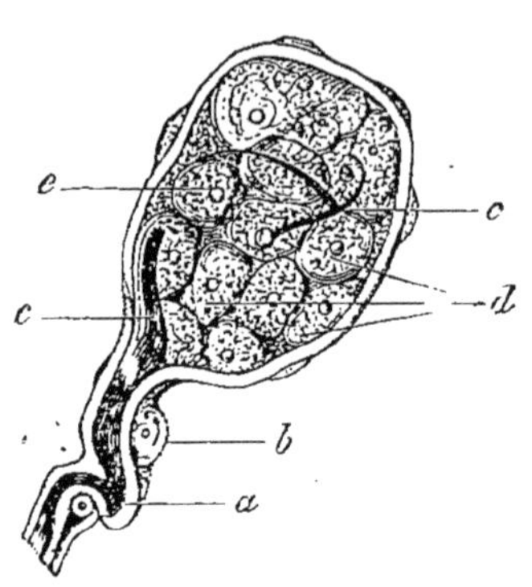

Fig. 193. — Petit renflement terminal de l'homme. *a*, nerf; *b*, gaine; *c*, portion du nerf sans terminaison reconnaissable; *d*, cellules de l'intérieur; *e*, terminaison du nerf dans la cellule.

Il est évident qu'ici nous avons affaire à un organe qui se rapproche des cellules du tact de *Merkel* et des corpuscules du tact de *Wagner* et *Meissener*, que nous décrirons bientôt (voy. plus loin).

On ne peut actuellement mettre en doute l'existence des *corpuscules de Pacini* (fig. 194), grâce aux nombreux travaux que nous avons entre les mains.

Il y a plus de cent quarante ans déjà que l'on en a constaté l'existence. *Vater* les a découverts en 1741, *Lehmann* les a décrits dans sa thèse inaugurale ; mais l'attention des savants ne s'arrêta pas à cette découverte, et les corpuscules de *Vater* restèrent jusqu'en 1830 dans l'oubli, d'où ils ne furent tirés que par *Pacini*. Ignorant la découverte de *Vater*, il crut être le premier à les trouver; en même temps que lui, des médecins de Paris les découvraient à l'occasion d'un concours d'anatomie.

Les monographies de *Henle* et de *Kölliker* (1844) attirèrent l'attention des anatomistes allemands sur ces organes. Étant étudiant à Göttingue, j'avais déjà signalé leur présence dans la cavité abdominale du chat et j'avais vu les nerfs qui y pénètrent.

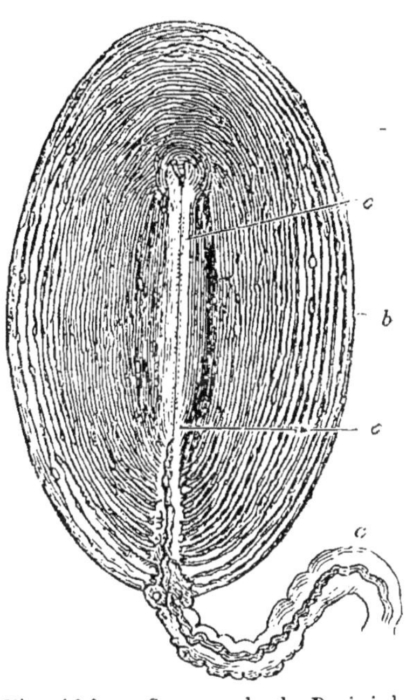

Fig. 194. — Corpuscule de Pacini du mésentère du chat: *a*, fibre nerveuse avec sa gaine, formant pédicule; *b*, système des capsules; *c*, canal axile où se termine par division le tube nerveux.

Les corpuscules de *Pacini* se présentent sous forme d'éléments elliptiques, de 1 à 2 millimètres de longueur, plus ou moins larges. A l'œil nu, ils semblent gonflés, résistants, translucides, et munis de stries longitudinales blanches.

Ils existent, chez l'homme, sur les nerfs de la face plantaire des mains et des pieds, au niveau des doigts et des orteils. Leur nombre total varie de 600 à 1400; ils présentent de très grandes variétés, mais sont toujours isolés.

Chez les mammifères, on les rencontre à la face plantaire des pieds; mais c'est surtout dans le mésentère du chat qu'on les trouve le plus facilement. Leur nombre varie également ; beaucoup d'animaux en présentent des quantités considérables, tandis que chez d'autres on en trouve à peine 6 à 12 en tout.

Le système des capsules des corpuscules de *Pacini* (*b*) offre une structure beaucoup plus compliquée que la simple enveloppe de la masse terminale.

Il est constitué par de nombreuses membranes formées d'une mince couche de tissu conjonctif ; les capsules s'emboîtent les unes dans les autres, et sont maintenues distendues par une substance intermédiaire liquide. On croyait autrefois que ces membranes renfermaient des noyaux dans leur épaisseur. Mais d'après les recherches de *Hoyer*, leur face interne serait revêtue d'une mince couche de cellules endothéliales, pourvues de noyaux. Les capsules externes sont plus éloignées les unes des autres, par suite de la courbure de l'élément ; les capsules internes se rapprochent davantage les unes des autres, ont une courbure moins prononcée, et finissent par former un canal qui occupe l'axe de l'organe. Ce canal, appelé *renflement interne*, peut être comparé à un corpuscule de *Krause ;* il renferme une substance homogène, assez résistante.

A leur extrémité inférieure, les capsules se confondent entre elles, sous forme d'un pédicule constitué par du tissu conjonctif (*a*). Il renferme dans son intérieur une fibre nerveuse de grosseur variable, mais ayant toujours une paroi à double contour. Cette fibre se dépouille de sa gaine de myéline à son entrée dans le renflement interne (au-dessous de *c*) et se réunit à un cylindre-axe qui se termine vers le pôle supérieur presque toujours sans se diviser; parfois cependant on l'a vu se bifurquer (au-dessus de *c*) de différentes façons. Ce cylindre-axe est le plus beau que l'on connaisse. Il présente des stries longitudinales, et se compose de fibrilles primitives.

Nous allons maintenant nous occuper des *cellules du tact de Merkel* ou des *corpuscules de Grandry* de *Krause* (fig. 195). Chez les oiseaux, sur leur bec et sur leur langue, chez les mammifères et chez l'homme, sur les surfaces servant au tact, on rencontre toute une série d'organes intéressants. Nous avons d'abord (du moins d'après *Merkel*) une grande et belle cellule simple entourée d'une capsule, dans ou sur laquelle se termine par une plaque protoplasmatique (*disque tactile*) une fibre nerveuse ayant perdu sa gaine et sa myéline. Puis (fig. 195 *a*), deux cellules se juxtaposent et entre leur surface de contact apparaît le même disque tactile. La face interne de la capsule est tapissée par un endothélium. D'autres fois un plus grand nombre de cellules (*b*, *c*), souvent trois, plus rarement quatre à six, se réunissent de la même manière

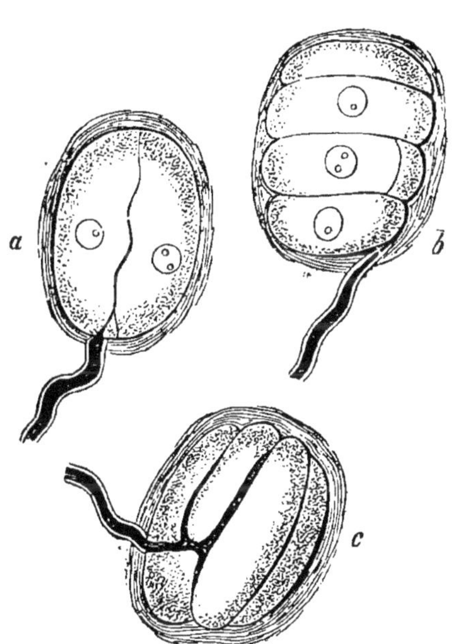

Fig. 195. — Cellules du tact compliquées : *a*, du bec du canard ; *b* et *c*, des papilles molles de la langue du même animal.

et forment des organes plus compliqués, qui nous conduisent aux corpuscules du tact de *Wagner* et *Meissner* (*Merkel*, *Frey*, *Key* et *Retzius*, *Ranvier*, *Kultschizky*, etc.).

Nous arrivons enfin aux *corpuscules du tact* de la peau de l'homme (fig. 196).

Nous avons vu, dans un des chapitres précédents (page 85), que le derme de l'homme était garni de saillies papillaires plus ou moins élevées. En examinant la face palmaire des doigts et des orteils, la plante des mains et des pieds, le talon enfin, on trouve des papilles de deux espèces : les unes contiennent une anse vasculaire (*b*); les autres, privées de vaisseaux, constituent la terminaison des nerfs (au-dessous de *i*).

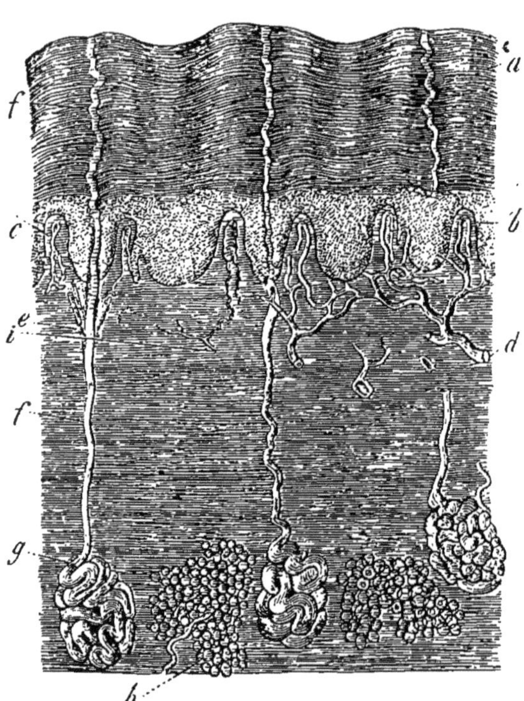

Fig. 196. — Section de la peau de l'homme perpendiculaire à sa surface : *a*, couches superficielles de l'épiderme ; *b*, réseau muqueux de Malpighi. Au-dessous se trouve le derme, qui renferme en haut les papilles *c*, et qui, en bas, se confond avec le tissu cellulaire sous-cutané ; *h*, amas de cellules adipeuses ; *g*, glandes sudoripares ; *e*, *f*, canaux excréteurs de ces glandes ; *d*, vaisseaux ; *i*, nerfs.

C'est à la face palmaire de l'extrémité des doigts que l'on rencontre ces papilles en plus grand nombre ; à partir de ce point elles diminuent. Les orteils en présentent une moins grande quantité ; il en est de même sous la plante des pieds. Le singe, seul de tous les mammifères, est celui qui possède des corpuscules du tact ; on n'en trouve pas chez les autres animaux.

Les corpuscules du tact (fig. 197) ont généralement une forme ovalaire ou sphérique ; dans ce cas, ils sont de petite dimension. Leur diamètre varie de 0,0133 à 0,0037^{mm}. Ils sont situés dans l'axe de la papille, et offrent un aspect particulier qui rappelle celui d'une pomme de pin. Les fibres nerveuses pénètrent dans les corpuscules au nombre de un, ordinairement de deux, trois et même de quatre rameaux ; leur névrilème se continue avec la capsule. Après s'être recourbées ou enroulées, ainsi qu'on l'observe fréquemment, les fibres s'introduisent dans le corpuscule du tact en pénétrant entre ces cellules internes, et là elles se terminent par ces épanouissements discoïdes dont nous avons parlé il y a quelques instants à propros des cellules tactiles de *Merkel*. Telle est la structure que nous croyons

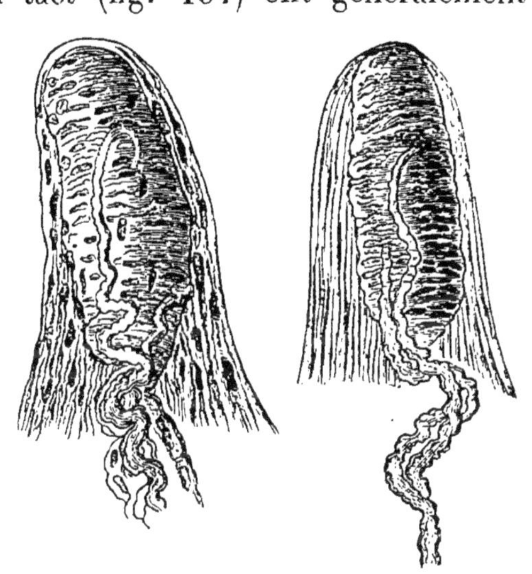

Fig. 197. — Deux papilles nerveuses de l'homme prises dans la peau de la face antérieure de l'index. A l'intérieur de la papille est placé le corpuscule du tact dans lequel pénètrent les fibres nerveuses.

devoir attribuer, actuellement du moins, à ces organes si compliqués, structure qui nous rappelle les renflements terminaux de l'homme (fig. 190) ; mais il est évident qu'il est encore beaucoup de points obscurs.

Krause donne le nom de *corpuscules nerveux génitaux* à des organes particuliers, de formes variées, qui se rencontrent dans le clitoris, ainsi que dans le gland du pénis chez l'homme et chez certains mammifères ; dans ces organes, qui peuvent quelquefois acquérir un volume considérable, pénètrent une ou deux, plus rarement trois ou quatre fibres nerveuses.

Les *corpuscules nerveux articulaires* du même observateur sont des organes sensibles analogues aux précédents que l'on rencontre dans la membrane synoviale des articulations des doigts de l'homme, ainsi que dans l'articulation du genou chez le chien et le lapin.

Tel est le mode de terminaison spécial des nerfs sensitifs.

Quel est donc le mode de terminaison de cette quantité innombrable de fibres nerveuses simplement sensitives ?

Dans l'état actuel de la science, nous l'ignorons à peu près complètement. On a souvent parlé de réseaux terminaux, formés de fibres nerveuses extrêmement fines, aussi bien chez la grenouille que chez le mammifère. Mais nous ne pouvons admettre leur existence.

En outre, on prétend que les rameaux terminaux des nerfs sensitifs pénètrent parfois dans l'épithélium et s'y terminent. Nous avons déjà parlé de cette disposition (page 310), que l'on observe dans la cornée (fig. 37). Les fibrilles primitives s'épanouissent dans ce cas *entre* les cellules épithéliales.

D'autres auteurs admettent une pénétration des fibrilles dans ces cellules, et la terminaison de ces fibrilles dans les nucléoles ; ainsi, *Hensen* a cru remarquer ce mode de terminaison dans la peau de la grenouille, et *Lipmann* dans l'épithélium de la face postérieure de la cornée de cet animal.

Il est d'autres nerfs cutanés qui se présentent sous l'aspect de filaments fins, dépourvus de substance médullaire, qui se terminent dans de petites cellules de 0,0088 à $0{,}0033^{mm}$ de diamètre, situées dans le réseau de Malpighi de l'homme, ou cheminent encore plus près de la surface de la peau. Nous leur donnons provisoirement le nom de *tubercules terminaux*, qui ne préjuge rien.

Depuis, on a pu observer une disposition analogue dans l'épithélium de diverses muqueuses qui, comme l'épithélium buccal, renfermaient ces tubercules terminaux ou en étaient privées.

Les *nerfs dentaires* se terminent d'une façon toute spéciale (*Boll*). Depuis longtemps déjà, on connaissait l'existence, dans la paroi de l'alvéole dentaire, de tubes nerveux, garnis de substance médullaire, et ayant un diamètre de 0,0067 à $0{,}0038^{mm}$.

Ces tubes se réunissent entre eux et forment un réseau allongé et dirigé verticalement ; de plus, ils subissent de nombreuses divisions dichotomiques, qui donnent ainsi naissance à un grand nombre de fibrilles primitives très fines. Ces fibrilles cheminent à travers le revêtement des odontoblastes (p. 112), atteignent la face interne de la dentine, et se jettent probablement dans les canalicules dentaires. Ces derniers contiendraient par conséquent deux espèces d'organes : les uns ne seraient que les expansions filiformes des odontoblastes ; les autres, des filets nerveux. Personne n'ignore la sensibilité extrême dont jouit la dentine.

CHAPITRE XXI

CENTRES NERVEUX. GANGLIONS ET MOELLE ÉPINIÈRE

Les centres nerveux sont essentiellement constitués par des cellules ganglionnaires. Ces cellules représentent les anneaux d'une chaîne non interrompue qui s'étend d'une extrémité à l'autre de l'axe cérébro-spinal. Les connaissances que nous possédons sur la structure des noyaux gris sont très incomplètes, et les méthodes actuelles, les plus perfectionnées, ne nous permettent pas encore d'élucider la structure intime de ces organes.

Nous commencerons cette étude par les ganglions nerveux *périphériques* (fig. 198).

Ces organes sont enveloppés dans une membrane fibreuse qui n'est qu'un périnèvre modifié ; cette enveloppe envoie dans l'épaisseur du ganglion des expansions lamelleuses, qui servent de supports à un réseau de vaisseaux capillaires assez développé. Les espaces irréguliers et confluents qui résultent de cette disposition sont garnis de cellules ganglionnaires pressées et serrées les unes contre les autres et entourées d'une enveloppe fibreuse (*d*, *e*, *f*).

Les intervalles interceptés par ces cellules sont occupés par des fibres nerveuses isolées ou réunies en faisceaux.

On admettait autrefois que ces deux espèces d'éléments, cellules et fibres, n'avaient aucun rapport immédiat, et étaient simplement juxtaposées.

On divisait alors les fibres nerveuses en deux groupes : les fibres droites *transcurrantes*, disposées en faisceaux allongés à travers le ganglion; et les fibres *enveloppantes*. Ces dernières décrivent de nombreux détours, et traversent les lacunes étroites formées par les éléments ganglionnaires, pour se réunir de nouveau au rameau nerveux (simple ou multiple), fourni par le ganglion.

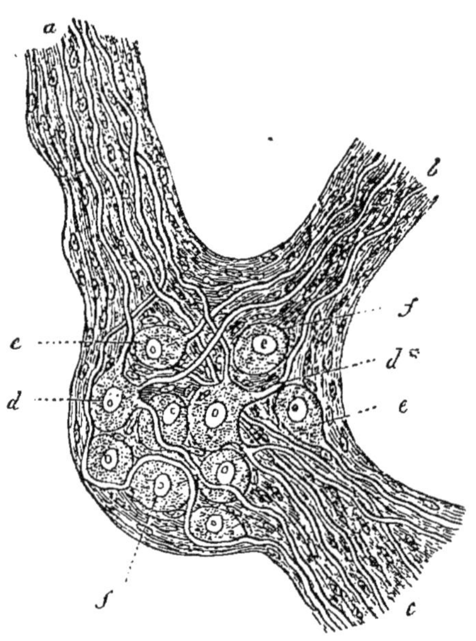

Fig. 193. — Schéma d'un ganglion sympathique de mammifère : *a*, *b*, *c*, troncs nerveux ; *d*, cellules multipolaires (*d'*, cellule multipolaire avec une fibre nerveuse qui se ramifie) ; *e*, cellules unipolaires ; *f*, cellules apolaires.

On rencontre en effet cette disposition ; mais nous savons aussi que la cellule ganglionnaire contracte des rapports intimes avec la fibre nerveuse (fig. 183).

Les ganglions des poissons et des amphibies renferment fort peu de tissu conjonctif. Il est donc plus facile d'en isoler les éléments; cette étude, néanmoins, n'a rien ajouté à nos connaissances sur cette question.

Les ganglions nerveux des animaux supérieurs sont traversés par de nombreux faisceaux de tissu conjonctif.

mais en essayant de dissocier ces éléments, on arrive à des résultats peu satisfaisants, car on n'obtient jamais que des débris de la substance ganglionnaire.

La science actuelle ne peut donner d'explications satisfaisantes, ni interpréter les phénomènes auxquels nous assistons. Des hypothèses à peine entrevues ne suffisent pas pour expliquer des faits parfaitement observés et connus. Il appartient aux générations futures de répandre la lumière sur des phénomènes qui, pour nous, sont encore enveloppés de ténèbres.

Dans le ganglion spinal des poissons, la plus grande partie des éléments ganglionnaires sont des cellules bipolaires, car ces cellules sont placées sur le trajet des fibres sensitives de la moelle épinière (fig. 183, *a*).

Les éléments du grand sympathique sont formés chez les poissons par des fibres nerveuses minces, pourvues de substance médullaire; il nous est donc possible de considérer les fibres fines qui relient entre elles les petites cellules ganglionnaires comme des éléments sensitifs dérivés de ce dernier système (*b*).

Ce ganglion renferme également de petites cellules unipolaires (*c*); la fibre mince, provenant du sympathique, qui s'en détache, s'épanouit vers la périphérie. Le ganglion spinal relèverait donc du grand sympathique; il en serait un des nombreux centres, ainsi que tous les autres ganglions nerveux des poissons.

Cette étude est beaucoup moins facile chez la grenouille. On n'a pas encore démontré avec certitude l'existence de cellules ganglionnaires bipolaires situées sur le trajet d'une fibre sensitive de la moelle épinière.

La présence de cellules bipolaires n'a pas non plus été constatée. On ne connaît ici que la cellule unipolaire avec fibre mince se détachant du sympathique.

Chez les mammifères, nous ne connaissons actuellement que les ganglions nerveux et cérébraux unipolaires (fig. 199 et fig. 200), desquels il est vrai la fibre nerveuse peut se détacher dichotomiquement ou en forme de T (fig. 200, *yy*).

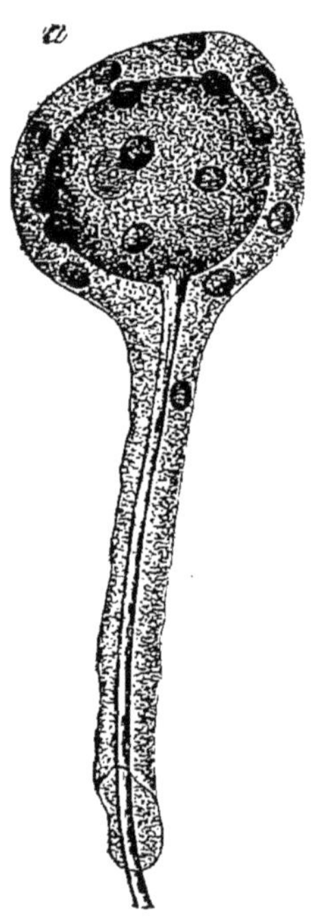

Fig. 199. — Cellule ganglionnaire d'un ganglion spinal de l'homme. *a*, capsule.

Occupons-nous maintenant du *grand sympathique* dans le sens des anciens anatomistes. Chez la grenouille nous pouvons trouver au moins des cellules ganglionnaires unipolaires. D'autres nous font l'effet de cellules apolaires ; on ne peut dire s'il en est réellement ainsi, car actuellement il n'est pas possible d'émettre à ce sujet une opinion positive. Peut-être s'agit-il de formes embryonnaires.

J'ai représenté, il y a de longues années, par la figure schématique 198, d'après les travaux de *Remak*, le ganglion sympathique des mammifères, et j'avais vu plus tard à peu près la même chose en me servant des méthodes imparfaites usitées dans ce temps. Je reproduis ici cette figure, non que je la considère comme parfaite (j'en suis au contraire bien éloigné), mais parce qu'elle donne une idée assez exacte de cet organe.

Remak, cet observateur si distingué, y avait rencontré des cellules ganglionnaires multipolaires. D'après deux his-

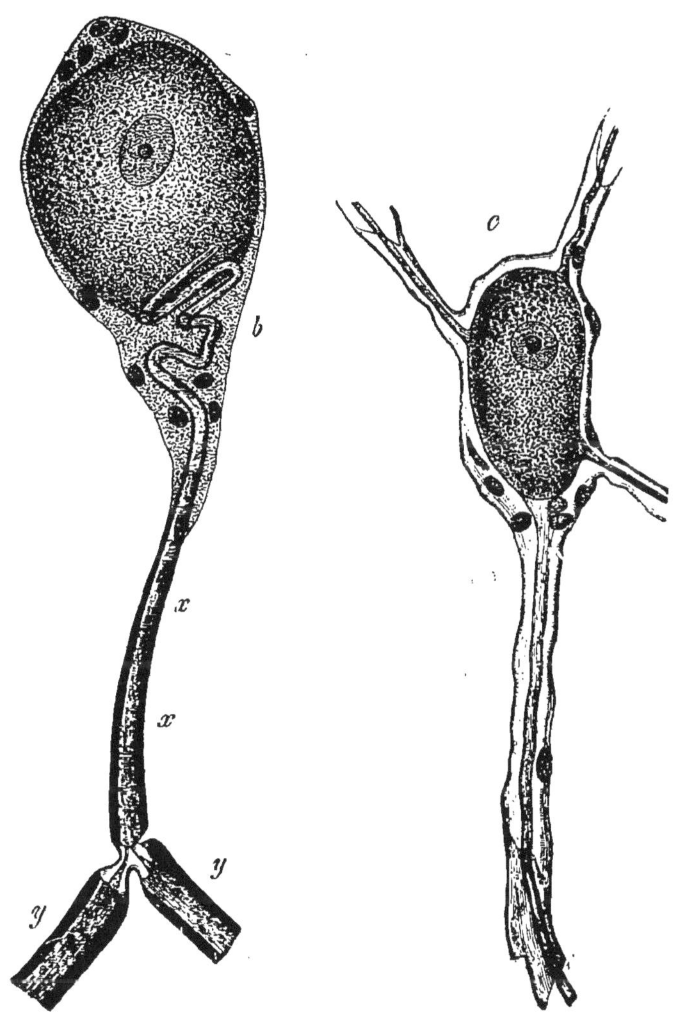

Fig. 200.— Cellule du ganglion de Gasser du lapin. *b*, fibre nerveuse enroulée; *x*, fragments cylindriques de Lantermann; *y*, divisions en T.

Fig. 201. — Cellule ganglionnaire multipolaire du sympathique de l'homme; *c*, enveloppe.

tologistes suédois, *Key* et *Retzius*, auxquels nous devons un excellent ouvrage, les cellules ganglionnaires sympathiques de l'homme (fig. 201) auraient deux, trois et quatre ou même encore plus de prolongements pâles, s'échappant irrégulièrement du corps de la cellule. Un prolongement du cylindre-axe fait défaut (p. 296) et l'on n'a pas pu constater la présence d'un revêtement de myéline sur les prolongements. On ne trouve pas de trace des remarquables fibres en spirale dont nous avons parlé page 299, figure 188, à propos des cellules nerveuses sympathiques des amphibies nus. Nous somme d'accord sur ce point.

Il existe, par conséquent, de grandes différences entre les vertébrés des classes inférieures et ceux des classes élevées.

Mais ce ne sont pas là les seuls ganglions nerveux sympathiques; nous en trouvons d'autres beaucoup moins volumineux dans le muscle ciliaire et dans la choroïde, dans le rameau du nerf glosso-pharyngien destiné à l'œsophage et à la langue, le long des rameaux linguaux du nerf de la cinquième paire. On a, de plus, constaté la présence de petits renflements ganglionnaires analogues dans la paroi du larynx et des bronches, dans le parenchyme du poumon et dans le muscle cardiaque.

La paroi de l'appareil digestif renferme, dans la couche sous-muqueuse, ces plexus ganglionnaires en très grand nombre. Enfin, entre les couches formées par les fibres musculaires longitudinales et circulaires, on observe un autre plexus nerveux à cellules multipolaires (*L. Gerlach*); c'est le *plexus myentericus*, ainsi nommé et découvert par *Auerbach*. Le premier de ces plexus paraît jouir de propriétés motrices et sensitives; le dernier est essentiellement moteur. L'appareil génito-urinaire, ainsi que quelques organes glanduleux possèdent également de petits ganglions nerveux. La figure 202, représentant un ganglion nerveux du plexus sous-muqueux, donne une idée de la disposition que nous venons de décrire. On voit en *a* le ganglion avec ses fibres à noyaux, dépourvues de myéline. En 2 est représenté un rameau nerveux isolé.

Passons à l'étude de la *moelle épinière*. La moelle épinière (fig. 203) est un cordon cylindrique composé d'une

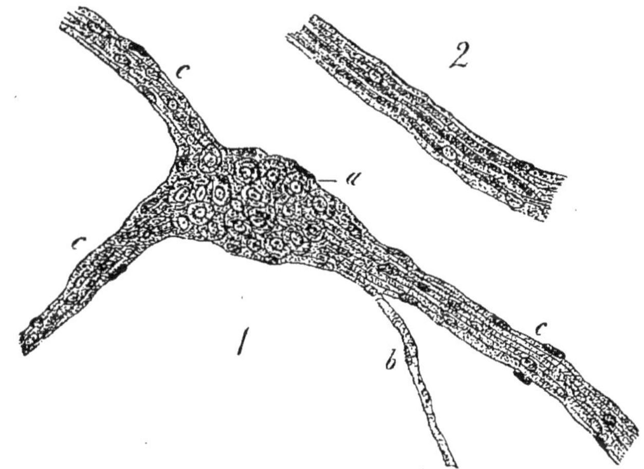

Fig. 202. — Gros ganglion du plexus sous-muqueux pris dans l'intestin grêle d'un enfant à la mamelle : *a*, ganglion avec les cellules ganglionnaires; *b*, *c*, troncs nerveux qui en partent avec leurs fibres pâles et nucléées; 2, tronc nerveux semblable chez un enfant de cinq ans.

substance grise centrale, d'une substance blanche externe; cette disposition persiste dans toute la longueur de la moelle. La substance grise présente, sur une coupe transversale, l'aspect d'un H ; on y distingue, par conséquent, des cornes *antérieures* (*d*) et des cornes *postérieures* (*e*). Ces dernières sont enveloppées par la substance gélatineuse de *Rolando*. Dans le centre de la substance grise, on trouve un *canal central* (*a*), tapissé par une couche de cellules cylindriques, dernier vestige d'une cavité beaucoup plus spacieuse qui existait dans la moelle fœtale. Deux profonds sillons : le *sillon antérieur* (*b*) et le *sillon*

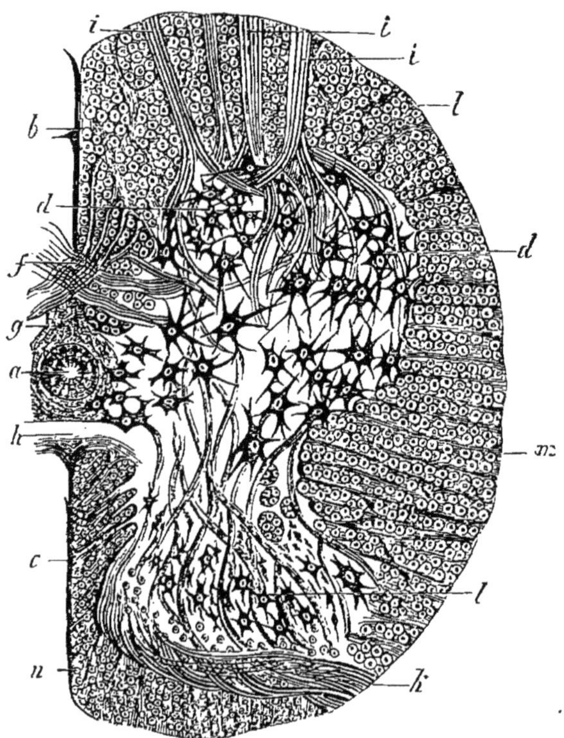

Fig. 203. — Coupe transversale de la moitié inférieure de la moelle épinière de l'homme : *a*, canal central ; *b*, sillon antérieur ; *c*, sillon postérieur ; *d*, corne antérieure avec les grandes cellules ganglionnaires ; *e*, corne postérieure avec des cellules plus petites ; *f*, commissure blanche antérieure ; *g*, substance conjonctive située au pourtour du canal central ; *h*, commissure grise postérieure ; *i*, faisceaux de la racine antérieure ; *k*, faisceaux de la racine postérieure ; *l*, cordon antérieur ; *m*, latéral ; *n*, postérieur.

postérieur (*c*) (*fissura anterior et posterior*), pénètrent presque jusqu'au centre. En avant, on observe un entre-croisement de fibres nerveuses, connu sous le nom de *commissure antérieure* (*f*) (*commissura anterior*); en arrière, on trouve un autre cordon formé principalement par du tissu conjonctif, c'est la *commissure postérieure* (*h*) (*commissura posterior*). La substance blanche périphérique est formée par trois cordons : le *cordon antérieur* (*l*) le *cordon latéral* (*m*) et le *cordon postérieur* (*n*), dont la partie la plus interne, plus tranchée dans la région du cou, porte le nom de cordon de *Goll*. Ces systèmes de cordons sont constitués essentiellement par des fibres nerveuses à direction longitudinale et pourvues de myéline. A la limite du cordon antérieur et du cordon latéral on voit pénétrer, dans la substance grise, les racines antérieures motrices des nerfs spinaux (*i*) ; les racines postérieures sensitives (*k*) pénètrent entre les cordons moyen et postérieur.

La moelle est sillonnée par une charpente de tissu conjonctif, disséminée dans tout l'organe, et destinée à soutenir les vaisseaux. Cette charpente est en plus grande abondance au niveau du canal central ; à la périphérie de la substance grise, on y trouve entremêlés de nombreux éléments nerveux. On lui a donné le nom de *névroglie* (*Virchow*). Elle est constituée par une substance particulière non collagène, comme celle des différents groupes du tissu conjonctif vrai.

Cette trame forme un stroma très ténu, très altérable, et présentant l'aspect d'un réseau délicat, avec des noyaux dans les points de réunion. Ces noyaux prouvent l'existence antérieure de masses cellulaires (fig. 204). Les petites lacunes que présente ce réseau sont traversées par des fibrilles nerveuses enchevêtrées et d'une ténuité extrême, qui présentent de nombreuses ramifications (*J. Gerlach*).

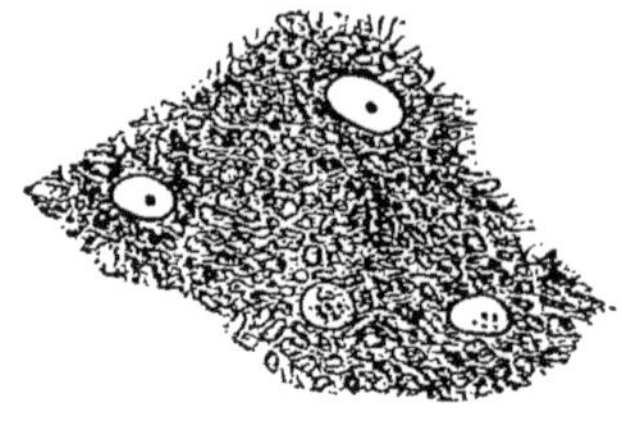

Fig. 204. — Névroglie de la substance grise du système nerveux central de l'homme (*cervelet*), garnie de noyaux.

D'autres lacunes plus volumineuses de ce tissu remarquable sont garnies de cellules ganglionnaires.

Nous arrivons maintenant aux cordons blancs, dont la trame, formée de tissu conjonctif, présente une consistance et une fermeté plus grandes. Cette charpente, tantôt uniforme, tantôt striée, pourvue de quelques noyaux, constitue un système de cloisons irrégulières, qui entoure de gaines incomplètes les fibres nerveuses descendantes (fig. 178). On trouve, en outre, des travées plus fortes de tissu conjonctif qui servent de soutien à des vaisseaux et rayonnent jusqu'à la *pie-mère;* cette membrane envoie dans les sillons antérieur et postérieur, des cloisons plus épaisses où cheminent des vaisseaux d'assez fort calibre.

Les *réseaux vasculaires*, qui pénètrent en rayonnant dans la substance blanche, sont beaucoup plus déliés et forment de larges mailles. Le réseau capillaire de la substance grise est beaucoup plus serré.

Examinons maintenant la composition de la substance blanche qui remplit les interstices de la charpente conjonctive de la moelle.

La *substance blanche* est uniquement composée de tubes nerveux, pourvus de substance médullaire, à direction verticale, ayant de 0,0029 à 0,009^{mm} de diamètre.

Les fibres les plus larges se trouvent dans le cordon antérieur ; le cordon postérieur renferme les fibres les plus ténues, surtout au niveau du sillon postérieur ; ces fibres portent le nom de *cordon de Goll* ou *cordon cunéiforme*. Les fibres nerveuses centrales, situées au voisinage des cornes grises, ont un diamètre plus petit que les fibres extérieures.

Elles sont traversées par les *racines des nerfs spinaux*, qui se rendent dans la moelle, et en sortent en suivant une direction transversale ou oblique.

Les *racines antérieures* ou *motrices* pénètrent jusque dans la *corne antérieure* (fig. 203, *i*), où elles s'irradient dans tous les sens en forme de pinceau.

La substance grise de la corne antérieure renferme de nombreuses cellules ganglionnaires, multipolaires, réunies en groupes (*d*) et affectant la disposition représentée dans la figure 187. Le prolongement du cylindre-axe (*a*) de ces cellules est l'origine de la fibre nerveuse motrice, et constitue à son tour le cylindre-axe de cette fibre. Cependant, il peut aussi être double (*Beisso*, *Schiefferdecker*). Ces faits sont prouvés, malgré l'opinion contraire de *Golgi*. Toutefois, l'observation en est difficile. L'origine des éléments nerveux dans cet organe si compliqué est resté le point le plus délicat dans l'état actuel de nos connaissances. On rencontre aussi des anastomoses de ces cellules ganglionnaires.

Dans la corne postérieure, on trouve des groupes de cellules, généralement petites, souvent fusiformes (fig. 203, *e*) et présentant deux sortes de prolongements. On retrouve encore un groupe de cellules ovales plus petites à la base de la corne postérieure, et près de l'axe de la moelle. Ce sont les *colonnes de Clarke*.

Les cellules de la corne postérieure sont ordinairement considérées comme des cellules sensitives correspondant à l'origine des racines nerveuses postérieures; ce dernier fait n'est pas encore prouvé.

Passons maintenant à l'étude du deuxième système de prolongements (fig. 187), des prolongements de protoplasma.

Ces filaments latéraux déliés (*b*) et leurs expansions terminales seraient, d'après *Deiters*, des fibrilles nerveuses primitives. De cette façon, les prolongements protoplasmiques qui pourraient dériver de différentes cellules contribueraient à former un cylindre-axe. Les conclusions auxquelles est arrivé *J. Gerlach* sont très différentes. D'après lui, les ramifications terminales de ces prolongements se réuniraient en un réseau délicat; ce réseau donnerait naissance à des fibres nerveuses provenant de la réunion de filaments d'une extrême finesse; et les cellules de la corne postérieure seraient entièrement dépourvues de prolongements du cylindre-axe. Il conclut, par conséquent, que les cellules sensitives et les cellules motrices sont entièrement différentes.

A mon avis, les explications de *Gerlach* n'ont pas plus de valeur que celles de *Dieters*; mais, malheureusement, nous ne pouvons arriver à aucun résultat positif avec les moyens dont nous disposons actuellement. Tout est encore obscur.

Le mode de distribution des racines postérieures sensitives est encore beaucoup plus compliqué que celui des faisceaux des racines antérieures; les fibres diminuent considérablement de volume en arrivant dans la substance grise de la moelle. Ce fait contribue encore à obscurcir nos connaissances à ce sujet.

La plus grande partie des faisceaux de fibres nerveuses paraissent s'enchevêtrer d'une façon remarquable dans les cordons postérieurs, pour gagner ensuite la partie convexe de la corne postérieure (fig. 203, *k*). La *substance gélatineuse de Rolando* est parcourue par des fibres nerveuses extrêmement fines, qui se rendent ensuite, soit à la base de la corne postérieure, soit aux colonnes de *Clarke*. Au delà de ces colonnes, on observe d'autres faisceaux de fibres qui se rendent à la partie antérieure. Des faisceaux sensitifs peuvent même pénétrer dans les deux commissures.

Quel est le rôle des cordons blancs longitudinaux?

On admettait autrefois que ces cordons étaient constitués par des fibres issues des racines nerveuses, qui se rendraient dans le cerveau. Mais, d'après ce que nous savons sur ces racines, il est évident que cette opinion est inadmissible.

Deiters croit que ces fibres verticales établissent une communication entre deux plans horizontaux situés à peu de distance l'un de l'autre et dans l'épaisseur de la substance grise. Les racines médullaires aboutiraient ainsi aux cellules ganglionnaires, et ces dernières émettraient des prolongements qui seraient les fibres verticales que l'on trouve dans les cordons blancs. Les groupes de cellules pourraient donc être considérés comme des centres *provisoires*.

Nous sommes également dans l'incertitude sur les connexions réciproques des cellules ganglionnaires et sur celles qui pourraient exister entre les éléments de même nature et les cellules sensitives et motrices.

Terminons cette description par quelques mots sur les *commissures transversales* de la moelle.

La commissure antérieure est constituée par des faisceaux de fibres nerveuses très nettes, qui naissent de la substance grise d'un côté de la moelle (sans que pour cela nous connaissions exactement leur point d'origine), pour regagner les fibres du cordon antérieur du côté opposé; elles suivent ensuite une direction ascendante et descendante. On a admis également l'entre-croisement complet de tous les nerfs moteurs de la moelle.

Dans la commissure postérieure, on trouve des éléments conjonctifs mélangés à des faisceaux de fibres nerveuses fines.

Nos connaissances sur l'organe qui nous occupe sont, comme on le voit, très peu satisfaisantes. *Schiefferdecker* nous a donné le schéma de la distribution si compliquée des fibres nerveuses, et il a ajouté avec raison que c'est dans la moelle épinière que l'on trouve les combinaisons les plus variées.

Enfin, *Flechsig* avait eu l'heureuse idée de prendre comme nouveau point de départ pour l'étude du système nerveux central le développement embryonnaire. On savait déjà auparavant (*Remak*) que les différents systèmes de fibres ne prennent pas leur enveloppe de myéline dans la même période de la vie embryonnaire, et que par suite les faisceaux n'apparaissent que les uns après les autres. *Flechsig* essaya dans ce chaos inextricable d'obtenir aussi de cette façon de nouveaux éclaircissements sur la moelle épinière. Les résultats, la plupart importants, diffèrent en plusieurs points de ceux obtenus antérieurement.

CHAPITRE XXII

CENTRES NERVEUX (*suite*). MOELLE ALLONGÉE ET CERVEAU

L'étude de la structure de la *moelle allongée* (*medulla oblongata*) présente des difficultés bien plus grandes encore que celle de la moelle épinière.

Nos connaissances sur ce sujet ne se prêtent guère à une exposition succincte; il en est de même du cerveau, dont nous parlerons plus loin. Aussi, nous bornerons-nous à mentionner les opinions des auteurs, sans chercher à les rattacher par un lien méthodique.

Les recherches les plus récentes sur la moelle allongée ont été faites par *Deiters*, *Meynert* et *Flechsig*.

Le canal central de la moelle s'ouvre et s'étale à la région postérieure du bulbe, où il forme le *sinus rhomboïdal* (*sinus rhomboïdeus* ou *calamus scriptorius*), et constitue le quatrième ventricule. Il en résulte des changements dans la disposition des cordons blancs et de la substance grise de la moelle; enfin, la fissure longitudinale antérieure s'oblitère et se transforme en *raphé médian*.

La partie antérieure du bulbe et les parties latérales de la ligne médiane sont occupées par les *pyramides*, masses grises, dans lesquelles se produit l'entre-croisement des fibres, et en dehors desquelles on aperçoit les olives. Plus en arrière, et en dehors, on trouve les *cordons latéraux* ou *corps restiforme* et un faisceau ténu et cunéiforme, qui est la continuation du *cordon de Goll* (p. 333).

La base du bulbe est limitée en avant par le *pont de Varole;* la moelle allongée entre en communication avec le cervelet par l'intermédiaire des *pédoncules cérébelleux* supérieur, moyen et inférieur (*crura cerebelli ad medullam oblongatam et ad pontem*). Les *pédoncules cérébraux* la relient au cerveau. Enfin, de la moelle allongée naissent dix troncs nerveux, c'est-à-dire tous les nerfs crâniens, à l'exception de deux.

La substance grise ne présente plus les caractères que nous avons observés dans la moelle : au lieu d'être homogène, elle est formée par un réseau, traversé de faisceaux de fibres nerveuses (*formatio reticularis*). Cette disposition s'étend à presque toute la moelle allongée.

On désigne sous le nom de *noyaux gris* des amas de substance grise, origine et terminaison des nerfs de la moelle allongée; il en est d'autres qui renferment la terminaison des faisceaux des fibres nerveuses du bulbe, qui sortent de ces noyaux après s'être modifiées. Parmi ces noyaux *spécifiques*, nous signalerons les olives supérieure et inférieure, le noyau de *Deiters*, le noyau des pyramides, les ganglions postpyramidaux (*ganglia postpyramidalia*), les masses grises de la protubérance, et le corps rhomboïdal du cervelet (*corpus dentatum cerebelli*), les amas de substance grise situés dans les pédoncules cérébelleux et la plus grande partie des pédoncules quadrijumeaux (*Deiters*).

On trouve enfin un système de fibres transversales arquées et circulaires, désignées par *Arnold* sous le nom de *système zonal* (*stratum zonale*).

On trouve dans la masse grise, de même que dans les noyaux gris, des cellules ganglionnaires de forme variable, quelquefois très volumineuses et présentant des prolongements de cylindres-axes et de protoplasma. Il résulte de la présence de la substance grise dans le *funiculus gracilis*, que le plancher du quatrième ventricule est presque exclusivement tapissé de substance grise. La névroglie qui limite le canal central s'épaissit, et prend une part importante dans la formation de la paroi de l'*aqueduc de Sylvius* (*aquæductus Sylvii*), du troisième ventricule et de l'infundibulum.

Jetons maintenant un coup d'œil sur l'origine des nerfs dans la moelle allongée.

D'après *Deiters*, les racines antérieure et postérieure ne sont pas les seules que possèdent les nerfs de la moelle; on trouve en outre une troisième racine latérale. Cette racine se forme dans la moelle aux dépens de la corne antérieure, et prend peu à peu un caractère mixte.

C'est de ce système latéral que naissent le spinal, le pneumogastrique, le glossopharyngien, ainsi que le facial, l'auditif et les racines antérieures du trijumeau.

La portion sensitive du trijumeau dériverait du système postérieur; l'hypoglosse, les nerfs moteurs de l'œil, le pathétique , le grand oblique et le moteur oculaire commun correspondraient aux racines antérieures de la moelle.

Nous ne nous étendrons pas davantage sur les noyaux d'origine des nerfs. Disons, en terminant, que les noyaux de substance grise les plus inférieurs correspondent à l'origine des nerfs grand hypoglosse et spinal; on y observe un grand nombre de cellules multipolaires.

Voyons maintenant ce que deviennent les cordons médullaires dans l'intérieur de la moelle allongée.

Les *cordons antérieurs*, situés sur les parties latérales du raphé médian, et refoulés par les pyramides, peuvent être suivis jusqu'au-dessous de la protubérance et dans les pédoncules cérébraux; ils sont traversés par des fibres circulaires et de la substance grise; on y observe ensuite la présence de cellules ganglionnaires, puis on n'y rencontre plus que des fibres fines. Ils paraissent se rendre au cerveau et au cervelet.

Les *cordons latéraux* arrivent en partie jusqu'au cerveau et au cervelet. Leurs fibres sont interrompues et entourées par la masse réticulée, désignée sous le nom *formatio reticularis*, le noyau de *Deiters*, les olives inférieure, latérale et supérieure.

On croyait autrefois que les *cordons postérieurs* de la moelle se prolongeaient directement jusqu'au cervelet en formant les pédoncules cérébelleux inférieurs. Leurs prolongements dans la moelle allongée, le corps restiforme et le *funiculus gracilis* présentent, à ce niveau, de la substance grise; cette substance constitue les ganglions postpyramidaux (*pyramides postérieures*), dans lesquelles la substance blanche disparaît. Leurs prolongements de substance grise se rendent, les uns dans les pédoncules, les autres, avec ou sans croisement, dans les olives, et vont enfin renforcer les pyramides.

Les *pyramides* sont caractérisées par des faisceaux de fibres nerveuses très fines, partant, comme on l'admettait autrefois, des cellules de la masse réticulée, et auxquels se joignent des fibres venues des cordons latéraux et postérieurs. Après l'entrecroisement, ces faisceaux se dirigent vers le cerveau, gagnent l'épaisseur des pédoncules et se rendent dans le corps strié, le noyau lenticulaire et même l'écorce des hémisphères.

Mais, suivant *Flechsig*, la partie interne du cordon antérieur et une portion de la moelle latérale pénètrent dans les pyramides. Celles-ci ne reçoivent pas de fibres de la masse réticulée et vont directement, sans interruption, à travers les masses ganglionnaires, vers la partie corticale du cerveau.

Nous ne citons que ce seul exemple, afin de montrer toute l'incertitude qui règne encore actuellement.

La *substance grise des olives inférieures* se présente, chez l'homme, sous forme d'une feuille repliée (*corpus dentatum*) enveloppant un noyau de substance blanche.

Dans la substance grise des olives, on trouve de petites cellules ganglionnaires pigmentées, jaunâtres. De ces cellules naît un système de fibres qui se dirigent en partie vers le cervelet, puis vers le cerveau.

Les *pédoncules cérébelleux inférieurs* (*crura cerebelli ad medullam oblongatam*) représentent les prolongements de la moelle allongée dans le cervelet; ils contiennent des fibres motrices, qui se rendent du cervelet au bulbe (*Meynert*).

Les *pédoncules cérébelleux moyens* (*crura cerebelli ad pontem*) diffèrent essentiellement des précédents. Ils sont formés par un système de commissures transversales unissant les deux moitiés du cervelet, et contiennent des faisceaux de fibres qui se rendent du cervelet au cerveau.

Une partie seulement des faisceaux des fibres ascendantes est destinée au cervelet lui-même, tandis que la plus grande partie de ces faisceaux ne fait que traverser la substance cérébelleuse pour se rendre directement au cerveau. Il ne faut donc les considérer que comme un organe de transmission accessoire; car les autres faisceaux de fibres médullaires se rendent directement au cerveau en suivant les pédoncules cérébraux.

Les vaisseaux sanguins de la moelle allongée offrent la même disposition que ceux de la moelle épinière.

Examinons maintenant le *cervelet;* nos connaissances sur cet organe sont encore fort restreintes. Nous connaissons déjà deux pédoncules; une troisième commissure, les pédoncules cérébelleux antérieurs (*crura cerebelli ad corpora quadrigemina*), réunit l'organe au cerveau.

Le cervelet est constitué essentiellement par des masses de substance blanche, dont les fibres ont, en moyenne, de 0,0029 à 0,0902^{mm} de diamètre. La substance grise n'existe qu'à la voûte du quatrième ventricule, dans le corps rhomboïdal, dans le noyau de *Stilling;* c'est elle, enfin, qui tapisse la surface des circonvolutions du cervelet.

La feuille repliée du corps rhomboïdal renferme trois couches distinctes de cellules ganglionnaires. Nous passerons sous silence le trajet, obscur encore, des fibres nerveuses.

La *substance corticale du cervelet* présente deux couches distinctes : l'une, d'un brun de rouille, interne, et l'autre, grisâtre, extérieure.

La première, dont l'épaisseur varie de 0,1 à 0,5^{mm}, renferme des granulations disposées en couches compactes et serrées, ayant en moyenne 0,0067^{mm} de diamètre ; ces éléments ont beaucoup d'analogie avec ceux que l'on observe dans la rétine, et possèdent des prolongements d'une finesse extrême, qui partent quelquefois des pôles opposés de la cellule (fig. 205, en bas).

Quelle est la nature de ces granulations du cervelet? Sont-elles de nature nerveuse ou conjonctive? La question en est là.

La *substance grise* contient une couche simple de grandes cellules ganglionnaires ; *Purkinje* les a décrites il y a longtemps. A leur partie inférieure ou interne (*d*), on trouve un prolongement du cylindre-axe ; à leur partie supérieure ou externe, un système de prolongements de protoplasma ramifiés, dont l'ensemble offre l'aspect des cornes d'un cerf (*e*). Ces fines ramifications se recourbent en anse avant d'atteindre la surface de l'organe (*Hadlich*), pour regagner la partie interne de la couche corticale.

A la surface de l'organe, on trouve une couche limitante, formée de fibres conjonctives de soutien (*r*).

Les *pédoncules cérébraux* sont composés de faisceaux de fibres qui se rendent de la moelle allongée et du cervelet au cerveau, et inversement du cerveau au bulbe. Ils se décomposent en deux cordons; l'un de ces cordons, l'inférieur ou base, a la forme d'une demi-lune; il est séparé de l'autre cordon, qui est arrondi et a la forme d'un bonnet, par une masse de substance foncée, renfermant des cellules multipolaires et pigmentées (*substantia nigra*).

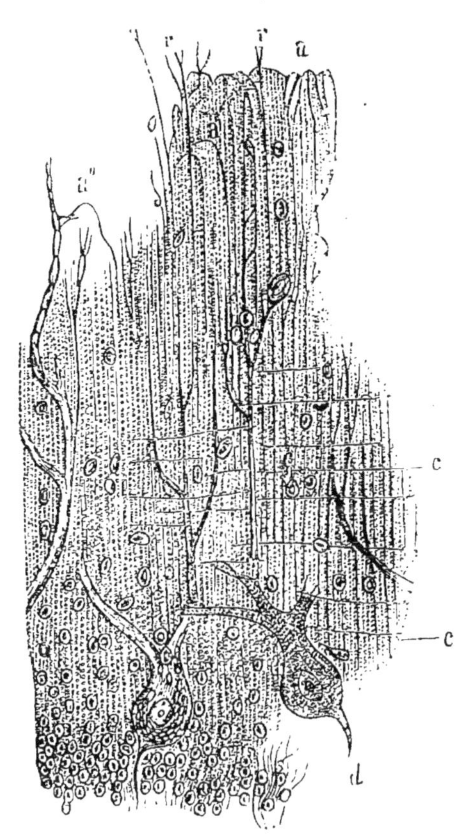

Fig. 205. — Section verticale de la couche corticale du cervelet de l'homme. Deux cellules de *Purkinje*, au-dessous desquelles on observe un fragment de la couche granuleuse; *d*, prolongements inférieurs; *e*, prolongements supérieurs des granulations; *r*, fibres de soutien; *a*, anses formées par les prolongements très fins des cellules; *c*, fibres nerveuses extrêmement fines, parallèles au plan de section.

Les *gros ganglions* du cerveau, c'est-à-dire les tubercules quadrijumeaux (*corpora quadrigemina*), les couches optiques (*thalamus opticus*), le corps strié (*corpus striatum*) et le noyau lenticulaire (*nucleus dentatus*), ont été très incomplètement étudiés jusqu'à ce jour.

Les *tubercules quadrijumeaux* recouvrent les pédoncules cérébelleux antérieurs (*crura cerebelli ad corpora quadrigemina*) ; ils se rendent aux hémisphères cérébraux. La structure histologique de ces tubercules est fort peu connue : ils renferment de petites et de grandes cellules multipolaires et des éléments ganglionnaires fusiformes. Il en est de même pour les *couches optiques*, où viennent s'épanouir, ainsi que dans les tubercules quadrijumeaux antérieurs, des faisceaux du nerf optique. Les pédoncules cérébraux sont en rapport intime avec la couche optique (*Meynert*).

Le *corps strié* et les *noyaux lenticulaires* renferment les extrémités des faisceaux de fibres provenant de la base des pédoncules cérébraux. Il est nécessaire d'étudier d'une manière plus précise la structure intime de ces organes.

Le développement remarquable de la couronne rayonnante chez l'homme paraît être en rapport avec celui des facultés intellectuelles.

La *couronne rayonnante* est constituée par des faisceaux de fibres qui se sont dirigés directement par les pédoncules cérébraux, sans traverser aucun des ganglions cérébraux, puis par des prolongements rayonnants de ces mêmes masses ganglionnaires.

Le *corps calleux* et la *commissure antérieure* ne seraient en réalité que de simples commissures, indépendantes des pédoncules cérébraux et de la couronne rayonnante.

La substance blanche des hémisphères est essentiellement composée de fibres nerveuses à myéline, mesurant de 0,0026 à 0,0067^{mm} d'épaisseur.

La *portion grise des hémisphères* peut être décomposée en six couches distinctes.

Les cellules qui constituent les couches les plus superficielles ont de petites dimensions. La quatrième couche renferme des cellules ganglionnaires de 0,025 à 0,040^{mm} de diamètre, pourvues d'expansions multiples. L'un de ces trois prolongements, celui du milieu, est formé par un cylindre-axe. On rencontre ensuite deux autres couches de cellules. C'est à cela que se bornent nos connaissances sur la structure de la région corticale.

Gerlach croit avoir rencontré dans cette région un réseau de fibres nerveuses extrêmement fines, semblable à celui dont nous avons parlé à l'occasion de la substance grise de la moelle (p. 334).

La structure de la couche corticale devient plus compliquée au niveau du lobe occipital, dans le voisinage du *pied d'hippocampe*. La *corne d'Ammon* offre également quelques particularités de structure.

Le *bulbe olfactif*, atrophié chez l'homme, fait partie intégrante de l'encéphale. La cavité du bulbe olfactif est tapissée d'une couche de cellules d'épithélium vibratile. Sa paroi est formée de deux parties; l'une interne est blanche, l'autre externe est grise.

Dans la substance blanche, on voit arriver les faisceaux des racines du nerf; ces racines sont au nombre de deux: l'une externe, plus épaisse, est formée par un prolongement de la circonvolution cérébrale antérieure et inférieure, et par une portion du corps calleux; la seconde racine, interne, plus mince, est formée par des faisceaux de fibres venus du corps strié, du chiasma des nerfs optiques et du pédoncule cérébral.

La couche interne renferme beaucoup de névroglie, des fibres longitudinales pourvues de myéline, et un plexus de tubes nerveux très-fins en rapport avec elles. On trouve également des granulations et des cellules ganglionnaires multipolaires.

A la partie inférieure, ou pour mieux dire externe, la substance grise du bulbe olfactif présente des caractères tout à fait différents. On observe à ce niveau des éléments sphériques formés par une masse granuleuse et pourvue de noyaux (*glomérules du nerf olfactif de Meynert*).

C'est aux dépens de ces dernières que l'on voit se développer les fibres pâles, à noyaux, spéciales au nerf olfactif.

L'*hypophyse* est formée de deux parties : la partie antérieure offre la structure d'une glande ; nous en avons déjà parlé en décrivant les glandes vasculaires sanguines (p. 187); la partie postérieure est formée par de la substance grise.

La *glande pinéale* (*conarium*) a depuis longtemps attiré l'attention des observateurs à cause des concrétions calcaires spéciales qu'on y rencontre; elle renferme des cavités arrondies, plus ou moins régulières, creusées dans un substratum de tissu conjonctif. On y trouve deux sortes de cellules : les unes grandes, étoilées, en forme de réseau ; les autres, plus petites et pourvues, chez l'adulte, de prolongements qui n'existent pas chez l'enfant (*Bizzozero*).

Les *vaisseaux* du cerveau constituent des réseaux analogues à ceux de la moelle, à mailles très-serrées dans la substance grise, à mailles beaucoup plus larges dans la substance blanche.

Parfois, ils offrent une disposition remarquable dans certaines parties du cerveau, comme dans les lobes olfactifs, dans le corps strié et dans la couche corticale du cervelet. Nous ne pouvons entrer dans de plus amples détails à ce sujet.

Il nous reste à parler maintenant des *enveloppes du cerveau et de la moëlle.*

La *dure-mère* (*dura mater*) (p. 84) du cerveau est soudée intimement au périoste de la cavité crânienne. Elle forme autour de la moelle une véritable gaine non adhérente, sauf à la partie antérieure. Les espaces vides du canal rachidien sont occupés par du tissu conjonctif et des cellules adipeuses. La dure-mère renferme un assez grand nombre de vaisseaux dans sa partie encéphalique, et beaucoup moins dans la région spinale; on y trouve aussi de nombreux vaisseaux lymphatiques. Dans la dure-mère crânienne, on a trouvé des rameaux dont on ne connaît pas encore d'une manière exacte la terminaison.

Key et *Retzius* ont trouvé entre la dure-mère (*dura mater*) et l'arachnoïde (*arachnoidea*) un système particulier de lacunes, auquel ils ont donné le nom de *subduralraum.*

L'*arachnoïde* (*arachnoidea*) est une membrane très-peu vasculaire, délicate, fort mince et ayant la forme d'un réseau. Elle n'adhère à la pie-mère, qu'elle recouvre dans la moelle épinière, que par des tractus nombreux de tissu conjonctif. Il se forme ainsi un espace assez considérable connu sous le nom d'*espace sous-arachnoïdien*. Dans la région encéphalique, l'arachnoïde adhère intimement à la pie-mère, et l'on ne rencontre de lacunes que dans les points où la première de ces membranes recouvre les circonvolutions du cerveau en forme de pont, tandis que la pie-mère plonge dans les sillons qui séparent les circonvolutions. Il se produit ainsi un grand nombre de petits espaces sous-arachnoïdiens.

Les faisceaux de tissu conjonctif de l'arachnoïde sont entourés par des gaines de cellules endothéliales, étoilées et aplaties (*Key* et *Retzius*). Ces cellules tapissent aussi les lacunes du tissu; on peut facilement se rendre compte de leur disposition par la méthode d'imprégnation au nitrate d'argent.

Toutes les cavités des méninges communiquent entre elles et renferment le *liquide cérébro-spinal*.

La *pie-mère* (*pia mater*) est une membrane fort mince et délicate, également revêtue des cellules aplaties du tissu conjonctif. Mais ce qui la distingue, c'est sa grande richesse en vaisseaux sanguins; elle contient aussi beaucoup de vaisseaux lymphatiques, et de nombreux nerfs, qui semblent, en grande partie, destinés aux parois vasculaires.

Cette membrane recouvre la masse des organes nerveux centraux et s'applique exactement sur eux. *His* avait depuis longtemps décrit un espace *épispinal* et un espace *épicé-*

rébral, qui n'existent pas en réalité. D'après les observations les plus récentes, on serait porté à croire que la tunique adventice des vaisseaux sanguins destinés à la substance nerveuse, n'adhère que légèrement à la tunique moyenne ; cette gaine vient se terminer en forme d'entonnoir dans l'espace sous-arachnoïdien. Il est possible d'injecter ces gaines par l'espace sous-arachnoïdien.

Les faisceaux nerveux et les ganglions sont, d'après *Key* et *Retzius*, revêtus de la même gaine ; on y trouve également un espace sous-arachnoïdien, qui peut être injecté. Tous ces espaces ainsi que les cavités séreuses font partie du système lymphatique.

On a donné le nom de *glandes*, ou *granulations de Pacchioni*, à de petites masses arrondies, formées de tissu conjonctif, que l'on rencontre particulièrement le long du sinus veineux longitudinal supérieur.

Ces petites masses seraient, d'après les deux savants suédois que nous avons précédemment cités, des organes destinés à faire communiquer les cavités lymphatiques avec le courant veineux. Cette explication demande à être confirmée par d'autres faits.

Les *plexus choroïdes* (*plexus choroidei*) sont constitués par un amas de vaisseaux sanguins enroulés sur eux-mêmes et entourés par du tissu conjonctif embryonnaire ; ils sont tapissés par une couche de cellules épithéliales de forme cubique, peu élevées.

CHAPITRE XXIII

ORGANES DES SENS : PEAU, APPAREILS DU GOUT DE L'ODORAT ET DE L'OUIE

La peau de l'homme contient deux espèces d'organes : l'organe de la *sensibilité* et celui du *tact*. La pointe de la langue participe également à ces fonctions.

Nous avons déjà parlé, en différents endroits, des parties constituantes de la peau. Nous avons décrit l'épiderme (page 48), le derme (page 85), le tissu cellulaire sous-cutané (page 83); les pages 55 et suivantes ont été consacrées à l'étude des cheveux et des ongles. Nous avons étudié l'histoire des nerfs du tact (page 318), celle des nerfs cutanés sensitifs (page 320); enfin, la figure 196 représente la disposition générale de ces parties et leurs rapports entre elles.

Nous n'avons donc que peu de chose à ajouter.

Dans les points où l'épiderme offre une grande épaisseur, la couche la plus profonde de la portion cornée est formée de cellules offrant une transparence particulière. C'est le *stratum lucidum* (*Oehl*, *Schrön*).

Au-dessous de ce dernier on trouve, comme première couche du réseau muqueux de Malpighi, une double couche de cellules granuleuses (*Langerhans*). Les granules brillants de ces cellules, qui sont formés d'une substance particulière, ont été nommés kératohyaline par *Waldeyer*, et éléidine par *Ranvier*. On ne connaît pas la fonction physiologique de cette substance. On veut lui faire jouer un rôle dans la transformation cornée de l'épiderme.

L'épaisseur du derme varie dans les différents points du corps. C'est au niveau des paupières, du prépuce, du gland (*glans penis*), sur la face interne des grandes lèvres (*labia majora*), que le derme est le plus mince; il atteint sa plus grande épaisseur au dos, à la paume de la main, aux fesses et à la plante des pieds, c'est-à-dire dans les points soumis à des pressions.

Les vaisseaux sanguins du derme forment un réseau très développé de capillaires, de 0,0074 à 0,0113^{mm} d'épaisseur, d'où partent des anses destinées aux papilles. On trouve également des vaisseaux autour des lobules graisseux du pannicule adipeux (*panniculus adiposus*) sous-cutané, des follicules pileux et des glandes sudoripares. (*Tomsa*).

Le derme renferme un grand nombre de vaisseaux lymphatiques, pourvus d'une paroi propre (*Teichmann* et *J. Neumann*), et formant un réseau serré. Ces lymphatiques pénètrent dans les papilles en culs-de-sac et en anses, ce qui leur donne un certain degré de ressemblance avec les villosités intestinales (page 155). Cette disposition varie d'ailleurs suivant les régions.

Passons maintenant à l'étude des *glandes de la peau*.

Les plus importants de ces organes sont les *glandes su-*

doripares (fig. 196, *g*; fig. 206, *a b*). Elles ont souvent des dimensions fort restreintes, mais leur volume augmente beaucoup dans la région axillaire, où elles renferment de la graisse. Le glomérule de ces glandes est situé dans la profondeur du chorion, et il est même plongé dans le tissu cellulaire sous-cutané. Les cellules glandulaires cylin-

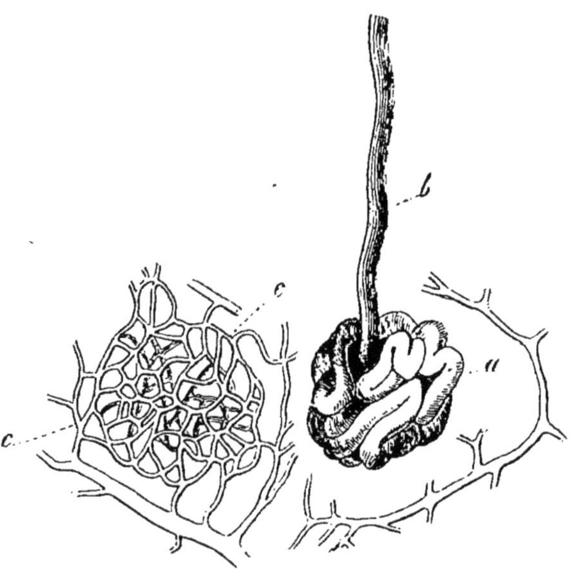

Fig. 206. — Glande sudoripare de l'homme : *a*, glomérule entouré d'une veine; *b*, conduit excréteur; *c*, réseau capillaire avec le rameau artériel.

driques, peu élevées, sont striées exactement comme celles des canalicules urinaires contournés des reins. Il reste entre elles des canalicules sécréteurs extrêmement fins (*Ranvier*). Le conduit excréteur (*e, f*), dont les dimensions varient suivant l'épaisseur de la peau, se recourbe et se contourne sur lui-même; il présente, à la plante des pieds et à la paume des mains, une dilatation infundibuliforme. Il est muni d'un double revêtement épithélial. La paroi du glomérule présente des fibres musculaires lisses en dedans de la membrane propre.

Les vaisseaux (*c*) forment autour du glomérule un réseau élégant en forme de corbeille.

Les glandes sudoripares existent sur toute la surface du corps, à l'exception toutefois de quelques points peu nombreux ; leur nombre et leurs dispositions sont fort variables. *Krause* a évalué à près de deux millions et demi la quantité de glandes sudoripares qui couvrent la surface de notre corps.

On trouve des glandes sudoripares analogues au pourtour de l'anus (*Gay*).

Le canal excréteur des glandes du conduit auditif externe est presque droit et court, au lieu d'être contourné ; ces glandes, dites *glandes cérumineuses* (*glandulæ ceruminosæ*), sécrètent une substance grasse, d'un brun jaunâtre.

Occupons-nous maintenant des *glandes sébacées* (*glandulæ sebaceæ*) qui secrètent une matière essentiellement grasse et épaisse et que nous connaissons déjà (page 197).

Les *glandes sébacées* (fig. 207) sont de petites glandes en grappe, tantôt simples et petites, tantôt assez volumineuses et d'une structure complexe. Situées dans le chorion, elles sont généralement annexées aux poils, dans le follicule desquels elles se terminent et versent la substance qu'elles sécrétent (page 57). On peut trouver de petites glandes sébacées réunies à de gros poils, tout aussi bien que de très grosses glandes dans les poils du duvet. Les glandes sébacées peuvent déboucher directement à la surface de la peau, en l'absence de tout follicule pileux ; elles ont de 0,2 à 2,2^{mm} de diamètre et même davantage. Les culs-de-sac qui les constituent diffèrent beaucoup d'étendue et de forme. Un tissu conjonctif embryonnaire strié remplace ici la membrane propre (*membrana propria*).

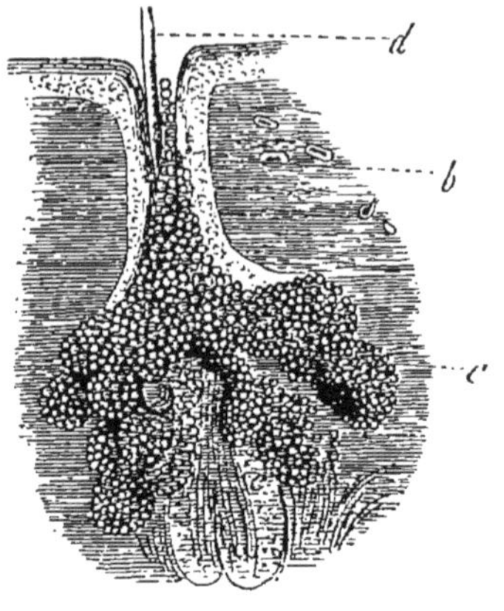

Fig. 207. — Glande sébacée : *a*, cul-de-sac glandulaire ; *b*, conduit excréteur ; *c*, bulbe pileux ; *d*, tige du poil.

L'étude de l'*appareil du goût* nous ramène à des sujets que nous avons déjà traités. Nous avons vu (page 208) que la partie postérieure de la langue était innervée par les filets terminaux du glosso-pharyngien, destinés à transmettre les impressions gustatives localisées au sommet du V lingual, dans les papilles caliciformes. On trouve chez l'homme ces deux espèces de papilles ; mais les papilles corolliformes offrent de nombreuses variétés individuelles. Ce sont les mammifères qui présentent le plus de variations dans ces organes ; le chat n'a pas de papilles fungiformes (*papilla foliata*), les papilles caliciformes font défaut chez le cochon d'Inde.

Le mode de terminaison des branches du nerf glosso-pharyngien dans les papilles a été récemment étudié avec beaucoup de soin par *Loven*, *Schwalbe*, etc. Ces savants ont constaté, dans cette région, la présence d'organes de structure compliquée, ayant la forme de coupe ou de bourgeon : ce sont les *corpuscules du goût* (bourgeons gustatifs).

On les rencontre en plus grand nombre sur la paroi latérale de la papille (fig. 208), et sur la face interne du bourrelet de la muqueuse qui les entoure. Le renflement qui constitue le *corpuscule* du goût possède 0,08^{mm} de hauteur environ chez l'homme, et n'est qu'un produit

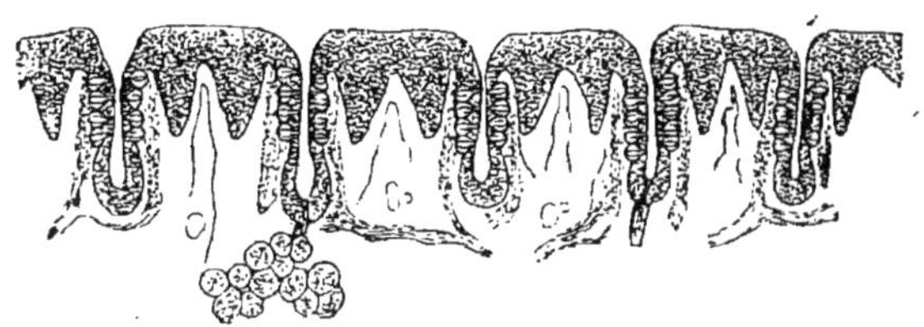

Fig. 208. — Organe gustatif du lapin. Section verticale.

épithélial. Il traverse (fig. 209) toute l'épaisseur de la couche où il est implanté, et se termine librement en pointe.

Il est pourvu d'un revêtement de cellules aplaties, ayant la forme d'une lancette (2, *a*), et réunies ensemble comme les douves d'un tonneau. Elles se terminent au sommet du corpuscule par des filaments très courts, qui limitent un petit orifice.

Ces cellules de *soutien* ou de *revêtement* (2, *a*) enveloppent, comme d'une gaine, un faisceau de cellules, situées à l'intérieur et au centre du corpuscule; elles portent le nom de *cellules en bâtonnets*, ou *cellules gustatives* (2, *b*).

Ces cellules sont munies, à leur extrémité supérieure, d'une espèce de stylet ou de bâtonnet, de forme irrégulière; elles se terminent à leur extrémité inférieure par un prolongement filiforme que l'on suppose être un cylindre-axe ou une fibrille primitive (?), en relation directe avec les fibres des nerfs du goût qui aboutissent à la base des corpuscules. La cellule gustative serait donc l'élément nerveux terminal. L'expérience, toutefois, n'a pas encore confirmé cette hypothèse. Enfin, l'on observe, sur les deux espèces de papilles linguales, de petites glandes muqueuses (page 209) (*von Ebner*).

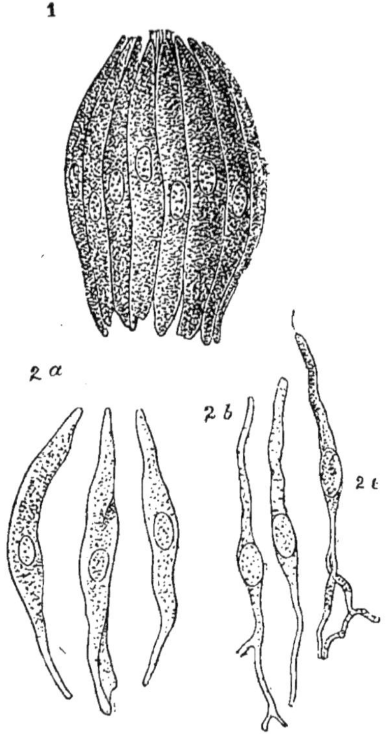

Fig. 209. — 1. Corpuscule du goût du lapin; 2. *a*, cellules de revêtement; 2. *b*, cellules en forme de bâtonnets; 2. *c*, cellule en forme de bâtonnet terminée par un filament ténu.

Nous n'avons aucune donnée certaine sur la terminaison des nerfs dans les autres papilles de la langue.

L'*organe de l'olfaction* a son siège dans une région relativement peu étendue, qui est le point de terminaison du nerf spécial de l'olfaction. Il se compose de la partie supérieure de la *cloison nasale*, du *cornet supérieur* et d'une partie du *cornet moyen*. Toute cette partie de la muqueuse est caractérisée par une coloration jaunâtre ou brunâtre, et porte le nom de *région olfactive* (*regio olfactoria*). La partie inférieure des deux fosses nasales, les trois cavités voisines, maxillaire, ethmoïdale et frontale, ne sont que des parties accessoires.

Cette portion de l'organe est tapissée par une muqueuse

très riche en vaisseaux, et pourvue de cellules à cils vibratiles (*membrane de Schneider*). Elle renferme, en outre, une grande quantité de petites glandes en grappes (page 209). Dans les autres cavités, la muqueuse s'amincit et les glandes disparaissent.

Le mode de terminaison des nerfs olfactifs dans ces sinus ne nous est pas encore bien connu.

Examinons en détail la structure de la région olfactive (fig. 210).

La région qui limite la membrane de *Schneider*, et qui ne renferme pas de filets de l'olfactif, présente à considérer, un revêtement d'épithélium à cils vibratiles et des glandes séreuses. Dans l'épaisseur de la muqueuse, on trouve des glandes en tubes ou glandes de *Bowman*, qui sont tapissées par des cellules jaunâtres.

La région olfactive est entièrement revêtue d'un épithélium épais, généralement dépourvu de cils vibratiles.

On observe dans cet épithélium des éléments de deux espèces différentes. Ce sont d'abord de longues cellules cylindriques (1 et 2, *a*), renfermant des granulations pigmentaires jaunâtres, et contribuant, avec les glandes de *Bowman*, à communiquer à cette région sa coloration spéciale. De l'extrémité inférieure de cet élément épithélial très allongé, on voit partir un mince prolongement qui ne tarde pas à se diviser en plusieurs branches. L'ensemble et la réunion de ces prolongements concourt à la formation d'un réseau horizontal, situé dans l'épaisseur du tissu conjonctif de la muqueuse.

Ces cellules n'ont aucun rapport avec les terminaisons

des nerfs, et représentent simplement un épithélium quelque peu modifié.

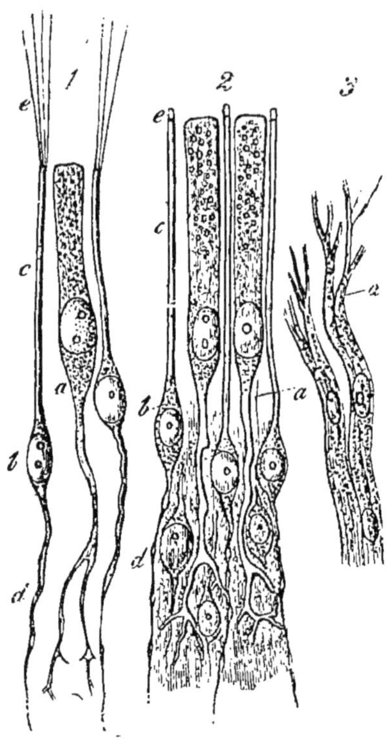

Fig. 210. — 1. Cellules de la région olfactive de la grenouille : *a*, cellule épithéliale terminée inférieurement par un prolongement ramifié; *b*, cellules olfactives avec leurs filaments descendants, *d* ; bâtonnet périphérique, *c*; longs cils vibratiles, *e*. — 2. Cellules provenant de la même région chez l'homme. Même explication. On voit apparaître sur les bâtonnets de petits prolongements, *e*, fort courts (artificiels). — 3. Tubes nerveux du nerf olfactif du chien, se transformant, en *a*, en fibrilles fort déliées.

Les espaces intercellulaires renferment un autre élément, qui est la terminaison du nerf olfactif, la *cellule olfactive* (*b*). On trouve en outre une masse cellulaire dont les éléments sont fusiformes (1, 2, *b*) ; du pôle inférieur de ces éléments, part un prolongement filiforme très délié ; il présente, de distance en distance, et sous l'influence de certains réactifs, de petits renflements qui rappellent les varicosités des tubes nerveux très fins. Le pôle supérieur de la cellule est pourvu d'un prolongement en forme de bâtonnet, lisse, assez large, et mesurant, en moyenne, de 0,0018 à 0,0009^{mm} de diamètre (1, 2, *c*).

Ces petits bâtonnets s'élèvent entre les cellules épithéliales, jusqu'à la surface de la muqueuse ; leur extrémité libre porte, en outre, chez plusieurs animaux, un ou plusieurs longs poils; il en est ainsi chez la grenouille (1, *c*).

Le nerf olfactif naît sous forme de fibres pâles situées à la partie inférieure du bulbe (fig. 210, 3; fig. 211, *f*) et envoie des prolongements qui s'étendent jusqu'à la couche de cellules de la région olfactive. Les cylindres-axes (fig. 211, *e*) de ce nerf ne sont pas simples, mais présentent des stries très fines; les fibrilles primitives ou centrales perdent bientôt leur gaine, deviennent variqueuses, et vont s'épanouir, sous forme de filaments fort minces et disposés en pinceau (*d*), dans le tissu environnant. On peut dire avec certitude que la fibrille primitive variqueuse se confond avec le prolongement descendant de la cellule olfactive (*c*).

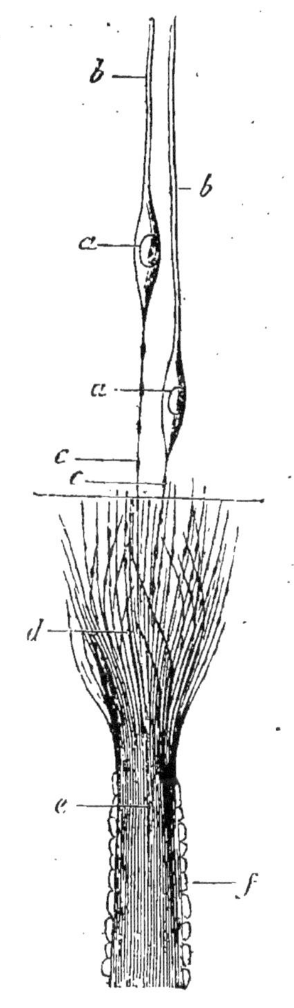

Fig. 211. — Terminaison probable du nerf olfactif chez le brochet : *a*, cellules olfactives; *b*, bâtonnets; *c*, filament variqueux inférieur; *e*, fibrilles centrales contenues dans la gaine *f*; *d*, épanouissement des fibrilles. La communication est interrompue avec les fibrilles analogues *c*.

Cette théorie, qui est due à *M. Schultze*, n'est malheureusement appuyée par aucune preuve certaine; il en est de même pour les nerfs des autres organes des sens, à l'étude desquels il avait consacré un travail assidu. Peut-être pourra-t-on arriver à la solution de cette question avec de meilleurs procédés d'investigation. J'adopte néanmoins les explications de *Schultze*.

Dans ces derniers temps, *Exner* a nié à plusieurs reprises la différence que *Schultze* avait établie entre les cellules épithéliales et les cellules olfactives. Suivant son opinion, ces deux sortes de cellules se trouvent à la base de la muqueuse dans un stroma réticulé de substance protoplasmatique, dans lequel se terminent aussi les fibres du nerf olfactif. Les cellules olfactives et les cellules épithéliales sont, par conséquent, toutes les deux en communication avec des fibres nerveuses et des produits de développement d'une seule et même période embryonnaire. Depuis, *von Brunn*, *Sidky*, *Retzius* et d'autres se sont rangés à l'ancienne opinion de *Schultze*. Le premier observateur a constaté que la région olfactive était recouverte d'une couche limitante homogène, analogue à celle que présente la rétine (voir plus loin), et pourvue de pores destinés spécialement aux cellules olfactives. Il admet aussi l'existence de poils extrêmement fins chez les mammifères.

La question de la terminaison du nerf acoustique (*nervus acusticus*) est une de celles qui présentent le plus de difficultés dans l'état actuel de la science.

Examinons d'abord rapidement les parties accessoires et secondaires de l'organe de l'ouïe.

L'*oreille externe* est formée par le *pavillon* de l'oreille et par le *conduit auditif externe*. Le pavillon se compose d'un cartilage élastique ; le derme qui le recouvre est très mince; les muscles qu'il contient sont des muscles striés.

Nous avons décrit la structure des glandes cérumineuses du conduit auditif externe (p. 202). Leur structure intime est tout à fait semblable à celles des grosses glandes sudoripares.

La membrane du tympan (*membrana tympani*) est formée par une plaque fibreuse, tapissée extérieurement par la peau amincie, et en dedans par la muqueuse revêtue de l'épithélium pavimenteux de la cavité tympanique. Le réseau vasculaire de cette membrane est très compliqué (*Gerlach*); on y trouve, de plus, de nombreux vaisseaux lymphatiques et des nerfs, dont on ignore d'ailleurs le mode de terminaison.

L'*oreille moyenne* est revêtue d'une muqueuse très fine, riche en vaisseaux. Le réseau vasculaire veineux présente un très grand développement dans cettte région. Le nerf tympanique (*nervus tympanicus*) est pourvu de ganglions. Les *osselets de l'ouïe* sont constitués par de la substance osseuse compacte; les muscles qui les mettent en mouvement sont des muscles striés. La *trompe d'Eustache* est tapissée par un épithélium stratifié, pourvu de cils vibratiles et de petites glandes muqueuses; ses nerfs présentent des ganglions.

L'*oreille interne*, ou oreille proprement dite, se compose du *vestibule*, des *canaux semi-circulaires* et du *limaçon*. Cette partie de l'organe de l'ouïe est occupée par des culs-de-sac et des canaux, remplis d'un liquide aqueux, analogue à de la lymphe. Le nerf auditif se termine d'une part dans les *ampoules*, les *utricules* et le *saccule* du vestibule; d'autre part dans la *lame spirale* du limaçon (rameaux cochléaire et vestibulaire, *ramus vestibuli et cochleæ*).

Le vestibule et la face interne des canaux semi-circulaires sont tapissés par du périoste. Le liquide qui remplit ces cavités est connu sous le nom de *périlymphe*. Le périoste et le tissu de la muqueuse de la cavité tympanique constituent, par leur réunion, la membrane secondaire du tympan (*membrana tympani secundaria*). Les parois des culs-de-sac du vestibule (*sacculus hemiellipticus et rotundus*) et celles des canaux semi-circulaires membraneux, ainsi que leurs dilatations ampullaires, sont formées, extérieurement, par une couche de tissu conjonctif non développé, puis par une couche interne transparente, chargée de nombreux noyaux (cette couche présente des villosités nombreuses); on y observe enfin une couche de cellules épithéliales pavimenteuses. Ces cavités sont baignées par un liquide connu sous le nom d'*endolymphe*.

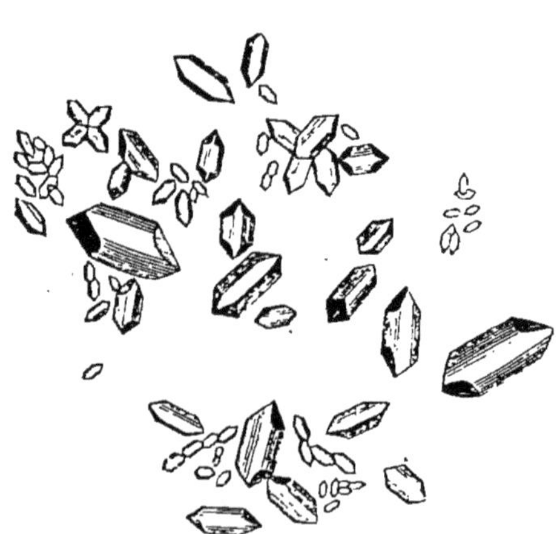

Fig. 212. — Otolithes, composés de carbonates de chaux.

Les *otolithes*, que l'on rencontre dans une vésicule spéciale, sont de petits cristaux de carbonate de chaux, ayant la forme de petits prismes, dont le diamètre varie de 0,009 à

0,002^{mm}; suivant quelques auteurs, ils renferment une substance fondamentale, de nature organique.

Étudions maintenant la terminaison du nerf acoustique. Les ampoules et le saccule (*sacculus hemiellipticus*) sont innervés par la branche vestibulaire; l'utricule (*sacculus rotundus*) reçoit des filets venant d'un rameau du nerf cochléaire. En examinant le rebord saillant de la paroi de ces organes, on trouve la crête acoustique, où viennent se terminer les tubes nerveux du nerf acoustique.

Schultze avait autrefois observé chez les poissons, dans les points de terminaison du nerf auditif, trois sortes de cellules, dont l'une, pourvue de bâtonnets, rappelait la cellule terminale du nerf olfactif (p. 361).

Chez l'homme, la saillie des saccules est moins prononcée (*maculæ acusticæ d'Henle*), mais beaucoup plus étendue.

Ce n'est que récemment que *Retzius* a déterminé le mode de terminaison des nerfs (fig. 213). Cet observateur sagace distingue d'abord des éléments non nerveux d'un aspect bizarre, auxquels il donne le nom de *cellules à filaments* (*c*), et ensuite des cellules nerveuses terminales, appelées par lui *cellules à poils*. Elles sont pourvues d'un *poil auditif*, qui se décompose en un certain nombre (environ 10 à 15) de filaments extrêmement fins.

Les fibres nerveuses sont pâles. Dans l'épithélium elles se divisent une ou plusieurs fois. Leurs dernières ramifications s'élargissent un peu et se dédoublent ensuite en fibrilles primitives, qui se terminent dans la partie inférieure des cellules à poils.

Il nous reste enfin à parler du *limaçon* (*cochlea*).

Le limaçon décrit deux grandes spires, dépourvues de nerfs, appelées par les anciens anatomistes du nom de rampes [*Scala vestibuli* et *S. tympani* (fig. 214, V T.)], limitées par la lame spirale : cette lame se compose d'une partie interne, osseuse, et d'une portion externe, molle. D'après les travaux de *Reissner*, il y a encore un troisième espace moyen, ayant, sur une coupe de cet organe, la forme d'un triangle irrégulier, dont le sommet serait dirigé vers l'axe du limaçon; c'est le *canal cochléaire de Reissner* (*canalis cochlearis*, *c*), ou *limaçon* proprement dit, du groupe des vertébrés inférieurs. Le nerf cochléaire (*nervus cochlearis*) se termine seulement en ce point.

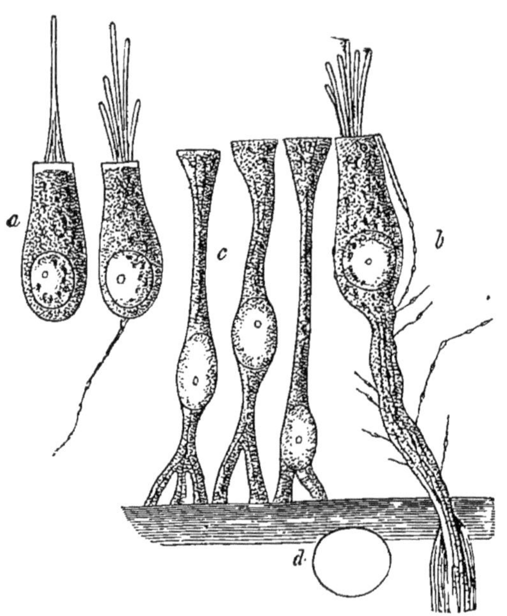

Fig. 213. — *a*, cellules auditives avec poils auditifs; *b*, fibre nerveuse auditive et fibrilles : *c*, cellules à filaments; *d*, vaisseau sanguin. (Une tache acoustique du nouveau-né.)

Nous ne pouvons nous étendre sur la structure du limaçon que nous ne connaissons qu'imparfaitement; disons seulement qu'elle est extrêmement compliquée (*Reissner*, *Claudius*, *Böttcher*, *Schultze*, *Deiters*, *Hensen*, *Wal-*

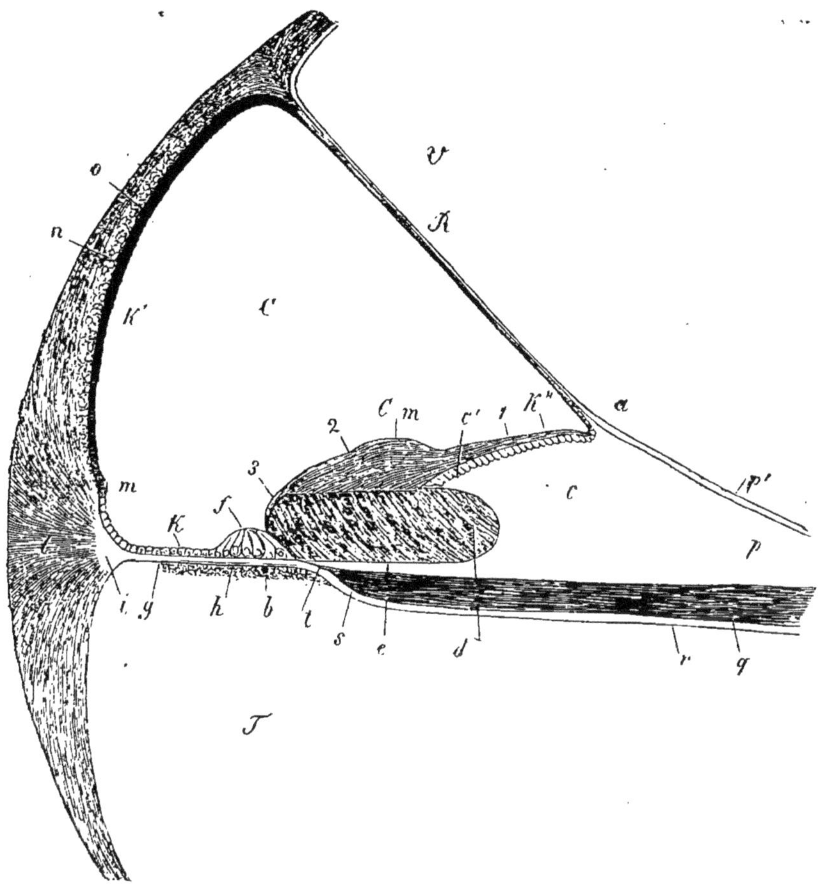

Fig. 214. — Section verticale à travers le canal cochléaire d'un embryon de veau, à terme : V, rampe vestibulaire ; T, rampe tympanique ; C, canal cochléaire ; B, membrane de Reissner avec son attache (*a*) à la saillie (*c*) connue sous le nom de bandelette sillonnée (*Habeluna sulcata*) ; *b*, couche de tissu conjonctif, avec un vaisseau spiral, au niveau de la face inférieure de la membrane basilaire ; *c'*, dents de la première rangée ; *d*, gouttière spirale, avec son épithélium épaissi, qui s'étend jusqu'à l'organe de Corti, en voie de développement ; *e*, *habeluna perforata ; cm*, membrane de Corti (1, portion interne et mince ; 2, moyenne et épaisse ; 3, externe de cette membrane) ; *q*, zone pectinée ; *h*, *habeluna tecta ;* K, épithélium de la zone pectinée ; K', paroi externe du canal cochléaire ; K'', paroi externe de la bandelette sillonnée ; *l*, ligament spiral (*i*, union de ce dernier avec la zone pectinée) ; *m*, bourrelet ; *n*, plaque cartilagineuse ; *o*, strie vasculaire ; *p*, périoste de la zone osseuse ; *p'*, couche transparente extérieure de cette zone ; *q*, faisceaux nerveux ; *s*, point de terminaison des tubes nerveux pourvus de moelle ; *t*, position des cylindres-axes dans les canalicules de la bandelette perforée ; 2, périoste tympanique de la zone osseuse.

deyer, *Gottstein*, *Lavdowsky*, *Retzius* et d'autres se sont beaucoup occupés de la structure du canal cochléaire).

La partie osseuse de la lame spirale renferme l'épanouissement des fibres du nerf cochléaire (fig. 214, *q*). Les faisceaux de ses fibres atteignent, à la périphérie, l'*organe de Corti* (*f*).

Cet organe a, sur une coupe, la forme d'une saillie conique, formée aux dépens de la partie membraneuse du canal cochléaire. Creux à l'intérieur, cet organe représente, par ses tours, un tunnel spiroïde, et sa structure offre des complications infinies (fig. 215).

Nous y trouvons une double rangée de « *piliers* contractiles » (*n*, *m*, *o*) convergents et dirigés vers la partie supérieure de l'organe de Corti. Ils limitent l'espace en forme de tunnel dont nous venons de parler. Deux « piliers extérieurs » (*o*) correspondent à trois piliers intérieurs (*n*, *m*). A leur base on observe des rudiments cellulaires.

Les cellules épithéliales du canal cochléaire offrent une très grande variété ; elles acquièrent des dimensions de plus en plus considérables (*g*), de l'intérieur à l'extérieur (de l'axe du limaçon, par exemple, à la voûte convexe extérieure). Sur la face interne des piliers internes de l'organe de Corti, on trouve une longue cellule cylindrique, pourvue, à son bord supérieur libre, de courts filaments très ténus (*i*). C'est la *cellule ciliée interne* de *Deiters* : les *cellules ciliées externes* (*p*, *q*, *r*) sont adossées aux fibres externes du tunnel de Corti, en formant trois ou quatre séries, dirigées obliquement. Plus en dehors, on rencontre des éléments fusiformes, les *cellules de soutien* de *Hensen* (z), et des cellules épithéliales cubiques peu élevées. Notons, enfin, la membrane si remarquable (*l*, *l*) de *Deiters* (*membrana velamentosa*). Il ne nous est pas

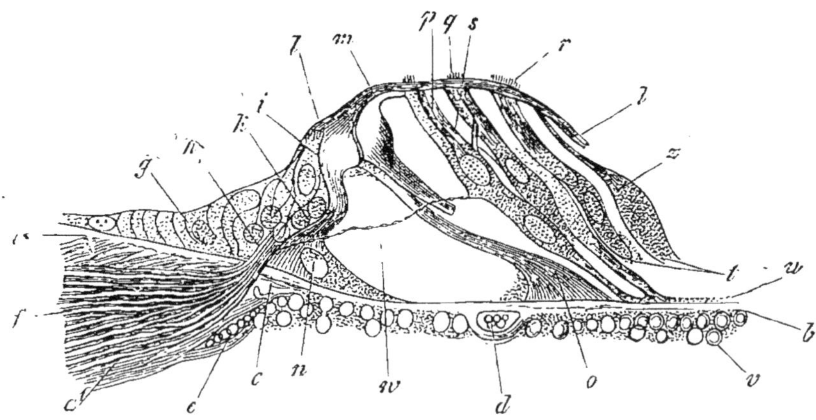

Fig. 215. — Section verticale de l'organe de Corti chez un chien : *a*, *b*, couche homogène de la membrane basilaire (*Membrana basilaris*) ; *u*, portion vestibulaire ; *v*, portion tympanique avec les noyaux et le protoplasma ; *a*, labium tympanicum de la crête spirale (*Crista spiralis*) ; *a'*, prolongement du protoplasma du tympan sur la lame spirale osseuse (*Lamina spiralis ossea*) ; *c*, origine de la membrane basilaire près du point (*h*, où le nerf a été sectionné ; *d*, *e*, vaisseaux sanguins ; *f*, nerf ; *g*, épithélium du sillon spiral externe (*Sulcus spiralis externus*) ; *i*, cellules ciliées intérieures, avec leur prolongement *k*, entourées de noyaux et de protoplasma (couche granuleuse), dans lesquelles viennent aboutir les fibres nerveuses ; *n*, portion fondamentale, ou base des piliers internes de l'organe de Corti ; *m*, portion supérieure du sommet de ces piliers, réunie aux points analogues des piliers extérieurs, dont la partie inférieure n'est pas représentée ; le pilier suivant *o* présente sa partie moyenne à sa base ; *p*, *q*, *r*, les trois cellules ciliées extérieures ; *z*, cellule de soutien de *Hensen* ; *l*, lame réticulée (*Lamina reticularis*) ; *w*, fibre nerveuse se terminant dans la première cellule ciliée extérieure.

possible de décrire ici la structure réticulée si remarquable de cet organe.

Comment se terminent les fibrilles primitives du nerf cochléaire ?

Après avoir quitté la lame spirale osseuse, elles pénètrent, entre les piliers internes, dans le tunnel de l'organe de Corti ; une partie de ces fibrilles se perd, avant d'y arriver, dans les cellules ciliées internes. Elles se rendent, en dernier lieu, suivant *Waldeyer*, dans les cellules ciliées externes (*w*). *Retzius* (auquel nous devons une remarquable monographie sur l'organe auditif des vertébrés) déclare que la question de la termination de ces fibrilles nerveuses chez les mammifères n'est pas encore résolue. De sorte qu'actuellement tout est encore incertain.

CHAPITRE XXIV

ORGANES DES SENS (*suite*). ŒIL.

Le globe oculaire constitue l'appareil terminal du nerf optique. La connaissance de cet organe étant indispensable au médecin, nous nous y arrêterons quelques instants, autant du moins que le permet la structure si compliquée du globe oculaire.

Le globe de l'œil (fig. 216) est formé par une série d'enveloppes; on trouve tout d'abord en allant de l'extérieur vers l'intérieur, une membrane opaque, très étendue, qui ferme la partie postérieure, c'est la *sclérotique* (*a*); le segment antérieur est représenté par une membrane plus petite et transparente, la *cornée* (*b*). A l'intérieur de cette capsule, on rencontre des membranes pigmentées, l'*uvée*, une membrane d'une grande étendue, la *choroïde* (*e*), les *procès ciliaires* (*g*), le *muscle tenseur* (*f*) appliqué à sa partie externe, et enfin, en avant, le diaphragme annulaire qui porte le nom d'*iris* (*h*).

La cavité centrale, ainsi constituée, renferme les divers milieux réfringents de l'œil, y compris la cornée (*b*). On rencontre ainsi, d'avant en arrière, la chambre antérieure et l'*humeur aqueuse*, que l'on trouve également dans la chambre postérieure de l'œil (en avant de *l*). Vient ensuite le cristallin (*l*), masse plus solide et réfractant fortement la lumière, et, en dernier lieu, une masse déprimée à sa face antérieure, le *corps vitré* ou *humeur vitrée* (en ar-

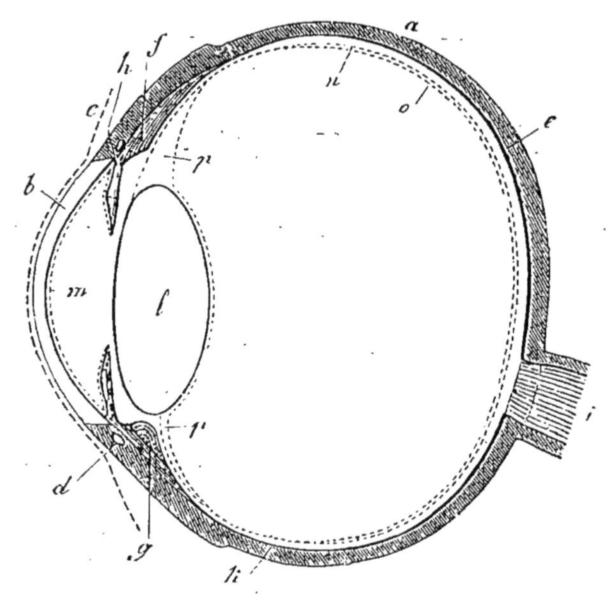

Fig. 216. — Coupe transversale de l'œil : *a*, sclérotique ; *b*, cornée ; *c*, conjonctive ; *d*, cercle veineux de l'iris ; *e*, choroïde et membrane pigmentaire ; *f*, muscle ciliaire ; *g*, procès ciliaires ; *h*, iris ; *i*, nerf optique ; *i'*, papille ; *k*, *ora serrata* ; *l*, cristallin ; *m*, membrane de Descemet ; *n*, membrane limitante de la rétine ; *o*, membrane hyaloïde ; *p*, canal de Petit ; *q*, tache jaune.

rière de *l*), dont la *rétine* (*i*), expansion terminale du nerf optique, recouvre la plus grande partie.

Cette membrane est limitée en avant par un rebord festonné, l'*ora serrata* (*k*), qui donne insertion aux *procès ciliaires* (*k*).

Le sang arrive à l'organe visuel par un système vasculaire très compliqué, formé presque exclusivement par l'*artère ophthalmique*. On y trouve aussi de nombreux vaisseaux lymphatiques.

Nous avons déjà décrit la cornée (page 83), avec ses deux couches limitantes homogènes, l'épithélium pavimenteux qui tapisse sa face antérieure (page 47), la couche de cellules qui revêt sa face postérieure (page 45), et les nerfs de cet organe (page 310).

Le système lacunaire de la cornée, dont nous avons dit quelques mots, est sujet à discussion. Les conduits de ce système, qui renferme un liquide spécial (fig. 217), peu-

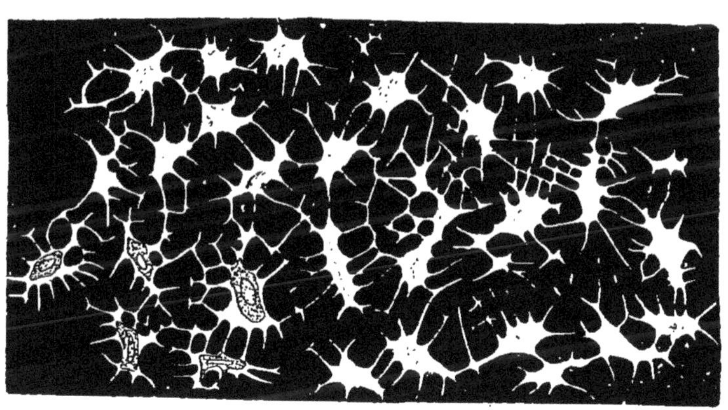

Fig. 217. — Cornée de l'homme (imprégnation d'argent). Les corpuscules ou canaux du suc de la cornée paraissent vides. A gauche et en bas, on voit quatre cellules modifiées renfermées dans les lacunes.

vent s'injecter par ponction; si l'expérience réussit, les lacunes conservent leur forme primitive; si l'injection est faite sans succès, ces lacunes se déforment et prennent un aspect irrégulier, que l'on considère avec raison comme résultant de déchirures produites par l'injection. On a de plus constaté, par ce moyen, que les lacunes étaient en rapport direct avec les lymphatiques de la conjonctive.

Le contenu cellulaire du système lacunaire a donné lieu à de nombreuses explications ; nous voulons parler ici, non pas des cellules lymphatiques qui circulent dans ces espaces, mais des cellules cornéennes *fixes* (fig. 217, en bas et à gauche). Ces cellules ont la forme d'étoiles ou de roues à aube; leur noyau est toujours entouré d'une certaine quantité de protoplasma; les parties périphériques sont constituées par des lames homogènes, ayant la forme de voiles. Ces cellules possèdent un certain degré de contractilité et nous ne croyons pas que leurs prolongements s'anastomosent entre eux pour former des réseaux ; il en résulte qu'une partie de ces canaux doit rester remplie de liquide. Toutefois, tous les auteurs ne sont pas d'accord sur cette question, et il serait bon, pour l'étudier, de varier les procédés et les réactifs.

La *sclérotique* (page 84) est une membrane fibreuse, formée par des faisceaux, dont les uns sont dirigés suivant la direction d'un méridien et les autres, parallèles à l'équateur du globe oculaire, s'entre-croisent avec les premiers. Elle se confond, en avant, avec le tissu transparent de la cornée, et possède des conduits lacunaires réguliers, remplis de corpuscules lymphatiques et de cellules conjonctives, les unes incolores, les autres pigmentées (*Waldeyer*). On a constaté la présence de nerfs dans cette membrane, mais seulement dans le voisinage de la cornée.

Près du point d'union de la sclérotique et de la cornée, on observe un sinus annulaire, d'une structure assez compliquée, formé aux dépens de la première de ces membranes. On a donné à ce sinus le nom de canal de *Schlemm* (fig. 216, *d*), et on l'a considéré comme un *conduit vasculaire veineux* (*Lebert*). Suivant d'autres auteurs, ce serait un canal lymphatique (*Schwalbe, Waldeyer*).

La sclérotique se continue, en arrière, avec la gaine externe des nerfs optiques, et par là avec la dure-mère : elle reçoit, en outre, les faisceaux tendineux des muscles de l'œil, qui viennent la renforcer.

L'*uvée* est remarquable par le système vasculaire fort compliqué que l'on y observe, sauf à sa partie antérieure, où est l'*iris*.

La face interne de cette membrane (postérieure de l'iris) est entièrement tapissée par la couche externe d'épithélium pigmenté de la rétine (page 46). Pendant la vie embryonnaire, l'uvée s'étend beaucoup plus en avant qu'après la naissance.

La *choroïde* forme la plus grande portion de l'uvée : cette membrane peu épaisse se compose de plusieurs couches minces de tissu conjonctif.

Elle présente à considérer : *a*) une couche limitante interne, transparente, de 0,0006 à 0,0008^{mm} d'épaisseur, plus épaisse et irrégulière en avant ; *b*) une couche mince, homogène, renfermant des réseaux capillaires étoilés très riches (*choroïdea capillaris*) ; *c*) une couche mince d'un réseau de fibres élastiques très ténues et très serrées, qui serait pourvue sur ses deux faces d'une mince pellicule endothéliale (*Sattler*) ; *d*) la choroïde proprement dite, avec ses cellules étoilées de tissu conjonctif, le plus souvent pigmentées, et pourvue de nombreux vaisseaux artériels et veineux ; enfin, *e*) une couche de tissu conjonctif lâche, pigmenté, qui assure l'union de la choroïde avec la face interne de la sclérotique. Cette couche porte le nom de *lamina fusca* ou *suprachoroïdea*, et constitue un espace lymphatique, avec de grandes cellules endothéliales.

Le réseau capillaire présente également un très grand développement dans la région de l'*ora serrata* et des procès ciliaires. Le stroma de cette couche est analogue à celui de la choroïde ; mais on n'y trouve pas de cellules pigmentées.

En dehors du corps ciliaire, on trouve une couche musculaire lisse, d'un aspect particulier, qui porte le nom de *muscle tenseur* de la choroïde ou de muscle ciliaire, qui correspond au ligament ciliaire des anciens anatomistes (fig. 216, *f*).

Ce muscle naît, chez l'homme, à la limite de la cornée et de la sclérotique. De là, les faisceaux musculaires prennent une direction rayonnée en arrière, et se perdent dans le corps ciliaire, où ils pénètrent; en bas et en dedans, on trouve un système de faisceaux circulaires (*muscles circulaires de Müller*).

On retrouve, dans le stroma conjonctif de l'*iris*, les cellules du tissu conjonctif de l'uvée, incolores dans les yeux clairs, pigmentées dans les yeux foncés; il contient, en outre, des éléments musculaires lisses. Des faisceaux annulaires (fig. 218, *a*) concourent à la formation du *sphincter* ou *constricteur de la pupille* qui, à son tour, donne naissance à des fibres qui constituent le *dilatateur de la pupille*.

L'*iris* est formé de faisceaux de fibres, qui, d'abord séparées, vont se réunir à la périphérie, pour former une couche radiée continue (*b*). Enfin, le bord ciliaire, c'est-à-dire externe de l'iris, est limité par une couche musculaire annulaire. Telle est la structure de l'iris chez l'homme.

L'iris reçoit de plus, à la périphérie et à sa face antérieure, le ligament pectiné de l'iris (*ligamentum pectinatum iridis*) (*Huck*).

Nous avons dit précédemment (p. 84) que la face pos-

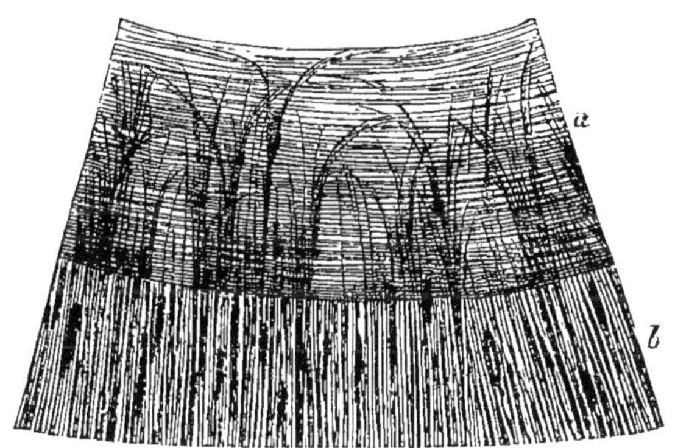

Fig. 218. — Surface de l'iris de l'homme : *a*, sphincter; *b*, dilatateur de la pupille.

térieure de la cornée était revêtue par une membrane d'apparence vitreuse, la *membrane de Descemet* ou de *Demours*. Cette membrane émet un réseau très fin (assez analogue au tissu élastique), qui se transforme en travées plus épaisses, recouvertes de cellules épithéliales, et traverse le bord externe de la chambre antérieure de l'œil; c'est là le ligament *pectiné*. La face antérieure de l'iris est également tapissée par une couche de cellules de ce genre. On a donné le nom de *canal de Fontana* à un conduit annulaire, imparfait, formé par le système trabéculaire du ligament pectiné.

La *choroïde* renferme de petits ganglions dépendant des nerfs ciliaires; les muscles ciliaires et l'iris sont pourvus de fibres nerveuses assez nombreuses; mais leur mode de terminaison est encore inconnu.

Nous prions le lecteur de se reporter aux pages 116 et 69 pour la description sommaire du *cristallin* et du *corps vitré;* mais nous insisterons quelque peu sur l'enveloppe extérieure du corps vitré. La membrane hyaloïde (fig. 216, *k*) se divise en deux feuillets, l'un postérieur, l'autre antérieur, qui constituent la *zone de Zinn*, intimement unie aux procès ciliaires et creusée d'une dépression. Ces deux feuillets vont s'insérer à la zone équatoriale du cristallin. La zone de Zinn paraît constituée par un système de fibres très pâles, résistantes. Les deux feuillets sont séparés par un anneau prismatique, triangulaire, qui porte le nom de *canal de Petit.* L'existence de ce canal est encore contestée, et il se pourrait qu'il fût simplement le résultat artificiel d'une mauvaise préparation (*Merkel*, *Mihalkovics*).

L'*expansion terminale du nerf optique*, ou *rétine*, présente la plus grande épaisseur au niveau de l'entrée du nerf optique (0,38 à $0,23^{mm}$) ; à la périprérie, elle s'amincit de moitié environ. Au niveau de son bord antérieur, elle n'a plus que $0,09^{mm}$ d'épaisseur; elle porte le nom d'*ora serrata* (fig. 216, *k*). En dehors du point d'entrée du nerf optique (*i'*), à 3 ou 4 millimètres environ, on aperçoit la tache jaune (*macula lutea*), qui correspond au point de la vision parfaite (*q*). Au centre de cette tache, on trouve une dépression, connue sous le nom de *fovea centralis*, et, suivant *Leber*, dépourvue de vaisseaux.

On a tenté, dans ces derniers temps, d'élucider la structure si compliquée de la rétine; mais, malgré les travaux de quelques auteurs (*H. Muller, M. Schultze*, etc.), nos connaissances sur ce sujet sont loin d'être parfaites.

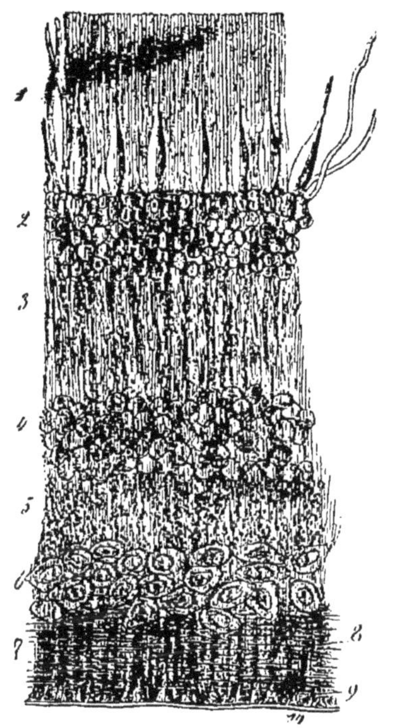

Fig. 219. — Coupe verticale de la rétine humaine. 1. Couche des bâtonnets et des cônes, limitée en bas par la *membrane limitante externe;* 2. Couche granuleuse externe ; 3. Couche intermédiaire; 4. Couche granuleuse interne ; 5. Couche finement granuleuse ; 6. Couche des cellules ganglionnaires; 7. Épanouissement du nerf optique ; 8. Fibres de soutien de Müller ; 9. Insertion de ces fibres sur la membrane limitante ; 10. Membrane limitante interne.

La rétine (fig. 219) est entourée extérieurement d'une couche simple de *cellules épithéliales* pigmentées (p. 46). On trouve ensuite : 1° la couche des *bâtonnets* et des *cônes* (1); 2° la *couche limitante externe* (*membrana limitans externa*), représentée par une ligne transversale située entre 1 et 2 ; 3° la *couche granuleuse externe* (2) ; 4° la *couche intermédiaire* (3) ; 5° la *couche granuleuse interne* (4) ; 6° la *couche moléculaire* (5); 7° la *couche des cellules nerveuses* (6) ; 8° l'*épanouissement* des fibres du nerf optique (7) ; et enfin 9° la *couche limitante interne* (*membrana limitans interna* (10).

Schwalbe a donné à la couche des bâtonnets et des cônes, et à la couche granuleuse externe, le nom de *névro-*

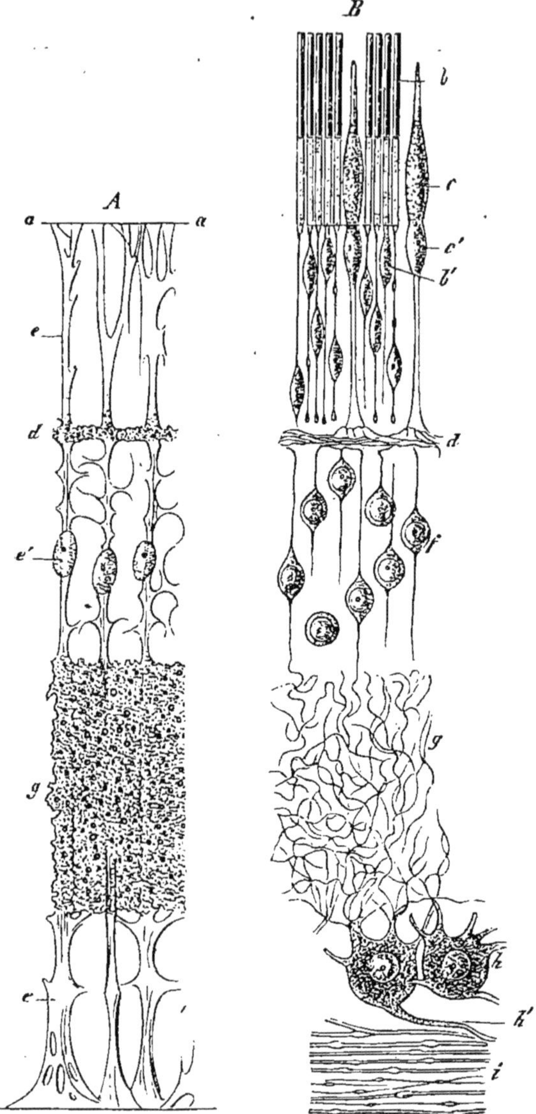

Fig. 220. — Coupe schématique de la rétine : A, charpente conjonctive ; *a*, membrane limitante externe ; *e*, fibres radiées ou fibres de soutien de Müller, avec leurs noyaux *e'* ; *d*, charpente de la couche intermédiaire, et *g*, de la couche moléculaire ; *l*, membrane limitante interne ; B, partie nerveuse ; *b*, bâtonnets, segments interne et externe ; *c*, cônes, segment externe et corps ; *b'*, granulation des bâtonnets et des cônes ; *d*, épanouissement de la fibre conique en un fin réseau de fibrilles, dans la couche intermédiaire ; *f*, granulations de la couche granuleuse interne ; *g*, entrecroisement des fibrilles dans la couche moléculaire ; *h*, cellules ganglionnaires ; *h'*, prolongements du cylindre-axe ; *i*, couche de fibres nerveuses.

épithélium, et aux autres parties, celui de *couche cérébrale*.

La rétine renferme une charpente *conjonctive* et des éléments *nerveux*.

Nous étudierons d'abord la disposition du tissu conjonctif (fig. 220, A), en commençant par la face interne.

La première couche limitante que l'on rencontre est d'aspect vitreux, possède 0,0011^{mm} d'épaisseur, et porte le nom de *membrane limitante interne* (*l*). La face interne est lisse ; de la face externe on voit partir, du côté de la choroïde, une série de fibres verticales, aplaties, triangulaires, qui s'amincissent ensuite et prennent un aspect rayonné (*c*) ; ces fibres manquent au niveau de la tache jaune.

Elles sont connues sous les noms de *fibres de soutien de Müller* (*e*) ; leur nombre augmente à mesure qu'on avance vers la partie antérieure de cette couche.

Elles émettent des rameaux latéraux qui s'anastomosent entre eux. Il se forme ainsi, dans la couche moléculaire (*g*) et dans la couche granuleuse intermédiaire (*d*), un réseau très fin, dont la disposition rappelle celle que nous avons trouvée dans la substance grise du cerveau et de la moelle (page 331).

On y rencontre parfois des cellules ou des éléments analogues à ceux qui existent dans la couche granuleuse externe (*e'*).

La charpente conjonctive s'étend jusqu'à la face interne de la couche des bâtonnets et des cônes (*a*). Il est probable que cette charpente s'étend au delà, sous forme de substance unissante homogène. Elle forme, comme la *membrane limitante externe*, une couche limitante, criblée de trous; en dehors, elle constitue un moyen d'union entre les cônes et les bâtonnets.

Connaissant maintenant le stroma conjonctif de la rétine, qu'il est facile de différencier du tissu conjonctif ordinaire, il nous reste à étudier successivement les *éléments nerveux* (B), en commençant par la couche externe, formée par les bâtonnets et les cônes.

1° Cette couche, considérée dans son ensemble, porte le nom de *couche des bâtonnets* (*stratum bacillosum* ou *membrane de Jacobi*)[1]. Les bâtonnets sont des cellules nerveuses, terminales, analogues à celles que nous avons décrites précédemment, à l'extrémité des nerfs des autres organes des sens. Toutefois, dans la rétine, elles possèdent certains caractères spéciaux, qui les en différencient; de plus, les bâtonnets et les cônes sont sujets à de nombreuses variations, suivant les espèces animales. Leur dimension est proportionnelle à celle des globules rouges du sang.

Les *bâtonnets* (*bacilli*, B *b*) sont des cylindres allongés, formés de deux parties : l'une, homogène, étroite, fortement réfringente, que l'on appelle *segment externe;* l'autre, ou *segment interne*, plus courte, plus pâle, granuleuse, et d'un plus grand diamètre transversal.

Nous devons mentionner ici une intéressante découverte faite tout récemment. *Boll* a observé sur le segment externe

[1] On a évalué le nombre des fibres nerveuses du nerf optique de l'homme à un demi-million, et celui des cônes à trois millions et demi.

des bâtonnets vivants une vive coloration rougeâtre, la *pourpre optique*. A la lumière diffuse du jour, la couleur disparaît promptement, pour reparaître plus tard. La pourpre optique se conserve pendant longtemps dans l'obscurité. Les acides biliaires la dissolvent (*Kühne*).

Chez les vertébrés inférieurs, le segment externe des bâtonnets et des cônes est entouré complètement de pigment rétinien. Chez les mammifères et chez l'homme, cette gaine de pigment est beaucoup moins développée.

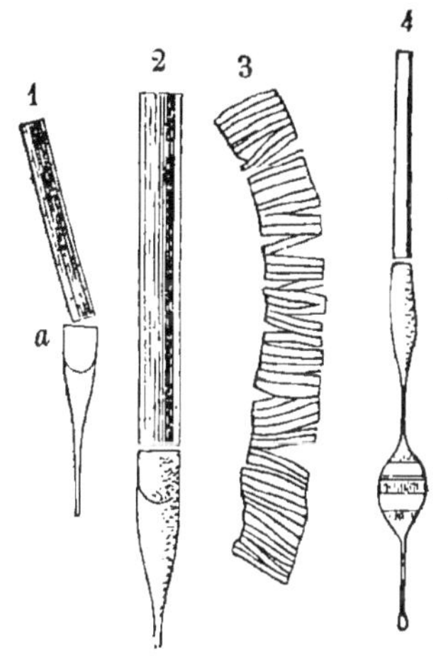

Fig. 221. — Détails de la structure du bâtonnet : 1, bâtonnet chez la poule, segments externe et interne, et ellipsoïde conique ; 2, bâtonnet chez la grenouille ; 3, segment externe du bâtonnet de la grenouille se divisant en disques transversaux ; 4, bâtonnet et grain du bâtonnet chez le cobaye.

Les bâtonnets offrent les dimensions les plus considérables dans la partie postérieure de la rétine, où ils ont près de $0{,}06^{mm}$ de longueur ; et plus en avant, leur longueur diminue ; elle n'est plus que de $0{,}0399^{mm}$ vers l'*ora serrata*. Leur diamètre transversal varie entre 0,0016 et $0{,}0018^{mm}$.

L'extrémité inférieure ou interne, dirigée vers le centre du globe oculaire et au-dessous de la *membrane limitante externe*, s'effile en pointe, et se termine en un filament, extrêmement délié, qui est une fibrille nerveuse primitive (fig. 220, B ; fig. 221, 1, 4 ; fig. 222, 1, 3). Cette fibrille traverse la couche granuleuse externe, perpendiculairement à sa surface, et présente, plus ou moins haut sur son trajet, une petite cellule, que l'on appelle *grain du bâtonnet* (fig. 220, B b'; fig. 221, 1, 2, 4; fig. 222, 3). Au delà du grain la fibre a subi un nouvel amincissement (*Merkel*). Le grain du bâtonnet fait partie des éléments de la couche granuleuse externe.

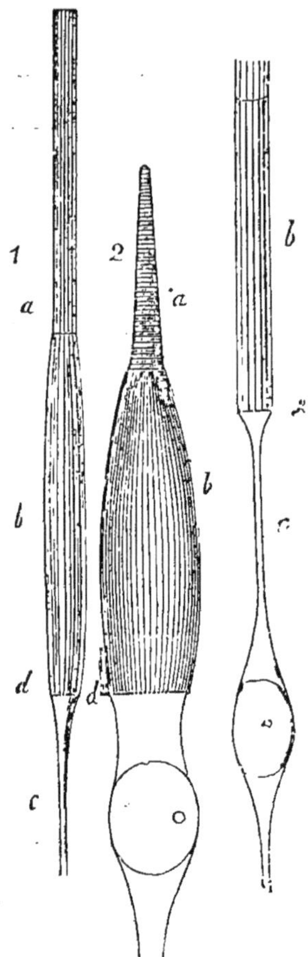

Fig. 222. — Revêtement fibrillaire des cônes et des bâtonnets : 1, bâtonnets; 2, cônes chez l'homme; *a*, segment externe; *b*, segment interne; *c*, filament du bâtonnet; *d*, membrane limitante externe; 3, bâtonnets chez le mouton. Dans cette figure, les fibrilles dépassent le segment interne; le segment externe n'est pas représenté.

Dans ces derniers temps, on a mieux étudié la structure des bâtonnets, et on a trouvé (fig. 221), à la limite du segment interne et du segment externe, un corps plan-convexe, compris dans le premier de ces segments, et dont la base plane est tournée vers la partie supérieure (1, *a*, et 2). C'est l'*ellipsoïde bacillaire de Krause*.

En outre, le segment externe se divise en disques transversaux (3), mesurant, chez l'homme, de 0,0003 à 0,0004^{mm} (*Schultze*). Mais ce fait est connu depuis longtemps.

On a également observé, dans le segment externe, une striation longitudinale, déterminée par des dépressions allongées, entre lesquelles on voit des arêtes saillantes (fig. 221, 1, 2, et fig. 222, 1, *a*); il en est de même pour le segment interne (fig. 222, 1 et 3, *b*).

Ritter dit avoir trouvé, dans l'axe du bâtonnet, un filament très délié, qui serait une fibrille nerveuse primitive.

La structure des cônes (fig. 220, B, *c*; fig. 222, 2) ne nous est guère mieux connue.

Les cônes présentent chez l'homme la forme d'une bouteille allongée, dont la base est appuyée contre la *membrane limitante externe;* l'extrémité supérieure ou interne va en s'effilant, et porte le nom de *bâtonnet du cône* (fig. 220, B, au-dessus de *c*, et fig. 222, 2, *a*). Ce filament représente le segment externe des bâtonnets, et a une grande tendance à se segmenter dans le sens transversal. Le *segment interne* ou le *corpuscule du bâtonnet* (fig. 221, 2, *b*) présente également une striation longitudinale.

A la base du bâtonnet, et immédiatement au-dessous de la membrane limitante externe, on trouve un petit élément cellulaire, appelé grain du cône (fig. 220, B*c'*; fig. 222, 2, au-dessous de *d*). Enfin un *filament conique* assez large, de 0,0029^{mm} d'épaisseur au plus, traverse la couche granuleuse externe, et gagne la partie inférieure (fig. 220, au-dessous de *c'*). Ce filament est constitué par des fibrilles nerveuses primitives.

La distribution de ces divers éléments est fort inégale (fig. 223).

Au niveau de la tache jaune, point de la vision parfaite, on ne trouve que des cônes (1); au pourtour de la tache jaune, les cônes sont encore serrés les uns contre les autres, et entourés de petits cercles de bâtonnets (2). Plus en dehors, on voit augmenter les intervalles qui séparent les cônes, ainsi que le nombre des bâtonnets qui leur sont interposés (3).

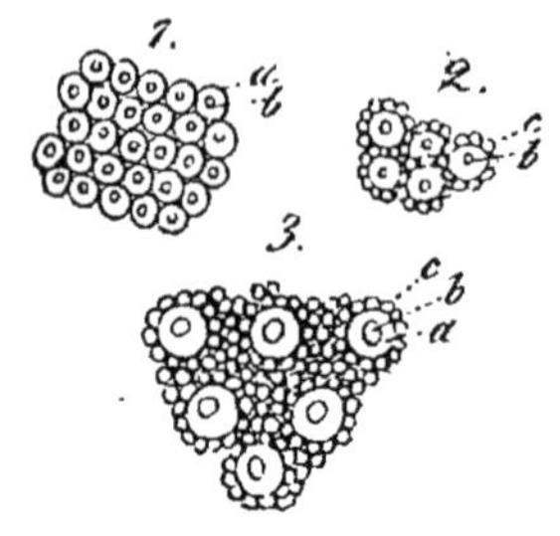

Fig. 223. — Couche des bâtonnets vue de face : *a*, cônes ; *b*, bâtonnets des cônes ; *c*, bâtonnets ordinaires ; 1, de la tache jaune ; 2, à la limite de la tache jaune ; 3, de la partie moyenne de la rétine.

Chez les singes et la plupart de nos animaux domestiques, on observe des dispositions analogues. Chez les animaux nocturnes, comme les chats et (d'après *Krause*) les chauves-souris, on ne rencontre que des cônes atrophiés ; le hérisson et la taupe sont entièrement privés de cônes. Les oiseaux, au contraire, ont, en général, un nombre considérable de ces éléments. Chez le caméléon et le lézard, on ne trouve même plus de bâtonnets, et leur rétine affecte la disposition de la tache jaune chez l'homme, avec ses cônes. Le bâtonnet peut être considéré comme l'appareil terminal, destiné à la vision des objets incolores ; le cône servirait à la perception et à la distinction des objets colorés (*Schultze*).

2° La *membrane limitante externe*, située à la limite de la couche des bâtonnets et des cônes des parties externes, nous est déjà connue. Les différents orifices livrent passage aux extrémités des bâtonnets et aux *corpuscules des cônes*. Elle forme, enfin, la cloison amorphe et délicate qui sépare les bâtonnets et les cônes.

3° Nous savons que la charpente conjonctive de la *couche granuleuse externe* (*stratum granulosum externum*) résulte de la superposition (fig. 220, B) de petites cellules, renfermant un noyau, qui en remplit presque entièrement l'intérieur. Il faut donc distinguer ici des grains de cône (c') d'un certain volume, mesurant de 0,0009 à 0,0012^{mm} et superficiels, et des grains de bâtonnets profondément situés, plus petits, ayant de 0,0045 à 0,0079^{mm} de hauteur. Ces derniers présentent une striation transversale, particulière, que l'on pourrait considérer comme normale (fig. 221, 4); les grains de cône seraient également striés, mais avec moins de netteté.

4° La *couche intermédiaire* (*stratum intergranulosum*) présente une structure plus compliquée et moins bien connue.

D'après *Schultze*, les fibrilles des bâtonnets, une fois arrivées à la couche intermédiaire, se termineraient par de petits renflements terminaux (fig. 220, B, au-dessus de *d*); mais il n'en est pas ainsi : le filament terminal des bâtonnets ne fait que se réfléchir à angle obtus et passe dans une autre couche. Je me suis assuré qu'il en est réellement ainsi.

Les fibres coniques larges se divisent en même temps en trois prolongements très ténus (au-dessus de *b*). Mais nous avons à mentionner ici une découverte importante due à *Merkel*. Ce dernier a trouvé que les fibres des cônes étaient en relation intime avec le grain de la couche granuleuse interne. *Gunn* relate une observation analogue. Si en outre le prolongement protoplasmatique des cellules ganglionnaires se termine également par un grain, on aurait enfin, du moins pour l'un des deux éléments de la rétine, l'enchaînement ininterrompu si longtemps cherché, tel que *Schultze* se l'était figuré.

Dans la charpente conjonctive de la couche intermédiaire, on voit un réseau de filaments nerveux, horizontaux et obliques (*d*), qui ne sont que les prolongements des fibrilles des bâtonnets et des cônes.

5° La *couche granuleuse interne* (*stratum granulosum internum*) contient (A *e'*) des noyaux ou cellules de tissu conjonctif, de forme ovale. On trouve, en outre, des couches de cellules sphériques, pourvues de noyaux, nettement délimitées et dans le pôle supérieur desquelles vient aboutir un filament nerveux assez fin; on retrouve ce filament aminci, à leur pôle inférieur; il continue ensuite son trajet vertical. Ces grains nerveux ne présentent pas de striation.

6° La *couche moléculaire* (*stratum moleculare*) (B, *g*) offre quelques-uns des caractères du tissu conjonctif de la couche intermédiaire; elle renferme, de plus, un réseau de fibrilles primitives très fines, dans lequel des fibres, provenant des cellules profondes de la couche granuleuse, pourraient pénétrer. Mais il est impossible de suivre le trajet de ces fibres. Nos connaissances sur la structure de la rétine présenteraient donc ici une nouvelle lacune.

Cependant, bien que cela ait été aussi admis par *Schultze*, d'autres observateurs non moins attentifs, comme *Merkel* et *Retzius*, parlent d'un prolongement en ligne droite des fibrilles nerveuses. Cela suffit pour donner une idée de la difficulté et de l'incertitude que présentent de pareilles recherches.

7° Examinons maintenant la *couche des cellules ganglionnaires* (*stratum cellulosum*) (B, *h*).

Les cellules qui la composent sont disposées en couches (de 10 à 6) superposées, et situées dans la partie profonde de la rétine; plus on se rapproche de la périphérie, plus les couches s'écartent l'une de l'autre. A l'exception de la tache jaune, où les cellules ganglionnaires sont bipolaires, ces éléments sont multipolaires et d'assez grandes dimensions; ils peuvent atteindre jusqu'à 0,0377^{mm} de diamètre. Leurs prolongements se dirigent en dehors et leurs ramifications finissent par disparaître dans le réseau des fibres de la couche moléculaire; un des prolongements, tourné en dedans, est le cylindre-axe (*h'*). Il se continue, par un tube horizontal, dans la couche des tubes nerveux du nerf optique (*stratum fibrillosum, i*).

Le nerf optique contient des fibres à myéline, de 0,0045 à 0,0014^{mm} d'épaisseur, qui perdent leur gaine de myéline à leur entrée dans le globe oculaire; chacune d'elles se transforme en un cylindre-axe pâle [1].

Après avoir pénétré dans la rétine, les fibres du nerf optique s'épanouissent en forme de faisceaux, qui se divisent et s'anastomosent à angles aigus, de manière à constituer un plexus nerveux. En s'avançant vers le pôle antérieur de l'œil; ces faisceaux s'amincissent, pendant que la distance qui les sépare augmente proportionnellement. Enfin, ils ne sont plus représentés que par des cylindres-axes isolés.

On admet aujourd'hui, sans preuve certaine toutefois,

[1] Chez l'homme, la gaine médullaire des nerfs persiste dans les réseaux cutanés; il en est souvent de même chez le chien; c'est la règle chez les lapins et les lièvres.

que chacune des fibres du nerf optique va se perdre, sous forme de prolongement de cylindre-axe, dans une cellule ganglionnaire.

Nous avons décrit plus haut la *membrane limitante interne*.

Étudions maintenant la partie la plus importante de la rétine, la *tache jaune* (*macula lutea*). Sa texture offre un intérêt tout particulier. On ne trouve plus que des traces de la trame conjonctive, au niveau de la *membrane limitante interne*. La couche des fibres nerveuses disparaît également, et la couche des cellules ganglionnaires, qui est encore si développée à la périphérie, finit par manquer totalement au centre de la fossette centrale. Les couches *moléculaire* et *granuleuse interne* disparaissent aussi à ce niveau. On ne trouve donc plus dans cette région que les *cônes* et la *couche granuleuse externe*.

Ces éléments (fig. 224) ne ressemblent en rien à ceux que nous avons vus précédemment. Leur corps s'est rétréci, au point de ne plus mesurer que de 0,0028 à $0,0033^{mm}$ (*Schultze*); il présente à peu près le même volume que le bâtonnet; le bâtonnet du cône est également plus mince et n'a plus que de 0,0001 à $0,0009^{mm}$ de diamètre. La fibre du cône paraît seule avoir échappé à cet amoindrissement; le grain du cône est placé plus ou moins haut (*a*).

Dans les couches périphériques de la rétine, la fibre du cône traverse cette membrane, en suivant un trajet vertical; mais dans la région de la tache jaune, au contraire, elle abandonne, de plus en plus, cette direction pour prendre une marche oblique en dehors et en bas (*a*). Cette disposition contribue à donner à cette région un aspect tout à fait caractéristique.

A mesure qu'on se rapproche de l'*ora serrata*, l'épaisseur de la rétine diminue avec le nombre de ses éléments nerveux. La charpente de tissu conjonctif tend de plus en plus à prédominer ; en dernier lieu, on ne rencontre plus un seul élément nerveux.

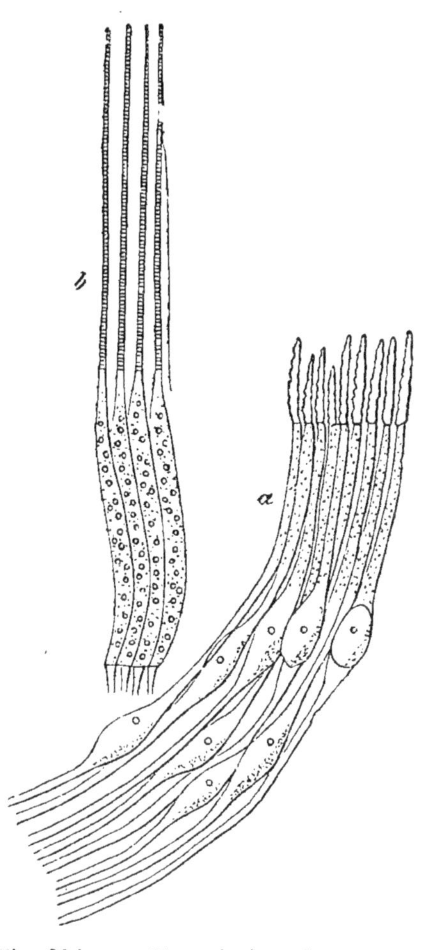

Fig. 224. — Cônes de la tache jaune et de la fossette centrale de l'homme : *a*, segment externe décomposé ; *b*, transformation du segment en lamelles.

On désigne sous le nom de *portion ciliaire de la rétine* une couche de cellules cylindriques, situées au-dessus de la *zone de Zinn*, et au delà de l'*ora serrata*, qui se continue jusqu'à l'iris, et, suivant plusieurs auteurs, jusqu'au bord pupillaire même de ce diaphragme. Dans tous les cas, la couche pigmentaire s'étend jusqu'à ce dernier point.

Les vaisseaux sanguins de la rétine (fig. 225) proviennent de l'*artère* et de la veine *centrale* de la rétine. Ils constituent un élégant réseau, à larges mailles, composé de capillaires très fins. Ce réseau occupe la partie la plus interne de la rétine, mais s'étend, néanmoins, jusque dans la couche granuleuse interne, et plus loin encore.

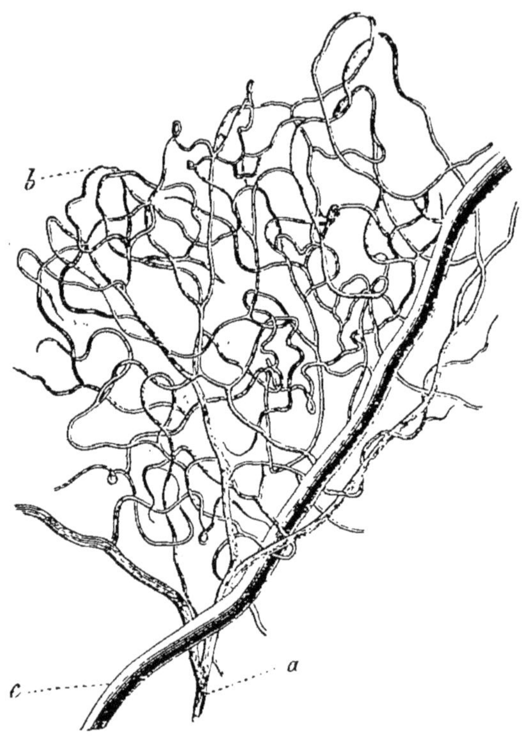

Fig. 225. — Vaisseaux de la rétine humaine. *a*, tronc artériel; *c*, tronc veineux; *b*, réseau capillaire.

La tunique adventice de ces vaisseaux n'adhère que mollement à la couche interne, et contribue à la formation d'un espace lymphatique.

Nous avons déjà dit précédemment que la *fovea centralis* était dépourvue de vaisseaux (page 378).

Nous ne pouvons donner ici des détails plus complets sur la structure des vaisseaux sanguins du globe oculaire;

nous dirons cependant quelques mots des *voies lymphatiques* de cet organe (fig. 226), en nous guidant sur les travaux si remarquables de *Schwalbe*.

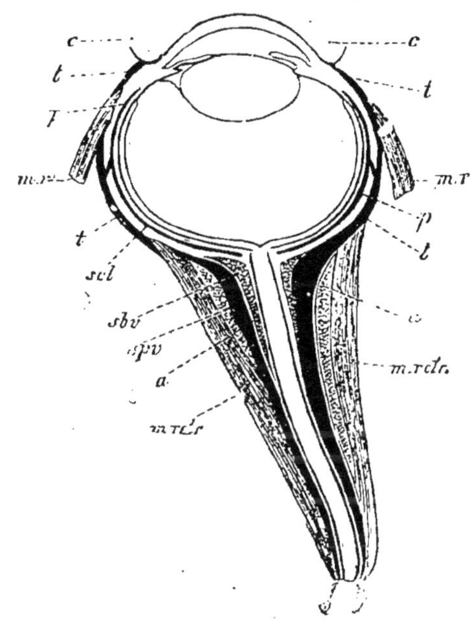

Fig. 226. — Lymphatiques de la partie postérieure de l'œil du cochon : *c*, conjonctive; *mr*, muscles droits; *m. retr.*, muscle élévateur de l'œil (*Retractor bulbi*); *a*, couche adipeuse; *v*, gaine externe du nerf optique; *t*, espace de Tenon se jetant en arrière dans l'espace supra-vaginal *spv*; *sbv*, espace sous-vaginal situé entre les gaines externe et interne du nerf optique; *p*, espace périchoroïdien, communiquant avec l'espace de Tenon par des conduits obliques.

Nous décrirons, avec cet auteur, un système lymphatique antérieur et un système postérieur. Le premier provient de l'iris et des procès ciliaires; sa cavité centrale se trouve dans la chambre antérieure de l'œil. Les lymphatiques de la cornée et de la conjonctive en dépendent.

Tous les lymphatiques qui naissent en arrière des procès ciliaires concourent à la formation du système postérieur. Il est probable que la sclérotique et la choroïde ne possèdent pas de conduits lymphatiques proprement dits; mais, entre ces deux membranes, on trouve un espace assez grand, qui porte le nom de *lamina fusca*. Cet espace, de nature lymphatique, n'est autre que l'*espace périchoroïdien* de *Schwalbe* (*p*). Le liquide lymphatique pénètre de ce point dans l'*espace de Tenon* (*t*), situé au niveau de *mr*, entre la face externe de la sclérotique et la capsule de *Tenon*. Les canaux lymphatiques anatosmosés entourent les *vasa vorticosa* de la choroïde. L'espace de Tenon communique, en arrière, avec l'*espace sus-vaginal* (*sbv*), qui forme une gaine cylindrique autour du nerf optique.

Key et *Retzius* ont réussi à injecter, par l'espace qu'ils ont découvert entre la dure-mère et l'arachnoïde (p. 349), un autre espace, situé entre les gaines interne et externe du nerf optique ; c'est l'*espace sous-vaginal* de *Schwalbe* (*sbv*) ; de là, ils ont fait pénétrer la matière à injection jusque dans l'espace périchoroïdien de *Schwalbe*. Ce dernier savant n'admet pas l'existence de cette communication.

De la gaine interne du nerf optique elle-même, on peut faire pénétrer une injection entre les faisceaux des fibres du nerf optique, par l'espace sous-arachnoïdien du cerveau (p. 349).

Il résulte de ces faits que les lymphatiques de la rétine forment des gaines autour des capillaires et des veines.

Revenons à la chambre antérieure de l'œil, et voyons la disposition de son système lymphatique.

On trouve d'abord un système de lacunes qui vont du canal de *Petit* à la chambre postérieure, et par conséquent à la chambre antérieure. Le canal de *Fontana* du ligament pectiné de l'iris donne naissance à des conduits larges et importants, qui vont porter la lymphe dans l'iris et les procès ciliaires.

Si l'on vient à faire une injection à la périphérie de la membrane de *Descemet*, on voit le liquide pénétrer dans le canal de *Schlemm* (p. 374).

On pourrait conclure de cette expérience qu'il existe, entre les canaux veineux et lymphatiques, une communication analogue à celle que *Key* et *Retzius* ont admise pour les membranes du cerveau par l'intermédiaire des *granulations de Pacchioni* (p. 351).

Leber, qui s'est beaucoup occupé de l'anatomie de l'œil, a combattu cette hypothèse, et peut-être a-t-il raison.

Il nous reste, maintenant, à étudier les organes extérieurs et accessoires de l'œil, dont l'importance est bien moins grande pour l'histologiste.

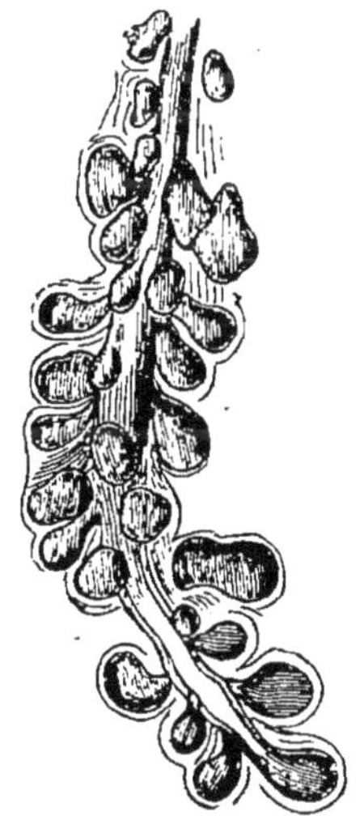

Fig. 227. — Une glande de Meibomius de l'homme.

Les paupières renferment, dans leur épaisseur, les cartilages tarses, dans lesquels on trouve les *glandes de Meibomius* (fig. 227); ces glandes sont constituées par des tubes courts, renfermant des cellules, mais dépourvus de *membrane propre;* leur canal excréteur ne possède pas de fibres musculaires, et la matière qu'elles sécrètent porte le nom de *sébum palpébrale*.

La face postérieure des paupières, la face antérieure de la sclérotique et la cornée, sont tapissées par une membrane muqueuse, la *conjonctive*. La conjonctive cornéenne seule n'est pas une muqueuse proprement dite; elle est en effet formée par une simple couche d'épithélium pavimenteux, les autres parties de la muqueuse s'étant transformées en tissu cornéen.

Les glandes que l'on rencontre dans la conjonctive sont variées. On trouve, tout d'abord, chez l'homme et les animaux, de petites glandes muqueuses; mais leurs cellules renferment des granulations graisseuses. Chez les ruminants, on observe, à la périphérie de la cornée, des glandes glomérulées (fig. 125) (*Meissner*). On a de plus constaté, chez le cochon, la présence de glandes, formées par des culs-de-sac simples, situées vers l'angle externe de l'œil (*Manz*). Dans l'épaisseur du bord libre de la paupière, chez l'homme, on trouve des glandes sudoripares modifiées (*Waldeyer*).

Nous avons déjà parlé (p. 168) de la structure des glandes de Meibomius. D'après *Waldeyer*, il n'y aurait pas, chez l'homme, de véritables follicules lymphoïdes palpébraux. Nous avons également décrit les corpuscules terminaux de la conjonctive (p. 312 et suiv.).

La glande lacrymale est formée par de petites glandes en grappe réunies entre elles. Les cellules sécrétoires sont représentées par des éléments cylindriques granuleux, peu élevés. La terminaison des nerfs dans ces éléments nous est inconnue. L'appareil excréteur présente une structure variée dans ses différentes parties.

FIN

TABLE ALPHABÉTIQUE

F

G

O

P

R

S

T

U

V

ERRATUM

Page 109, ligne 2 : *au lieu de* Tissu cornéen, *lisez* Tissu cristallinien.

15826 — Imprimerie A. Lahure, 9, rue de Fleurus, à Paris.

Pour le praticien, la gêne est tout autre : s'il veut se remettre en mémoire les divers éléments d'une région, il faut qu'il ouvre un volume pour les os, un autre volume pour les muscles, un troisième et un quatrième pour les nerfs et les vaisseaux ; encore de l'un à l'autre l'attention s'épuise, les détails sont mal saisis ; et nous avons entendu plus d'une fois les plaintes des médecins sur l'inconvénient de ces ouvrages, dont le principal objet devrait être la commodité du lecteur.

Ce sont précisément ces plaintes répétées qui ont suggéré l'idée d'un Atlas portatif. Il fallait donner aux médecins un livre qui ne dépassât pas les limites d'un ouvrage élémentaire, facile à consulter, ou même à parcourir tout entier en peu de temps. Nous avons réduit nos planches de manière à les réunir dans un volume format in-18.

Lorsque le sujet n'est point *sous les yeux*, il est difficile de relire dans un ouvrage une description longue, compliquée et aride. L'étude sera facile en présence d'un dessin dont on aura constaté l'exactitude.

Cet Atlas est cependant bien complet et il ne laisse rien à désirer pour l'exactitude des recherches. Il contient 113 planches, qui comprennent 5 à 600 figures : et non seulement tous les organes auront leur représentation fidèle ; mais plusieurs planches sont consacrées à des coupes d'anatomie chirurgicale. Un sommaire précis mais exact accompagne chaque planche ; et, grâce au caractère compacte que nous avons choisi, toute planche a son explication complète en regard sans jamais obliger à tourner la page.

Ces avantages purement matériels n'ont de prix qu'à la condition de venir en aide à d'autres éléments bien supérieurs, la vérité dans les objets et la netteté dans les dessins. Pour obtenir l'une et l'autre, on n'a reculé devant aucun sacrifice, et il n'est pas une seule de nos planches qui n'ait été faite d'après nature. Avec les réductions qui devenaient indispensables, la lithographie n'aurait pu donner une assez juste idée des objets. Nous avons donc employé la gravure en taille-douce, devant laquelle les plus grandes iconographies ont reculé.

Nos 113 planches avec leur texte correspondant sont reliées en un seul volume et, pour faciliter l'étude, nous avons fait monter toutes les planches sur onglet, de sorte que l'atlas relié s'ouvre aussi aisément qu'un volume broché, et en outre est d'une solidité à toute épreuve.

Plus de quarante mille exemplaires vendus depuis son apparition, des traductions dans toutes les langues, attestent suffisamment l'accueil qui a été fait à cette utile publication. L'*Atlas d'anatomie* de Masse est devenu le *vade-mecum* de l'amphithéâtre.

ALTHAUS (J.), médecin de l'hôpital des paralytiques et épileptiques de Londres. **Maladies de la moelle épinière**, précédées d'une préface de M. le professeur CHARCOT, traduit de l'anglais par le docteur J. MORIN. Paris, 1885. 1 vol. gr. in-8 avec gravures........ 10 fr.

BOUCHARD (Ch.), professeur de pathologie générale à la Faculté de médecine de Paris. **Maladies par ralentissement de la nutrition.** Deuxième édition. Paris, 1885. 1 vol. gr. in-8............. 10 fr.

—— **Des maladies par auto-intoxications**, Paris, 1886. 1 vol. gr. in-8... 10 fr.

DELORE et LUTAUD. **Traité pratique de l'art des acouchements.** Paris, 1883. 1 vol. in-8 de 550 pages avec 135 gravures dans le texte... 9 fr.

DRAGENDORFF, professeur à l'Université de Dorpat. **Manuel de Toxicologie.** Deuxième édition française, traduite de l'allemand par le Dr L. GAUTIER. Paris, 1886. 1 vol. in-18 de 600 pages avec gravures dans le texte.................................. 7 fr. 50

DUBRUEIL (A.), professeur de clinique chirurgicale à la Faculté de médecine de Montpellier. **Éléments de médecine opératoire.** 1 vol. in-8 de 900 pages, avec 435 gravures dans le texte......... 11 fr.

EBSTEIN (W.). **L'Obésité et son traitement**, traduit de l'allemand sur la quatrième édition. Paris, 1883, grand in-8 de 60 pages.. 1 fr.

GARIEL et DESPLATS. **Nouveaux éléments de physique médicale,** précédés d'une préface par M. GAVARRET, professeur de physique médicale à la Faculté de médecine de Paris. Deuxième édition entièrement refondue. Paris, 1884. 1 vol. in-8 de XVI-920 pages, avec 535 gravures dans le texte................................ 12 fr.

GAUTIER (A.), professeur de chimie médicale à la Faculté de médecine de Paris. **Chimie appliquée à la physiologie, à la pathologie, à l'hygiène**, avec les analyses et les méthodes de recherches les plus nouvelles. 2 vol. in-8 avec figures dans le texte............ 18 fr.

HENOCH, professeur de la clinique des enfants à la Charité de Berlin. **Leçons cliniques sur les maladies des enfants**, traduites de l'allemand par le Dr HENDRIX. Paris, 1885. 1 volume grand in-8 de 700 pages... 13 fr.

A la tête d'un vaste service d'enfants, le savant professeur de la Charité de Berlin a publié un livre essentiellement pratique, fondé sur l'observation des faits cliniques puisés dans une pratique hospitalière de près de quarante années.

Les méthodes thérapeutiques conseillées, reposent sur l'expérience personnelle de l'auteur. La rigueur scientifique apportée à cette partie du livre sera certainement appréciée de tout médecin qui a eu occasion de vérifier le peu d'efficacité d'une thérapeutique souvent banale, et dépourvue d'esprit critique, que l'on rencontre trop fréquemment dans les livres.

Le formulaire spécial que l'on trouve à la fin de l'ouvrage sera surtout goûté des jeunes médecins.

HOPPE-SEYLER. **Traité d'analyse chimique appliquée à la physiologie et à la pathologie. Guide pratique pour les recherches cliniques**, traduit de l'allemand sur la 4e édition, par SCHLAGDENHAUFFEN. 1 vol. grand in-8, avec figures dans le texte. 10 fr.

NEUBAUER et VOGEL. **De l'urine et des sédiments urinaires.** Propriétés et caractères chimiques et microscopiques des éléments normaux et anormaux de l'urine ; analyse qualitative et quantitative de cette sécrétion, description et valeur séméiologique de ses altérations pathologiques, deuxième édition française traduite de l'allemand sur la 7e édition par L. GAUTIER. 1 vol. gr. in-8 avec 69 gravures dans le texte et 4 planches coloriées représentant les sédiments urinaires et les éléments anatomiques qui les accompagnent.................. 10 fr.

NIEMEYER (P.). **Précis de percussion et d'auscultation.** Traduit de l'allemand par A. SZERLECKI. 1 vol. in-18 de 150 pages, avec 21 figures dans le texte............................... 1 fr. 50

PHILLIPEAUX. **Traité de thérapeutique de la coxalgie**, suivi de la description de **l'appareil inamovible**, pour le traitement des coxalgies, par le professeur VERNEUIL. 1 vol. in-8 avec figures..... 8 fr.

PLANCHON (G.). **Traité pratique de la détermination des drogues simples d'origine végétale** ou **Nouveau cours d'Histoire naturelle professé à l'Ecole de pharmacie de Paris.** 2 forts vol. in-8 de 700 pages, avec 505 gravures dans le texte..... 20 fr.

RANVIER (L.), professeur d'anatomie générale au Collège de France. **Traité technique d'histologie.** Paris, 1882. 1 vol. gr. in-8 de 976 pages avec 324 gravures dans le texte............ 35 fr.

—— **Leçons sur l'histologie du système nerveux** professées au Collège de France. Paris, 1878. 2 vol. gr. in-8 de 700 pages avec figures dans le texte et 12 planches chomolithographiées. 25 fr.

STRUMPELL (A.), professeur et directeur de la policlinique médicale à l'Université de Leipzig. **Traité de Pathologie interne,** traduit de l'allemand par le Dr J. SCHRAMM.

Tome premier : **Maladies infectieuses aiguës, Maladies des organes respiratoires, circulatoires et de l'appareil digestif.** 1 vol. gr. in-8 de 750 pages avec 45 grav. dans le texte. 12 fr.

Tome second. 1re partie. **Maladies du système nerveux.** Paris, 1885, gr. in-8 de 465 pages avec 48 gravures dans le texte. 10 fr.

TOMES. **Traité de chirurgie dentaire.** Traduit de l'anglais sur la 2e édition. 1 vol. in-8 de 650 p. avec 250 grav. dans le texte 10 fr.

TYNDALL (John). **Les Microbes,** traduit de l'anglais par Dollo. Paris, 1882. 1 vol. in-8 avec figures dans le texte................ 8 fr.

VERRIER (E.). **Manuel pratique de l'art des accouchements.** 4e édition, corrigée et augmentée, renfermant les quatre tableaux d'accouchements, rédigés et revus par le professeur Pajot. Paris, 1883. 1 vol. in-18 avec 90 gravures dans le texte............ 6 fr. 50

WEST (CHARLES). **Leçons sur les maladies des femmes,** traduites de l'anglais sur la 3e édition et considérablement annotées par MAURIAC, médecin de l'hôpital du Midi. 1 vol. in-8 de 870 pages....... 15 fr.

WUNDT. **Nouveaux éléments de physiologie humaine,** traduits de l'allemand sur la 2e édition par le professeur A. BOUCHARD. 1 vol. grand in-8 avec 150 figures dans le texte................. 14 fr.

ENVOI FRANCO EN ÉCHANGE DE MANDAT DE POSTE

15466. — Imprimerie A. Lahure, rue de Fleurus, 9, à Paris.

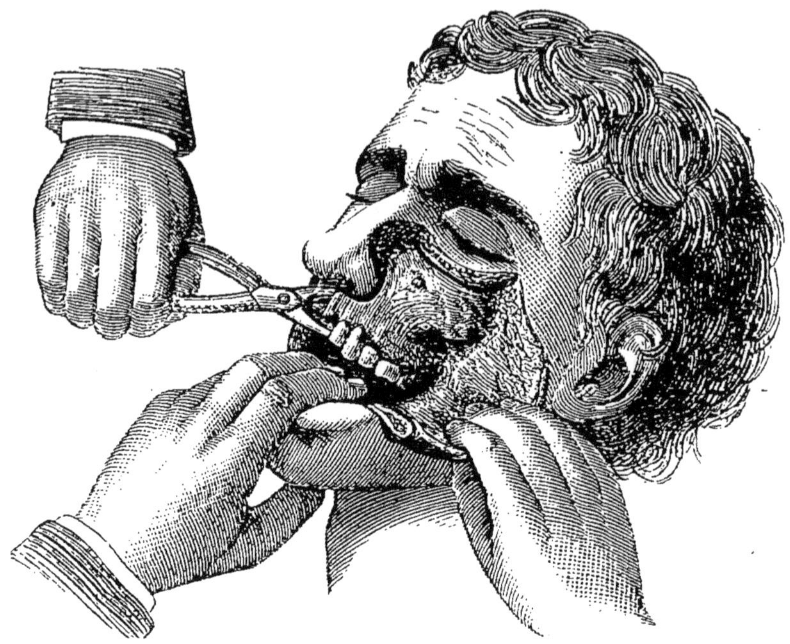

Fig. 126. — Résection du maxillaire supérieur. Section de la voûte palatine avec de cisailles.

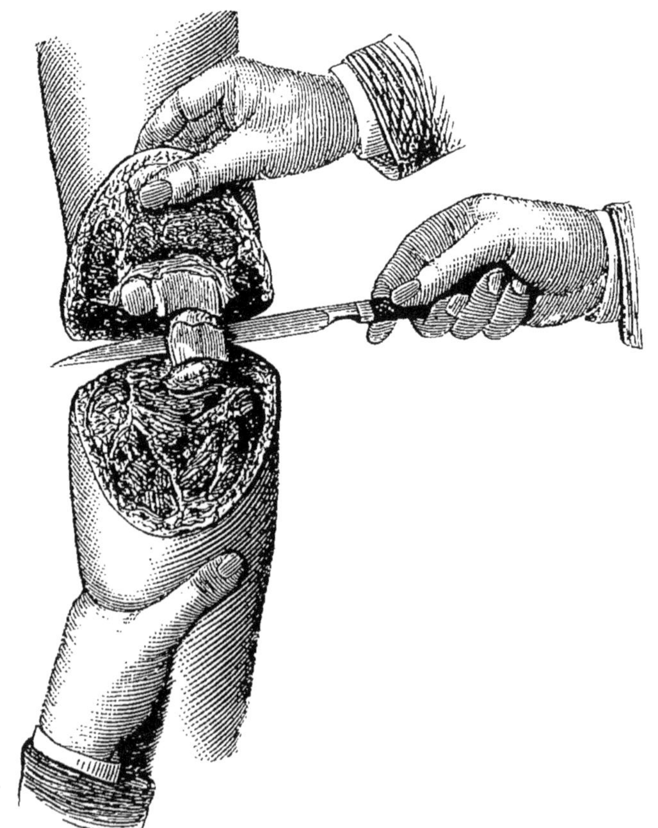

Fig. 64. — Désarticulation du coude à lambeau antérieur. Procédé moderne. Dernier temps de l'opération.

Les *Éléments de médecine opératoire* renferment en effet une description très-suffisante des méthodes et des procédés qui ayant vu le

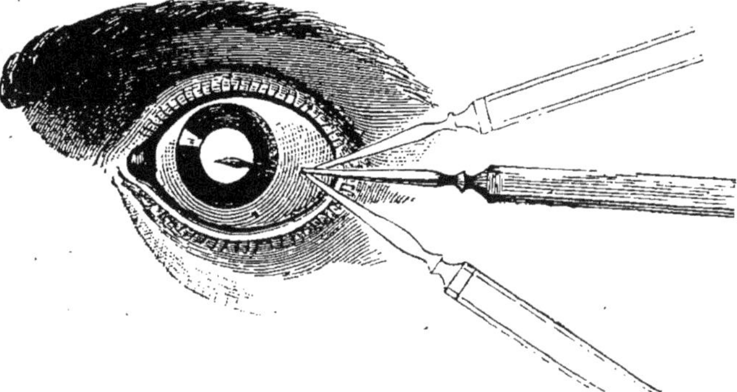

Fig. 209. — Opération de la cataracte par abaissement.

jour depuis peu ne sont guère encore étudiés que dans les monographies.

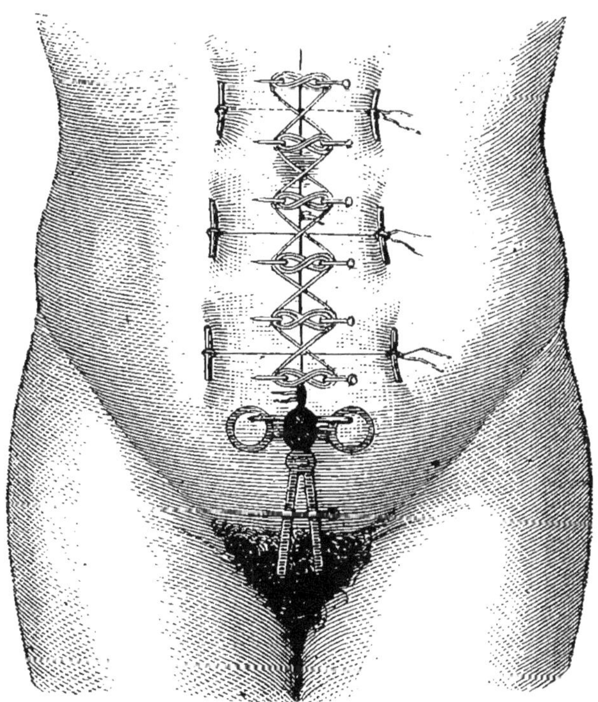

Fig. 435. — Ovariotomie. Disposition des sutures.

Les nouveaux procédés d'extraction de la cataracte, la lithotritie périnéale de Dolbeau, l'ovariotomie forment autant d'articles entièrement neufs. L'auteur a compris que, pour assurer le succès de son livre, il fallait, sans cependant lui donner des dimensions exagérées, que l'élève et le chirurgien pussent y trouver non-seulement la description des procédés classiques et bien connus, mais encore celle des opérations de plus fraîche date.

Aussi ce livre représente-t-il l'état actuel de la médecine opératoire et fournit-il ces renseignements que l'on était jusqu'à présent obligé d'aller chercher dans les ouvrages spéciaux. Tous les procédés réellement utiles y sont décrits, aussi bien ceux employés par les chirurgiens étrangers que ceux usités en France. Chacun des procédés est décrit et examiné au point de vue de sa valeur propre et de son application. Nombre d'instruments nouveaux y sont figurés.

Les avantages et les inconvénients des différentes opérations sont signalés dans des appréciations, qui ne prennent cependant jamais les proportions d'une discussion déplacée dans un livre didactique.

Ce qui précède suffit pour montrer dans quel esprit ce livre est fait et pour faire voir que, malgré l'existence d'autres traités de médecine opératoire, celui de M. Dubrueil a sa place marquée, parce qu'il répond à un besoin : la vulgarisation des procédés restés jusqu'à présent dans le domaine de la spécialité. L'exposition est simple et claire. Des planches exactes et nombreuses rendent la lecture de ce livre attrayante et facilitent l'intelligence du texte. Ce livre sera lu avec fruit aussi bien par le praticien que par l'élève, et, par son plan, par la nature des sujets qu'il traite, il ne peut manquer d'être accueilli avec faveur.

LIBRAIRIE F. SAVY

13826. — Paris, imprimerie A. Lahure, rue de Fleurus, 9.

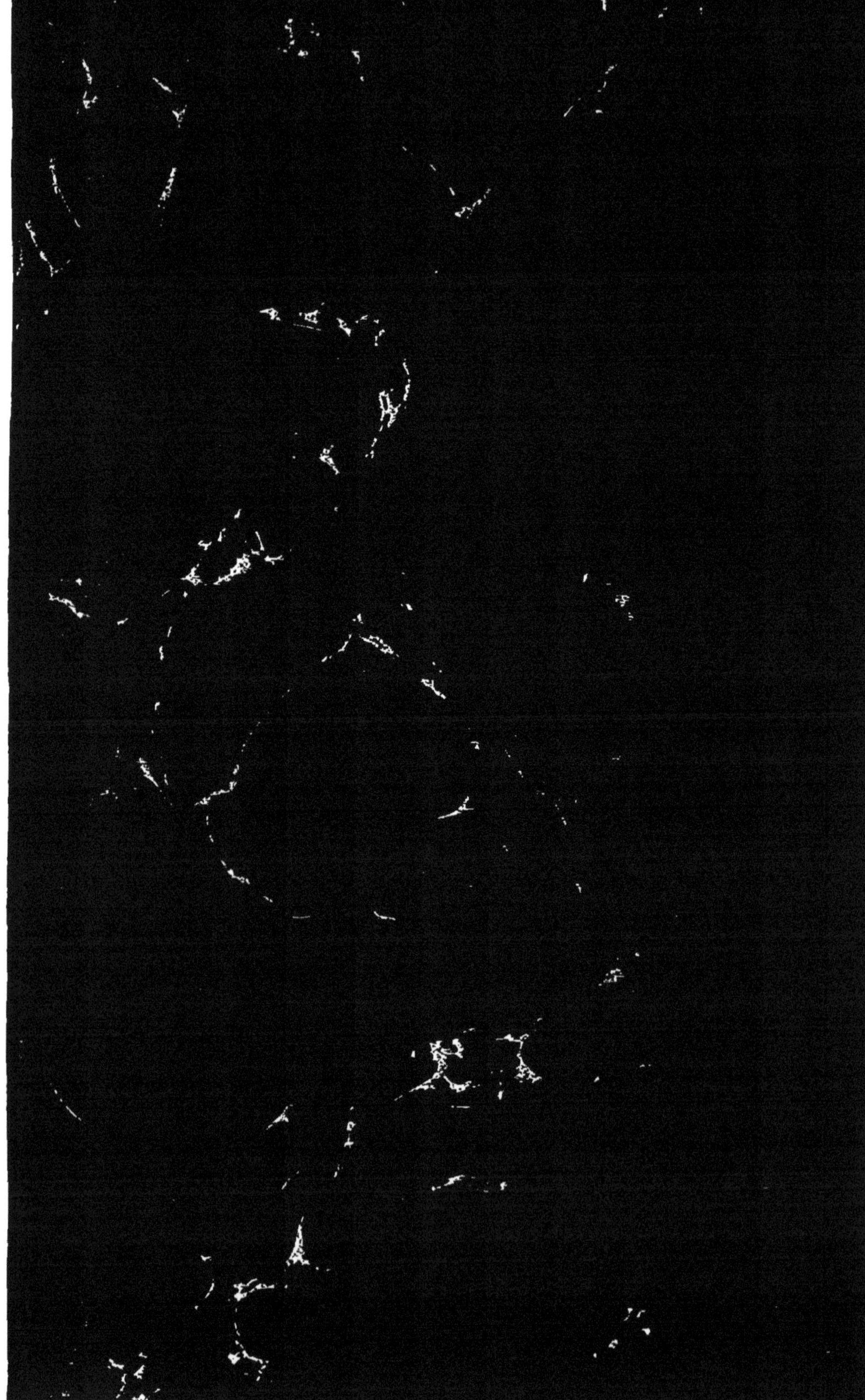

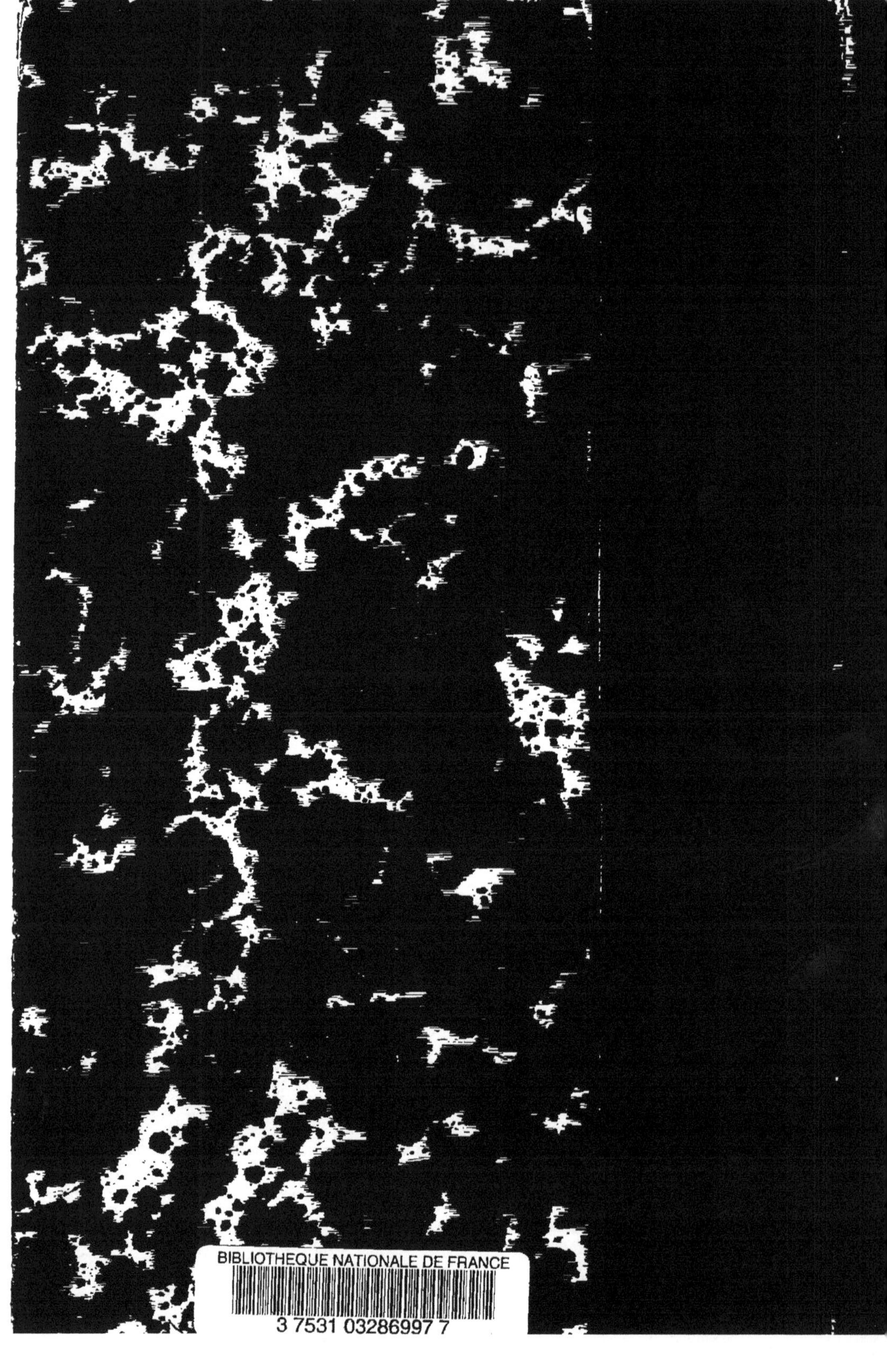

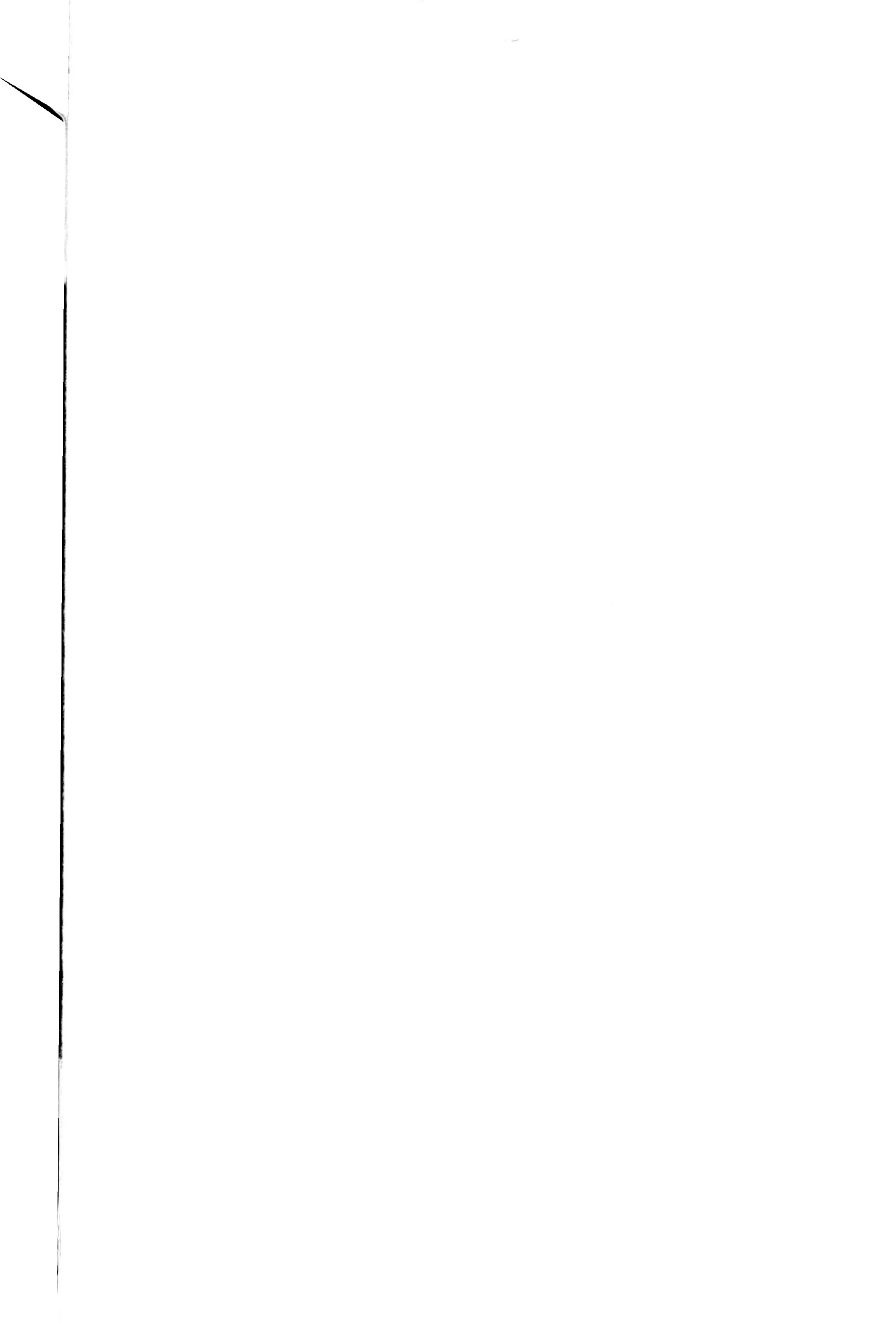

www.ingramcontent.com/pod-product-compliance
Ingram Content Group UK Ltd.
Pitfield, Milton Keynes, MK11 3LW, UK
UKHW022324190726
13856UKWH00001B/187